名医药论辑义

侯树平 编

中国中医药出版社
·北 京·

图书在版编目（CIP）数据

名医药论辑义 / 侯树平编 . —北京：中国中医药出版社，2017.1

ISBN 978 – 7 – 5132 – 3780 – 2

Ⅰ . ①名…　Ⅱ . ①侯…　Ⅲ . ①中药学　Ⅳ . ①R28

中国版本图书馆 CIP 数据核字（2016）第 269199 号

中国中医药出版社出版

北京市朝阳区北三环东路 28 号易亨大厦 16 层

邮政编码　100013

传真　010 64405750

三河市潮河印业有限公司印刷

各地新华书店经销

开本 880 × 1230　1/32　印张 13　字数 292 千字

2017 年 1 月第 1 版　2017 年 1 月第 1 次印刷

书号　ISBN 978 – 7 – 5132 – 3780 – 2

定价　39.00 元

网址　www.cptcm.com

如有印装质量问题请与本社出版部调换

社长热线　010 64405720

购书热线　010 64065415　010 64065413

微信服务号　zgzyycbs

书店网址　csln.net/qksd/

官方微博　http：//e.weibo.com/cptcm

淘宝天猫网址　http：//zgzyycbs.tmall.com

前 言

中医药古籍是传承中华优秀文化的重要载体，也是中医药学传承千年的知识宝库，凝集着历代医学家的学术思想、思维方法和医疗经验，不仅对于传承中医学术具有重要的历史价值，更是现代中医药科技创新和学术发展的源头和根基。虽然新中国成立以来中医古籍整理工作进行了大量卓有成效的研究工作，但由于中医古籍浩如烟海，给现代中医人的阅读带来很大困难，十分需要既能囊括精华，又分门别类、便于阅读的文本。因此，对历代中医药学理论与临床治疗的学术与经验精华进行归类，系统地全面收集与整理十分必要和迫切，这不但是中医药文献整理的一项重要工作，也是为了传承中医药的学术经验，更便现代中医人的阅读和汲取前人的经验精华。中医药文献记录着历代中医实践的全部史实和经验，中医药治病的佳效是中医药能够流传下来的重要原因，古代医家在疾病诊疗上给我们后人留下了精辟的论述和大量的良方良药。

《神农本草经》及陶弘景《名医别录》《本草经集注》等，这些经典论著直接描述药物的产地、性味、功用、主治等方面内容，对其治疗疾病原理及临床配伍应用等未进行深入探究。唐代医药学家们在整理、补充本草经典的同时，通过多种形式逐渐开展了药论的探讨和研究。迨至明清时期，随着整个中医学理论体系的完善，药理、药论的研究亦得到了空前的发展。药论是中医药学一个重要的内容，对临床治疗具有重要的指导意义与价值，是中医药学的精华之一。为此，笔者集多年临床、教学、科研工作探索出的思路、见解，于临床、教学、科研工作之余，在古代医学文献临床实用价值研究的基础上，对历代名家药论进行整理研究，编写了《名医药论辑义》一书。其选取方法，主要选取历代本草著作中有关临床用药的论述，其次在历代有关临床治疗、综合性著作中选取有关本草方面的论述，再次在历代方剂著作中选取有关本草方面的论述。药论是历代医家给后人留下的宝贵财富，值得今人挖掘、继承和发扬。本着“去粗取精、去伪存真”的原则，期望通过对药论的整理，能够全面反映历代医家用药理论与经验，从而提高临床医师运用中药的水平、提高中医临床疗效，充分发挥中医学辨证论治的优势与特色。

自2010年开始在编写《中医治法学》《临证治法备要》《小儿方证直诀》《名医方论辑义》，以及黑龙江中医药大学特色教材《儿科临床方剂学》以来，笔者发现历代医家为我们留下了大量的药理、药论，其内容极为广博，只有通过对古医籍的阅读，才能对本草的药性功用有更深入细致的了解和更理性的把握，这亦是提高中医疗效、发挥中医药学学科优势的必由之路，由此才萌生了整理药论的想法。本书主要选择临证常用药物40种，每一种药物先列出药源著作中有关该药论述的原文，之后是药论，药论部分的编写体例系按朝代的时间先后，选择历代有创意、见解的药论，用史学线条将药物的性能、功用、主治、临床配伍应用、治疗原理等项目串起来，给读者一个清晰的脉络。本书既注重临床实际，又重视历代名医用药规律，使读者全面掌握历代医家的用药经验，以史为鉴、古为今用。本书既是对高等中医药院校《中药学》教材的补充，又是指导临床治疗的著作，可供中医临床工作者及中医药院校师生参考。

中医药学是一个伟大的宝库，药论是这个宝库中一颗璀璨的明珠，其历史悠久、博大精深。由于笔者学术水平有限，加之时间紧迫，错误、遗漏之处在所难免，敬请各位专家、学者、读者批评指正，以便再版时加以修正。

侯树平

2016 年 6 月 10 日

目　录

麻 黄

【本草原旨】

麻黄，味苦，温。主中风伤寒头痛，温疟，发表出汗，去邪热气，止咳逆上气，除寒热，破癥坚积聚。一名龙沙。

（西汉《神农本草经·中经》）

【各家集注】

麻黄微温，无毒。主治五脏邪气缓急，风胁痛，字乳余疾，止好唾，通腠理，疏伤寒头痛解肌，泄邪恶气，消赤黑斑毒。不可多服，令人虚。一名卑相，一名卑盐。生晋地及河东。立秋采茎，阴干令青。

（南朝梁·陶弘景《名医别录·中品卷第二》）

麻黄用之拆除节，节止汗故也。先煮一两沸，去上沫，沫令人烦。其根亦止汗。夏月杂粉用之。俗用疗伤寒，解肌第一。

（唐·苏敬《新修本草·草部中品之上卷第八》）

麻黄气温味苦，发太阳、太阴经汗。《主治秘要》云：性温，味甘辛，气味俱薄，体轻清而浮升，阳也。其用有四：去寒邪一也，肺经本药二也，发散风寒三也，去皮肤之寒湿及风四也。又云：味苦，纯阳，去营中寒。去根，不锉细，微捣碎，煮二三沸，去上沫，不然，令人烦心。

（金·张元素《医学启源·卷之下·用药备旨》）

麻黄臣。恶辛夷、石韦。凡用，先煮三沸，去黄沫，否则令人烦闷。

麻黄，味苦、甘，性温；无毒。升也，阴中之阳也。其用有二，其形中空，散寒邪而发表；其节中闭，止盗汗而固虚。

（金・李东垣《珍珠囊补遗药性赋・主治指掌》）

麻黄苦，为在地之阴也，阴当下行，何谓发汗而升上？经云：味之薄者，乃阴中之阳，所以麻黄发汗而升上，然而升上亦不利乎阴之体，故入手太阴。

（元・王好古《汤液本草・卷上》）

麻黄气温。味苦而甘辛，气味俱薄，阳也，升也。甘热，纯阳，无毒。手太阴之剂。入足太阳经。走手少阴经、阳明经药。《心》云：阳明经药，去表上之寒邪，甘热，去节，解少阴寒，散表寒，发浮热也。《液》云：入足太阳、手少阴，能泄卫实，发汗，及伤寒无汗，咳嗽。根节能止汗。夫麻黄治卫实之药，桂枝治卫虚之药，桂枝、麻黄虽太阳经药，其实荣卫药也，以其在太阳地分，故曰太阳也。本病者，即荣卫，肺主卫，心主荣为血，乃肺心所主，故麻黄为手太阴之剂，桂枝为手少阴之剂，故伤寒、伤风而嗽者用麻黄、桂枝，即汤液之源也。

（元・王好古《汤液本草・卷中・草部》）

麻黄气温，味苦甘，气味俱薄，无毒，升也，阳也。手太阴之剂，入足太阳经，走手少阴，阳明经药也。去根节者发汗，留根节者敛汗。惟在表真有寒邪者宜用之。若表无真寒邪，或寒邪在里，或表虚之人，或阴虚发热，或伤风有汗，或伤食等症，虽有发热恶寒，其不头疼身痛而拘急，六脉不浮紧甚者，皆不可汗。虽有可汗之症，亦不可过。盖汗乃心之液也，不可汗而汗，与可汗而过之，则心家之液涸，而心血亦为之动矣，或致亡阳，或致衄血不止，而成大患也。戒之！君羌活，能散风邪。佐独活，能消脚气。同杏仁，能去寒邪，兼理哮喘。臣甘菊，能清肺热，更明眼目。身能发汗，根主敛汗。风家用之多验者，何哉？盖风至柔也而善藏，麻黄性至轻也而善驱，内用气血药以托之，外用浮剂以散之，此以善藏始者，不得以善藏终矣。阴虚发汗者，鹿角四物汤加根节敛汗。汗多亡阳者，附子四君饮入根节回阳。痈疽方起者，行凉药中兼用之，即散无疑。寒邪战栗者，疏风药中兼用之，立止不谬。痘家初发热，及痘红紫稠密，皮厚不快者，多用于行凉解毒药中，则内托外散，正所谓开门放贼，而痘亦因之稀少矣。又能散胸膈泥滞之气。表虚则忌。

（明·杜文燮《药鉴·卷二》）

麻黄，手太阴经本经之药，阳明经荣卫之药，而又入足太阳经、手少阴经也。发汗解表，治冬月正伤寒如神；驱风散邪，理春初真瘟疫果胜。泄卫实消黑斑赤疹，去荣寒除身热头疼。春末温疟勿加，夏秋寒疫切禁。因时已变，温热难抵。剂之轻扬，仍破积聚癥坚，更劫咳逆痿痹。山岚瘴气，亦可御之。若蜜炒煎汤，主小儿疮疱。患者多服，恐致亡阳。止汗固虚，根节是妙。

（明·陈嘉谟《本草蒙筌·卷之二·草部中》）

麻黄味苦、甘，气温，气味俱薄，阳也，升也，无毒。手太阴经药，入足太阳经，手少阴、阳明经。荣卫药也，主伤寒，有大发散之功，与紫苏、干葛、白芷等剂不同。盖麻黄苦为地中之阴，辛为发散之阳，故入太阳经，散而不止，能大发其汗，非若紫苏、干葛、白芷之轻扬，不过能解表而已也。伤寒之症必用麻黄，无麻黄不能尽出其寒邪。又曰：麻黄配天花粉用治乳痈，下乳汁，以其辛能发散，辛通血脉故也。又曰：麻黄配半夏用能治哮喘、咳嗽，以其气之闭者，宜以辛散之故也。抑又论之麻黄根亦能止汗，何也？根苦而不辛，盖苦为地中之阴也，阴当下行而麻黄之根亦下行，所以根能止汗者此也。又苗何以发汗而升上？经云：味之薄者乃阴中之阴，气之厚者乃阴中之阳。所以苗能发散而升上，亦不离乎阴阳之体也，故入足太阳。

（明·方谷《本草纂要·卷之二·草部下》）

麻黄甘苦性微温，主中风邪治不仁，伤寒表证及嗽喘，理瘴解疟消斑痕。

从生如麻，色黄也，无毒，浮而升，阳也，手太阴之药，入足太阳、手少阴阳明经，泻卫实，去荣中寒之药也。主中风表证及风毒痿痹不仁，伤寒初证头疼寒热，咳嗽喘逆上气，理岚瘴及瘟疟，消赤黑斑毒风疹，皆发汗而散也。丹溪尝以人参佐用，表实无汗者一服即效。多则令人虚，或衄血亡阳，惟伤风有汗及阴虚伤食者禁用。诸风药大同。兼破坚瘕积聚、黄疸，及小儿痘疮倒靥。发汗用身去节，水煮三沸去沫。止汗用根。厚朴为使，恶辛夷、石韦。

（明·李梴《医学入门·卷之二·本草分类·治风门》）

麻黄中品之上，臣。气温，味苦。无毒。气味俱薄，轻而浮，升也，阳也。手太阴药，入足太阳、手少阴、阳明经。荣卫药也。

发明曰：麻黄是发表的药。本草主中风、伤寒头痛、温疟，除寒热，入太阳而发表也；止咳逆上气，通腠理，解肌，泄邪恶，发汗，手太阴肺药也；去荣中寒者，心主荣，寒伤荣，汗为心液，入手少阴经发汗以解寒也；云消赤黑斑毒，又治身表毒风痿痹，皮肉不仁者，除太阳、阳明之表热风湿也。既发表出汗，则诸经之寒邪、邪热、风湿悉去矣。

又主破癥坚积聚，五脏邪气缓急，风胁痛，字乳余疾，则不止泄卫实发表，又血荣中药也。要之，发表为专治。冬月伤寒，春初温疫；若夏月温热，病无寒邪。或寒邪入里，或表虚、阴虚发热，伤风有汗、内伤、伤食等候，虽有可汗，不可过服。若汗多耗液亡阳，或至衄血不止，丹溪以麻黄、人参同用，攻补法也。洁古云：麻黄味苦，为在地之阴，阴当下行，何为升上而发汗？经云：味薄乃阴中之阳，故麻黄发汗升上，亦不离阴之体，故入手太阴也。《汤液》云：麻黄泄卫实，桂枝治卫虚，二者虽太阳经药，以其在太阳地分耳，其本病实荣卫药也。肺主卫，心主荣，麻黄肺之剂，桂枝心之剂，故冬月伤寒用麻黄，伤风而咳用桂枝，即汤液之源也。根节能止汗，若发汗去根节，煮二三沸，去浮沫，入药同煎。不然令人烦闷。

（明·皇甫嵩《本草发明·卷之二·草部上》）

麻黄禀天地清阳刚烈之气，故本经：味苦，其气温而无毒。详其主治，应是大辛之药。《药性论》：加甘，亦应有之。气味俱薄，轻清而浮，阳也，升也。手太阴之药，入足太阳经，兼走手少阴、阳明。轻可去实，故疗伤寒，为解肌第一。专主中风伤寒头痛，温疟，发表出汗，去邪热气者，盖以风、寒、湿之外邪客于阳分皮毛之间，则腠理闭拒，荣卫气血不能行，故谓之实。此药轻清成象，故能去其壅实，使邪从表散也。咳逆上气者，风寒郁于手太阴也。寒热者，邪在表也。五脏邪气缓急者，五缓六急也。风胁痛者，风邪客于胁下也。斯皆卫实之病也。卫中风寒之邪既散，则上来诸证自除矣。其曰消赤黑斑毒者，右在春夏，非所宜也。破癥坚积聚，亦非发表所能。洁古云：去荣中寒邪，泄卫中风热，乃确论也。多服令人虚，走散真元之气故也。

麻黄轻扬发散，故专治风寒之邪在表，为入肺之要药。然其味大辛，气大热，性轻扬善散，亦阳草也，故发表最速。

（明·缪希雍《神农本草经疏·卷八草部中品之上》）

纤细虚中，宛如毛孔，故可对待满实之毛孔。表黄里赤，中虚象离，生不受雪，合辅心王，宣扬火令者也。合葛根、石膏、麻黄三种，则知仲景处方大局。仲景为立方祖，三种为诸方始也。

（明·卢之颐《本草乘雅半偈·目之四·神农本经中品一》）

麻黄味微苦、微涩，气温而辛，升也，阳也。此以轻扬之味而兼辛温之性，故善达肌表，走经络，大能表散风邪，祛除寒毒，一应瘟疫疟疾，瘴气山岚，凡足三阳表实之证，必宜用之。若寒邪深入少阴、厥阴、筋骨之间，非用麻黄、官桂不能逐也。但用此之法，自有微妙，则在佐使之间，或兼气药以助力，可得卫中之汗；或兼血药以助液，可得营中之汗；或兼温药以助阳，可逐阴凝之寒毒；或兼寒药以助阴，可解炎热之瘟邪。此实伤寒阴疟家第一要药，故仲景诸方以此为首，实千古之独得者也。今见后人多有畏之为毒药而不敢用，又有谓夏月不宜用麻黄者，皆不达可叹也。虽在李氏有云：若过发则汗多亡阳；若自汗表虚之人用之则脱人元气，是皆过用及误用而然；若阴邪深入，则无论冬夏，皆所最宜，又何过之有？此外如手太阴之风寒咳嗽、手少阴之风热斑疹、足少阴之风水肿胀、足厥阴之风痛目痛，凡宜用散者，惟斯为最。然柴胡、麻黄俱为散邪要药，但阳邪宜柴胡，阴邪宜麻黄，不可不察也。制用之法，须折去粗根，入滚汤中煮三五沸，以竹片掠去浮沫，晒干用之。不尔，令人动烦。

（明·张介宾《景岳全书·卷之四十八大集·本草正上·隰草部》）

麻黄味苦、甘，气温，无毒，阴中之阳，升也，入手太阴经。通玄府，治伤寒血涩之身疼；开腠理，疗伤寒阳郁之表热。故能散荣中之寒，泄卫中之实，疗足太阳经无汗之表药也。根节又有止汗之功。一物之性，有不同如此。

（明·薛己《本草约言·卷之一草部一百三十四种》）

麻黄主伤寒，有大发散之功。专入太阳之经，散而不止，能大发汗。非若紫苏、前、葛之轻扬，不过能散表而已也。所以东垣云：净肌表，泄卫中之实邪；达玄府，去营中之寒郁。麻黄，其形中空，轻清成象，入足太阳寒水之经，以泄皮毛气分，直彻营分之寒邪，无麻黄寒邪不能尽出也。故本经主中风伤寒、头痛温疟及咳逆上气诸病，悉属太阳卫实之邪，用此药为解表第一。推而广之，若痦疹之隐见不明、恶疮之内陷不透、哮喘之壅闭不通、产乳之阻滞不行等证，悉用麻黄，累累获效。但此药禀阳刚清烈之气，味大辛，性大热，体轻善散，故专治风寒之邪在表，为入肺之要药，而发表最速也。若发热不因寒邪所郁而标阳自盛之证；或温疟不因寒湿瘴气而风暑虚热之证，或虚人伤风，虚人发喘，阴虚火炎，血虚头痛以致眩晕，中风瘫痪；或肺虚发热，多痰咳嗽，以致鼻塞疮疱，及平素阳虚腠理不密之人，悉皆禁用。

（明·倪朱谟《本草汇言·卷之三》）

麻黄专司冬令寒邪，头疼、身热、脊强。去营中寒气，泄卫中风热。麻黄乃太阳经药，兼入肺经，肺主皮毛；葛根乃阳明经药，兼入脾经，脾主肌肉。发散虽同，所入迥异。

（明·李中梓《医宗必读·卷三·草部》）

麻黄，属纯阳，体轻中空，色绿，气微腥，味辛微苦，性温，能升，能降，力发表，性气轻而味薄，入肺、大肠、胞络、膀胱四经。

麻黄枝条繁细，细主性锐，形体中空，空通腠理，性味辛温，辛能发散，温可去寒，故发汗解表莫过于此。属足太阳膀胱经药。治伤寒初起，皮毛腠理寒邪壅遏，荣卫不得宣行，恶寒拘急，身热躁盛，及头脑颠顶、颈项、脊中、腰背遍体无不疼痛，开通腠理，为发表散邪之主药也。但元气虚弱及劳力感寒或表虚者，断不可用，倘误用之自汗不止，筋惕肉瞤，为亡阳症，难以救治。至若春分前后，玄府易开，如患足太阳经症，彼时寒变为温病，量为减用，入六神通解散通解表里之邪，则荣卫和畅；若夏至前后，阳气浮于外，肤腠开泄，人皆气虚，如患足太阳经症，寒又变热病，不可太发汗，使真气先泄，故少用四五分入双解散，微解肌表，大清其里。此二者，乃刘河间玄机之法，卓越千古。若四时感暴风寒，闭塞肺气，为咳嗽声哑，或鼻塞胸满，或喘急痰多，用入三拗汤以发散肺邪，奏功甚捷；若小儿疹子，当解散热邪，以此同杏仁发表清肺，大有神效。

（明·贾所学撰，李延昰补订《药品化义·卷十一·风药》）

麻黄去荣内之寒邪，泄卫中之风热。发表去节，敛汗连根节在内也。寒邪郁于肺经而咳逆者，宜咀。春深、夏月、秋初，寒或传于腠里者，禁用。厚朴为使，表实能泻，气闭以疏；花粉相和，痈乳能消，乳汁顿下。佐独活以瘳脚气，臣甘菊以亮目昏。蓓蕾之痈疽，行凉药内，用此即消；冰衿之寒颤，疏风散中，投之即止。痘家红紫稠密，皮厚不快者，内托解毒之剂，量人加入，自然稀朗。

（明·蒋仪《药镜·卷一·温部》）

麻黄辛甘而温，气味俱薄，轻清上浮，入手太阴、足太阳二经，去营中寒邪，泄卫中风热，通利九窍，宣达皮毛，消癍毒，破癥结，止咳逆，散肿胀。麻黄轻可去实，为发表第一药。惟当冬令在表，真有寒邪者，始为相宜。服麻黄而汗不止者，以水浸发，仍用扑法即止。凡服麻黄，须谨避风寒，不尔复发难疗。去根节，煮数沸，掠去上沫，沫令人烦，根节能止汗故也。

（明·李中梓《本草通玄·卷上·草部》）

麻黄专主发散，宜入肺部；出汗开气，宜入心与大肠、膀胱。此骁悍之剂也，可治冬月春间伤寒瘟疫，夏秋不可轻用，惟在表真有寒邪者可用。或无寒邪、或寒邪在里、或里虚之人，或阴虚发热、或伤风有汗、或伤食等症，虽发热恶寒，其不头疼身疼而拘急，六脉不浮紧者，皆不可用。虽可汗之症，不宜多服，盖汗乃心之液，若不可汗而汗，与可汗而过汗，则心血为之动矣，或亡阳，或至衄血不止，而成大患。丹溪以麻黄、人参同用，亦攻补之法也。医者宜知之。

（明·李中梓编辑，钱允治订正
《雷公炮制药性解·卷之二·草部上》）

麻黄主伤寒，有大发散之功。其味苦，为地中之阴，辛为发散之阳，故入太阳之经，散而不止，能大发汗。非若紫苏、干葛、白芷之轻扬，不过能解表而已也。所以本草云：净肌表，泄卫中之实邪；达玄府，去荣中之寒郁。伤寒之症，若腠理闭密而无汗者，必用败毒之剂，君以麻黄，使疮毒尽出于外而无结毒内攻之患矣；又配天花粉用治乳痈，下乳汁，以其辛能发散，辛通血脉故也；又配半夏用能治哮喘咳嗽，以其气之闭者，宜以辛散之故也。又论麻黄根能止汗者，何也？其根苦而不辛，盖苦为地中之阴也，阴当下行，而麻黄之根亦下行，所以根能止汗者此也。又苗何以发汗而升上？经云：味薄者，乃阴中之阳，气之厚者，乃阳中之阴，所以苗能发汗而升上，亦不离乎阴阳之体也，故入手太阴、足太阳二经之剂。

（清·佚名《灵兰社稿·锦囊药性赋卷二·发表之剂》）

麻黄气味俱薄，轻清而浮，阳也，升也，手太阴之药，入足太阳经，兼走手少阴、阳明。麻黄疗伤寒解肌第一药，惟冬月正伤寒脉浮紧无汗者，方可用之。仲景治伤寒，有麻黄汤及葛根汤，大、小青龙汤，皆用麻黄。治肺痿上气，有射干麻黄汤、厚朴麻黄汤，皆大方也。轻可去实，葛根、麻黄之属是也。六淫有余之邪客于阳分皮毛之间，腠理闭拒，营卫气血不行，故谓之实。二药轻清成象，故可去之。麻黄微苦，其形中空，阴中之阳，入足太阳寒水之经，其经循背下行，本寒而又受外寒，故宜发汗以泄表实。若过汗则汗多亡阳，或饮食劳倦及杂病自汗表虚之证，用之则脱人元气，不可不禁。麻黄乃肺经专药，故治肺病多用之。仲景治伤寒无汗用麻黄汤，有汗用桂枝汤。盖无汗则皮毛外闭，邪热内攻，肺气怫郁，故用麻黄、甘草同桂枝引出营分之邪，达之肌表，佐以杏仁泄肺而利气。汗后无大热而喘者，加以石膏，是则麻黄汤虽太阳发汗重剂，实为发散肺经火郁之药也。盖有汗则腠理不密，津液分泄，而肺气自虚，虚则补其母，故用桂枝同甘草外散风邪以救表，内伐肝木以防脾；佐以芍药，泄木而固脾，泄东所以补西也；使以姜枣，行脾之津液而和营卫也。下后微喘者，加厚朴、杏仁以利肺气也。汗后脉沉迟者加人参，以益肺气也。加黄芩，为阳旦汤，以泻肺热也。是则桂枝虽太阳解肌轻剂，实则理脾救肺之药也。又少阴病发热脉沉者，有麻黄附子细辛汤、麻黄附子甘草汤。少阴与太阳为表里，所谓熟附配麻黄，补中有发也。

麻黄根节，主自汗。凡风温、湿温、气虚、血虚、脾虚、阴虚、胃虚、痰饮、中暑、亡阳、柔痓等自汗之证，皆可加而用之。如当归六黄汤加麻黄根治盗汗，捷于影响。物理之妙，如此。

（清·王翃《握灵本草·卷之四·草部三》）

麻黄，治卫实之药，桂枝，治卫虚之药，二物虽为太阳证药，其实营卫药也。好古曰：心主营为血，肺主卫为气，故麻黄为手太阴肺之剂，桂枝为手少阴心之剂。凡服麻黄须谨避风，不尔，病复发难疗。

麻黄根节，味甘，气平，止诸虚盗汗、自汗，治亡阳、湿风、柔痓。麻黄，其形中空，散寒邪而发表，其节中闭，止盗汗而固虚，以故盗汗自汗者用竹扇杵末同扑之。又牡蛎粉、粟粉，并麻黄根等分为末，生绢袋盛贮，扑手摩之，汗止效如影响。物理之妙，不可测度如此。当归六黄汤加麻黄根者，亦以止汗捷也。盖甘性能行周身肌表，故能引诸药外至卫分而固腠理。

（清·郭佩兰《本草汇·卷十一草部》）

麻黄味苦辛，气热。其质轻扬，轻可去实，麻黄、葛根之属是也。六淫有余之邪客于阳分皮毛之间，腠理闭拒，营卫气血不行，此实邪也。二物轻清成象，故可去之。麻黄微苦，其形中空，阴中之阳，入足太阳寒水之经。其经循背下行，本寒而又受外寒，故宜发汗，去皮毛气分寒邪，以泄表实。然风寒之邪皆由皮毛而入，皮毛者，肺之合。肺主卫气，包罗一身，天之象也。是症虽属乎太阳，而肺实受邪气。其症时兼面赤怫郁，咳嗽有痰，喘而胸满。盖皮毛外闭，则寒邪内攻，而肺气膹郁，故用麻黄、甘草同桂枝引出营分之邪，达于肌表。佐以杏仁，泄肺而利气。汗后无大热而喘者，加以石膏。朱肱《活人书》夏至后加以石膏、知母，皆是泄肺火之药，是则麻黄汤虽太阳发汗重剂，实为发散肺经火郁之药也。一锦衣夏月饮酒达旦，病水泻，数日不止，水谷直出，服分利消导升麻诸药则反剧。时珍诊之，脉浮而缓，大肠下努，复发痔血。此因肉食生冷茶水过杂，抑遏阳气在下，木盛土衰，《素问》所谓久风成飧泄也。法当升之扬之，遂投小续命汤，一服而愈。昔仲景治伤寒六七日，大下后，脉沉迟，手足厥逆，咽喉不利，吐脓血，泻不止者，用麻黄汤。平其肝肺兼升发之，即斯理也。神而明之，此类是矣。

（清・王逊《药性纂要・卷二・草部・隰草类》）

麻黄气温，禀天春和之木气，入足厥阴肝经；味苦无毒，得地南方之火味，入手少阴心经。气味轻升，阳也。心主汗，肝主疏泄，入肝入心，故为发汗之上药也。伤寒有五，中风伤寒者，风伤卫，寒伤营，营卫俱伤之伤寒也；麻黄温以散之，当汗出而解也。温疟，但热不寒之疟也，温疟而头痛，则阳邪在上，必发表出汗，乃可去温疟邪热之气，所以亦可主以麻黄也。肺主皮毛，皮毛受寒则肺伤而咳逆上气之症生矣；麻黄温以散皮毛之寒，则咳逆上气自平。寒邪郁于身表，身表者，太阳经行之地，则太阳亦病而发热恶寒矣；麻黄温以散寒，寒去而寒热除矣。癥坚积聚者，寒气凝血而成之积也，寒为阴，阴性坚；麻黄苦入心，心主血，温散寒，寒散血活，积聚自破矣。

根节气平，味甘无毒，入足太阳脾经、手太阴肺经，所以止汗也。

（清·叶天士《本草经解·卷二·草部下》）

麻黄今见后人多有畏之为毒药而不敢用，又有谓夏月不宜用麻黄者，皆不达可哂也。仲景云：霜降以后天令严寒，人有触冒之者为伤寒，头痛恶寒无汗，用麻黄汤汗之。在夏令，腠理疏豁易于出汗，非比冬月闭密之时，故不用之，不必哂也。

然柴胡、麻黄俱为散邪要药，但阳邪宜柴胡，阴邪宜麻黄，不可不察也。柴胡与麻黄俱为散邪发汗之药，此言真可哂也。柴胡但能和解，与麻黄之发汗大不相同，何得云阳邪宜柴胡？大谬！

（清·叶天士《景岳全书发挥·卷四·本草正·隰草部》）

主中风伤寒，头痛温疟，发表出汗，去邪热气，凡风寒之在表者，无所不治，以能驱其邪使皆从汗出也。止咳逆上气，轻扬能散肺邪。除寒热，散营卫之外邪。破癥坚积聚，散脏腑之内结。麻黄，轻扬上达，无气无味，乃气味之最清者，故能透出皮肤毛孔之外，又能深入积痰凝血之中。凡药力所不到之处，此能无微不至，较之气雄力厚者，其力更大。盖出入于空虚之地，则有形之气血不得而御之也。

（清·徐大椿《神农本草经百种录·中品》）

麻黄辛温微苦，入足太阳，兼入手少阴、阳明，而为肺家专药。为发汗散邪、通关利窍，风寒表实者宜之。去节用，不可过剂；蜜炙，痰哮气喘属邪实病痼者。根节，独能止汗。

（清·徐大椿《药性切用·卷之一下·草部》）

麻黄味苦、辛，气温，入手太阴肺、足太阳膀胱经。入肺家而行气分，开毛孔而达皮部，善泻卫郁，专发寒邪，治风湿之身痛，疗寒湿之脚肿，风水可驱，溢饮能散，消咳逆肺胀，解惊悸心忡。

肝司营血，中抱阳魂，其性温暖而发散，肺司卫气，内含阴魄，其性清凉而收敛。卫气清敛，则孔窍阖而寒不能伤，泄之以风，窍开而汗出，卫气失其收敛之性，故病中风；营血温散，则孔窍开而风不能中，闭之以寒，窍合而汗收，营血失其发散之性，故病伤寒。但卫性收敛，风愈泄而卫愈敛，则遏闭营血而生里热；营性发散，寒愈闭而营愈发，则裹束卫气而生表寒。以营血温升则化火而为热，卫气清降则化水而为寒，营郁而发热、卫闭而恶寒者，其性然也。风伤卫而营郁，故用桂枝以泻营；寒伤营而卫闭，故用麻黄以泻卫。桂枝通达条畅，专走经络而泻营郁；麻黄浮散轻飘，专走皮毛而泻卫闭。窍开汗出，则营卫达而寒热退矣。

麻黄发表出汗，其力甚大，冬月伤寒，皮毛闭塞，非此不能透发，一切水湿痰饮淫溢于经络关节之内，得之霍然汗散，宿病立失。但走泻真气，不宜虚家，汗去阳亡，土崩水泛，阴邪无制，乘机发作，于是筋肉瞤动，身体振摇，惊悸奔豚诸证风生，祸变非常，不可不慎！煮去沫用。根节止汗，发表去其根节，敛表但用根节。

（清·黄元御《长沙药解·卷三》）

麻黄轻，发汗辛苦而温。入足太阳，兼走手少阴、阳明，而为肺家专药。能发汗解肌，去营中寒邪，疏通气血，利九窍，开毛孔。治伤寒头痛，恶寒无汗，温疟，咳逆上气，痰哮气喘，皮肉不仁，水肿风肿。唯冬月在表真有寒邪者宜之。发汗用茎，去节，煮十余沸，掠去上沫。或用醋汤略泡，晒干，亦有用蜜水炒者。止汗用根、节。

（清·吴仪洛《本草从新·卷一下·草部·湿草类》）

麻黄味苦辛温，入心、肺、膀胱、大肠四经。厚朴为使，恶辛夷、石韦。去根节大表，留节微表。水煮去沫。体轻扬，味辛温生麻黄之地，冬不积雪，善达肌表，走经络体轻，除风邪风属寒，祛寒毒辛温。治表实无汗脉浮紧者正用、憎寒壮热、头痛身疼太阳病，通九窍，开毛孔散肺邪，咳嗽风寒入肺、痰哮、气喘哮喘宜泻肺气，服麻黄不出汗。即寒邪深入少阴、厥阴筋骨之间，亦能同肉桂以逐之。且兼气药以助力，可得卫中之汗。兼血药以助液，可得荣中之汗。兼温药以助阳，可逐阴凝之寒毒。兼寒药以助阴，可解炎热之瘟邪。能善佐使，无往不利，实伤寒家第一要药也。即受寒邪，四季皆可用，不得疑夏不用。按：麻黄走表，虽可汗之证，不宜多服。若不当汗而汗，与可汗而过汗，或血溢，或亡阴，为害不小，可不慎哉！

麻黄根味甘平微涩，蜜炒，止一切汗证，皆可加用。盖其性能行周身肌表，引诸药至卫分而固腠理也。

（清·罗国纲《罗氏会约医镜·卷十六·草部上卷》）

麻黄辛、微苦、温，入足太阳，兼手太阴经气分。气味轻扬，善通腠理，宣达皮毛，大能发汗，去营中寒邪，泄卫中风热。治伤寒头项痛，腰脊强，发热恶寒，体痛无汗，及咳逆，斑毒，风水肿胀。是其所宜，余当审症施治。如妄用误汗，为害不浅。得肉桂，治风痹冷痛。佐半夏，治心下悸病。佐射干，治肺痿上气。使石膏，出至阴之邪火。发汗用茎，折去根节，先煎十余沸，以竹片掠去浮沫，沫能令人烦。根节能止汗，故去之。或蜜拌炒用亦可。惟冬月在表，真有寒邪者宜之。凡服麻黄药，须避风一日，不尔，病复作，难疗。

根、节甘平，引补气之药，外至卫分而止汗。得黄芪、牡蛎、小麦，治诸虚自汗。配黄芪、当归，治产后虚汗。和牡蛎粉、粟粉等分为末，生绢袋盛贮，盗汗出即扑，手摩之。夏月止汗，杂粉扑之。折去茎，不可和入同用。茎能发汗，故去之。

麻黄，唯身首拘急而痛，六脉浮紧有力可用。盖北地霜降后，受严寒之正气，为真正伤寒，初起邪在太阳经，用此升散寒气是其所宜。若但感冒寒湿，或时邪疫症，恶寒发热者用之，则卫气大伤，津液干燥，立毙而不可救。况骁悍之药，过汗则心血动，吐衄不止；过表则真气伤，汗出无了，猝成大患。唯寒水溢于肌肤，遍身肿胀，用此发汗，使水气外泄，亦劫夺之一法也。

（清·严洁、施雯、洪炜《得配本草·卷三·草部隰草类七十一种》）

麻黄味苦，性温，无毒。禀天地清阳刚烈之气以生。升也，阳也。入肺、膀胱二经，兼入心、大肠二经。为发汗之品。肺家专药。

（清·沈金鳌《要药分剂·卷八·轻剂》）

麻黄，味甘、辛，气寒，轻清而浮，升也，阳也，无毒。入手足太阳经，手太阴本经、阳明经。荣卫之药，而又入足太阳经、手少阴经也。发汗解表，祛风散邪，理春间温病，消黑斑赤痛，祛荣寒，除心热头痛，治夏秋寒疫。虽可为君，然未可多用。盖麻黄易于发汗，多用恐致亡阳也。

或问麻黄既是太阳经散荣表肌圣药，凡太阳经有荣邪未散而表症未解者，似宜多用之矣，而子何戒人多用也？夫君药原不论多寡也。太阳荣邪，能用麻黄，即为君主，用之，则邪自外泄，而不必多用之者，盖麻黄少用，邪转易散，多用则不散邪，而反散正矣。

或问麻黄易于发汗，用何药制之，使但散邪又不发汗耶？曰：麻黄之所尤畏者，人参也。用麻黄而少用人参，则邪既外泄而正又不伤，何致有过汗之虞。倘疑邪盛之时不宜用参，则惑矣。夫邪轻者反忌人参，而邪重者尤宜人参也。用人参于麻黄汤中防其过汗亡阳，此必重大之邪也，又何足顾忌哉。

或问麻黄误汗以致亡阳，用何药以救之乎？曰：舍人参无他药也。夫人参止汗之药，何以能救麻黄之过汗？盖汗生于血而血生于气也，汗出于外而血消于内，非用人参以急固其气，则内无津液之以养心，少则烦躁，重则发狂矣。此时而欲用补血之药则血不易生，此时而欲用止汗之药则汗又难止，惟有人参补气，生气于无何有之乡，庶几气生血而血生汗，可以救性命于垂绝，否则，汗出不已，阳亡而阴亦亡矣。

或疑麻黄有初病伤寒而即用，亦有久病伤寒而仍用者，又是何故？盖在营之风邪未散也。而在营之风邪未散，何从而辨？身热而畏寒者是也。凡见伤寒之症，虽时日甚久，而身热未退，又畏风寒，非前邪未退，即后邪之重入，宜仍用麻黄散之，但戒勿多用耳。盖初感之邪其势盛，再感之邪其势衰。邪盛者，少用而邪难出；邪衰者，多用而邪易变也。

或问麻黄性寒，而善治风邪，殊不可解矣。伤寒初入于卫，原是寒邪。因入于卫，得卫气之热，而寒变为热矣。邪既变为热，倘仍用桂枝汤，欲以热散热，安得而不变为更热乎？故仲景夫子不用桂枝之热，改用麻黄之寒，祛邪从营中出也。从来治风之药，未尝不寒者，以寒药散寒邪，似乎可疑，今以寒散热，又何疑乎。

或问麻黄发汗，而麻黄根节止汗，何也？此一种而分两治者，亦犹地骨皮泻肾中之火，而枸杞子补精而助阳也，原无足异。惟是麻黄性善行肌表，引诸药至卫分，入腠理，则彼此同之，故一用麻黄之梗，发汗甚速，一用麻黄之根节，而止汗亦神也。

或问人不善用麻黄，以致发汗亡阳，将何药同麻黄共用以救其失乎？夫麻黄，发汗之药也，制之太过则不能发汗矣。宜汗而制之，使不汗，本欲制麻黄以救人，反制麻黄以杀人乎。无已则有一法，遇不可不汗之症，而又防其大汗，少用麻黄，多用人参，同时煎服，既得汗之益，而后无大汗之虞，则庶乎其可也。

或问王好古论麻黄治营实，桂枝治卫虚，是以二物为营卫之药也。又曰心主营为血，肺主卫为气，故以麻黄为手太阴肺之剂，桂枝为手少阴心之剂，即李时珍亦以麻黄为肺分之药，而不以为太阳经之药。其论可为训乎？曰：不可也。盖桂枝入卫而麻黄入营，虽邪从皮毛而入，必从皮毛而出，但邪由皮毛既入于卫，必由卫而非于营矣，是邪在太阳而不在肺也。传经伤寒，无由营卫而入心者。若入于心，且立死矣，桂枝亦何能救乎！若二人之论，皆似是而实非，子不得不辨之以告世也。

（清·陈士铎《本草新编·卷之三》）

麻黄气温，禀春气而入肝，味苦无毒，得火味而入心。心主汗，肝主疏泄，故为发汗上药，其所主皆系无汗之症。太阳症中风伤寒头痛，发热恶寒，无汗而喘，宜麻黄以发汗。但热不寒，名曰温疟，热甚无汗，头痛，亦宜麻黄以发汗。咳逆上气，为手太阴之寒症，发热恶寒，为足太阳之表症，亦宜麻黄以发汗。即癥坚积聚为内病，亦系阴寒之气凝聚于阴分之中，日积月累而渐成，得麻黄之发汗，从阴出阳，则癥坚积聚自散，凡此皆发汗之功也。根节古云止汗，是引止汗之药以达于表而速效，非麻黄根节自能止汗，旧解多误。

（清·陈念祖《神农本草经读·卷三·中品》）

麻黄苦，辛而温，轻升而扬。大散风邪寒毒，一切伤寒瘟疫，疟疾，山岚瘴气。凡足三阳经表实之证，皆所必用。若阴邪深入足少阴、厥阴、筋骨之间，非麻黄、官桂不能达。惟是用散之法，妙在佐使，气虚兼补气，可得卫中之汗；血虚兼补血，可得营中之汗。兼温以助阳，可逐阴寒之邪；兼凉以助阴，可解阳热之邪。运用无方，在于人耳，举散为例，余可类推。

麻黄发汗，其根止汗，根茎之反，造化之奇。然止汗必赖甘敛为助，相赞成功。

（清·张德裕《本草正义·卷上·发散类》）

麻黄辛温微苦，入太阳膀胱，兼走心与大肠而为肺家专药。发汗解肌，祛营中寒邪、卫中风热，调血脉，通九窍，开毛孔。治中风伤寒，无汗头痛，温疟，咳逆上气，痰哮气喘，赤黑斑毒，毒风疹痹，皮肉不仁，目赤肿痛，水肿风肿。过剂则汗多亡阳，夏月禁用。发汗同茎灸用，止汗用根节甚效。

（清·陈璞、陈玠《医法青篇·卷之八·太阳经》）

麻黄气味轻清，能彻上彻下，彻内彻外，故在里则使精血津液流通，在表则使骨节、肌肉、毛窍不闭，在上则咳逆、头痛皆除，在下则癥坚积聚悉破也。有汗不得用麻黄，斯言信矣，然麻黄杏仁甘草石膏汤、越婢汤二证，皆有汗出，汗出更用麻黄，独不畏其亡阳耶？

（清·邹澍《本经疏证·卷七》）

麻黄中品气味苦，温，无毒。主中风伤寒头痛，温疟，发表出汗，祛邪热气，止咳逆上气，除寒热，破癥坚积聚。其味麻，其色黄，故名麻黄时珍。一名龙沙，阳之汗，以天地之雨名之《内经》，以此发汗，如龙能兴云而致雨也古愚。色青形直以园，中虚象离，合辅心主，宣扬火令者也。主治寒风温疟头痛，侵淫部署之首、形层之皮，致毛孔满实、逆开反阖者，此味宣火政令，扬液为汗而张大之，则邪气去矣。咳逆上气者，毛孔满闭，不能布气从开也；癥坚积聚者，假气成形，不能转阖从开也子由。气味苦温，苦为在地之阴，是从阴而达阳也若金。又形如肺管以园，轻扬上泄，以透至阴中之真阳际于极上若金，故能利血脉、通营气元素，俾寒水之气得畅，而太阳之气上至于肺，故凡血脉病于重阴之郁者，俱可以此透之。治寒之侵于肺而为嗽为喘，以喘由寒水之阳郁而不能透，逐并邪气上逆入胃至肺，上壅为喘，是即所谓肺胀也。非此寒水中透真阳而上际，则寒邪若金皆从汗出也。乃气味之最清，故能透出皮肤毛孔之外，又能深入积痰凝血之中，无微不至灵胎。生处冬不积雪，为泄内阳也时珍，惟营气郁塞、血脉结聚者宜之若金，故过用则脱真气时珍。煮须掠去上沫，以其轻浮之气过于引气上逆也斗保。根节止汗弘景，效如影响，以其性行肌表，故能引诸药外至卫分而固肌腠时珍。物理之妙，不可测理如此权。

（清·钱雅乐、钱敏捷、钱质和
《汤液本草经雅正·卷二·隰草部》）

麻黄去节，苦、辛，温，入肺、膀胱、心、大肠。根，蜜炙，三五分，止汗用根节。发汗解表，去营中寒邪。泻卫实，通九窍。治寒伤营症，头痛恶寒无汗；又治痰哮气喘，咳逆上气，水肿，风肿。羌活、防风可代。非冬月寒邪在表者勿用。

（清·陆懋修《本草二十四品·分经解表卷三》）

法用麻黄通阳气，出于毛孔，汗出而寒去。麻黄茎细丛生，中空直上，气味轻清，故能透达膀胱寒水之阳气以出于皮毛，为伤寒要药。后人用羌独活代麻黄，羌独活根深茎直，能引膀胱下焦之阳以达于经脉而发散其表，惟味辛烈，较麻黄更燥，兼能去湿，不似麻黄轻清直走皮毛。薄荷亦轻清，但薄荷升散在味，故力稍逊，麻黄升散纯在于气，故力更峻。葱管通阳，与麻黄之义同，然麻黄茎细象毛空，葱茎粗象鼻孔，故葱能治鼻塞。辛夷花亦升散鼻孔、脑颊之寒，又以花在树梢尖，皆向上，故主升散。荆芥性缓于薄荷、紫苏，亦然二物皆色赤，能入血分，味辛香能散寒，故皆主散血分肌肉中之寒。人身外为皮膜，是气分；内为肌肉，是血分。寒入血分，在肌肉中堵截其气，不得外出，以卫外为固，故毛孔虚而汗漏出，法当温散肌肉。桂枝色赤，味辛散，入血分，故主之。枝又四达，故主四肢。紫苏性同桂枝，然较轻，不如桂枝之大温。防风以味甘入肌肉，气香而温，故散肌肉中之风寒。皮与肌肉之交有膜相连，名曰腠理。柴胡茎中白瓤象膜，一茎直上，能达清阳，故治腠理之寒热也。荆芥得木火之势，入少阳经，亦能发腠理之寒热，肌肉中寒凝血滞，则为痹痛。仲景名曰血痹，是指血分而言，故五物汤用桂枝，当归四逆汤用桂枝，以温血分，后人用羌独活、荆芥，不及桂枝力优。

（清·唐宗海《本草问答·卷下》）

麻黄走太阳寒水之经，功先入肺；为发汗轻疏之剂，性则偏温；寒饮稽留，藉味辛而宣散；痰哮久痼，仗苦力以搜除。麻黄，其苗中空，味辛苦，气味俱薄，升也，阳也，专入肺家卫分，疏散风寒，达表由汗而出。麻黄本肺家卫分药，仲景治寒伤营用麻黄汤者，以内有桂枝领之入营也。宣肺发表，麻黄之能足以尽之，故一切咳嗽、宿哮等疾，凡属肺中有风寒痰饮者皆可用之，不必拘拘乎麻黄之但能出汗也。足太阳主一身之表，故入之。大抵寒邪轻而从口鼻入者，则伤肺；寒邪重而从表入者，则伤经。故虽所伤不同，而其治则一也。麻黄之功，首先入肺，若肺中有寒痰、宿饮之类，麻黄到肺，只能搜剔肺中痰饮，不能再发汗出表，犹用兵者，有一战之功，无再战之力也。

（清·张秉成《本草便读·草部·隰草类》）

麻黄虽入肾而中空轻扬，故为太阳伤寒泄表发汗之要药。与麻黄相助为理之物，其最要者有六：曰杏仁，曰桂枝，曰芍药，曰石膏，曰葛根，曰细辛。今具论如下：

杏仁者，所以为麻黄之臂助也，麻黄开肌腠，杏仁通肺络，麻黄性刚，杏仁性柔，麻黄外扩，杏仁内抑，二者合而邪乃尽除。如麻黄汤治风寒，麻黄杏仁薏苡甘草汤治风湿之类皆是。

桂枝者，所以补麻黄之不足也。麻黄泄营卫之邪，桂枝调营卫之气。桂枝得麻黄，不至羁汗；麻黄得桂枝，即能节汗。二者合而正不受伤。此麻、桂并用之方皆然，盖有视证候之重轻，暨他药之离合以为权衡者矣。

芍药者，一方之枢纽也。一征之小青龙汤，外寒与内饮相搏，“干呕，发热而咳”，是证之必然非或然。麻、桂散外寒，辛、夏蠲内饮，姜、味止咳逆，甘草合诸药以和之。寒则以汗解，饮则随便去，唯麻黄入太阳而上行，膀胱之气亦因之而不下行，“小便不利，少腹满”，固意中事。加芍药者，所以驯麻黄之性而使水饮得下走也。若小便本不利，则麻黄直去之矣。全方蠲饮重于散寒，故名之曰小青龙汤。再征之乌头汤，麻黄气轻，驱风寒在肌肤者多；乌头气重，驱风寒在脏腑者多。麻黄除湿，是湿随风寒而去；乌头除湿，是风寒外散而湿则内消。麻黄伸阳而不补，乌头补阳而即伸。此治“历节，不可屈伸，疼痛”，二物所以必并用之故。虽然二物皆出汗而少内心，关节之病，非可一汗而愈者，故又以芍药从而敛之，使宛转于肢节而尽去其疾。黄芪疏营卫之气，则为芍药之前驱。甘草则培中土以和之者也。以其有芍药能使麻、乌下达，故亦治脚气。

伤寒太阳病将入阳明，则石膏为必用之药。大青龙汤“中风”二字，是与小青龙汤“伤寒”二字为互举之文。麻黄汤治伤寒，曰“脉浮紧，无汗”，此亦“浮紧，无汗”。大青龙别一条曰“伤寒，脉浮缓”，浮缓有伤寒，浮紧岂反无伤寒。况“伤寒一日，太阳受之，脉若静者为不传，颇欲吐，若躁烦、脉数急者为传”。此之烦躁，自因表实而邪不得泄，传入阳明所致。沈尧封以烦躁为内伏之暍热，不知阳明非腑实不至烦躁，安有内已腑实而外尚发热恶寒之理？以石膏治烦躁，谓之治太阳传入阳明之烦躁，与仲圣诸说无不吻合，复有何疑？且烦躁在心肾而治则在阳明者，非无谓也。太阳本寒标热，上与心、下与肾为缘，太阳热闭，则心肾皆为之扰。太阳不治，则阳明亦所必传。是烦躁非心肾之自病，而阳明乃去路之宣肃，泄其热于表，清其热于里，则烦躁不治而自治。抑石膏者，泄肺即所以泄太阳也，太阳卫外之气，从皮毛而合肺，而石膏亦轻亦重，泄肺清胃，两擅其长，故独用治汗出之热，佐麻黄又治不汗出之热。若离太阳入阳明而成腑实之证，则石膏非所克任矣。

太阳将入阳明，葛根亦为必用之药。仲圣文义多有参观互勘而后明者。葛根汤之证，曰“太阳病，项背强几几，无汗恶风”。病云太阳，而方则以葛根标名。葛根者，太阳阳明交嬗药也。何以言之？阳明病身热多汗，而葛根治大热不治多汗，且更解肌出汗。虽出汗而非散太阳初入之寒，所以为治太阳将入阳明之药。太阳寒邪化热，热烁其液，则项背为强，葛根起阴气以滑泽之，则变强为柔，与麻黄治无汗恶风可称伯仲。然则是证二物足了之矣，复以桂枝汤何为？盖汗出表必虚，以和阳化阴之药继其后，则即攻即补，元气不过伤而易复，此用药操纵之法，仲圣方类如是也。

细辛与杏仁，皆所以为麻黄之臂助，而有大不侔者在。杏仁佐麻黄而横扩，是为一柔一刚；细辛佐麻黄而直行，是为一专一普。麻黄驱阴邪发阳气，不仅入少阴而用甚普。细辛则色黑入肾，赤入心，一茎直上，气味辛烈，故其破少阴之寒凝，锐而能专。考仲圣方佐细辛以治上者不一，如小青龙汤治水饮、厚朴麻黄汤治咳逆、桂甘姜枣麻辛附子汤治气分，皆所易晓。独麻黄附子细辛汤治少阴病用细辛，则此义尘封久矣。试详言之：少阴与太阳为表里，脏若中寒，必始得之即吐利厥逆，不至发热。今有“但欲寐”之少阴证而“反发热”，是无少阴之里证而有外连太阳之表证，自应以麻黄发汗。“脉沉者，急温之”，自应以附子温经。至细辛一味，柯韵伯谓“散浮阳”，邹氏谓“无细辛为微发汗”，则有细辛为大发汗，唐容川更“以脉沉为阳陷，用细辛以升之”。实于细辛性用，与仲圣因证制方之意，未经窥见。夫细辛与麻黄，同能彻上彻下，第麻黄中空轻扬，用以下行，非借他药之力不可。细辛无发表出汗之能，而于风寒之在上在下附于骨节九窍者，则专力以去之，绝不旁骛。故防己黄芪汤曰“下有陈寒者，加细辛”，可见细辛散少阴经气之寒厥有专长，非麻黄可及。然则麻黄附子甘草汤无细辛，而此何以有细辛，彼无里证而此何尝有里证，仲圣用麻黄必曰“取微汗”，此岂堪取大汗，则当于“始得之”与“得之二三日”，及麻黄煎法之不同详究其义矣。经云:“逆冬气则少阴不藏，肾气独沉。”肾气沉则脉无不沉，即仲圣所云“脉微细，但欲寐”之脉亦未始非沉，此单言沉者，以其沉之甚耳。脉沉自系少阴病本象，兹不云“少阴病，脉沉，反发热”，而云“反发热，脉沉”，盖少阴病不应发热而反发热，发热则当由太阳而外达矣，乃发热而兼脉沉，岂能无二三日变为里证之虞？于是以附子专温其经，细辛佐麻黄，锐师直入以散在经之邪；麻黄先煮减二升者，欲其气之下注；不加甘草者，恐其缓三物而中停。此“发热，脉沉，始得时”之治法。若至“二三日而无里证”，则不至或有里证，不当以细辛先开其隙，故以麻黄、附子治发热脉沉，而以甘草易细辛，且先煮麻黄只一二沸，以节其入里之势，而和其散邪之气，此正合“得之二三日”之分际。彼不言“无里证”，此不言“发热脉沉者”，互举之文也。仲圣之斟酌病机，可谓精矣。

更以仲圣用麻黄、杏仁、石膏而治法迥异者言之，大青龙汤三物并用，为发汗之峻剂，麻杏甘膏汤亦三物并用，偏治“汗出而喘，无大热”者，何也？此节文义，是将“汗出”二字倒装在“不可更行桂枝汤”下。唯其汗出，疑可行桂枝不可行麻黄。不知“汗出而喘，无大热”，非桂枝证之汗出而为发汗后表已解之汗出。表已解故“无大热”，“喘”则尚有余邪，桂枝汤不可行，而大青龙不变其法亦不可行。夫是故变峻为和，以麻黄四两、石膏倍之，俾麻黄之技不得逞，而余邪适因之而尽。且石膏倍用，不特制麻黄之悍，泄汗出之热，即杏仁亦必抑其外达之势，以下气而止喘，止喘非麻黄事耶！而汗出无大热之喘，则其喘为气逆多而表郁少，故麻黄减之而杏仁增之，信乎药物多寡之所关，非细故也。

（清·周岩《本草思辨录·卷二》）

麻黄，味微苦，性温，为发汗之主药，于全身之脏腑经络莫不透达，而又以逐发太阳风寒为其主治之大纲。故《神农本草经》谓其主中风伤寒头痛诸证，又谓其主咳逆上气者，以其善搜肺风兼能泻肺定喘也。谓其破癥瘕积聚者，以其能透出皮肤毛孔之外，又能深入积痰凝血之中，而消坚化瘀之药可偕之以奏效也。且其性善利小便，不但走太阳之经，兼能入太阳之府，更能由太阳而及于少阴，并能治疮疽白硬、阴毒结而不消。太阳为周身之外廓，外廓者皮毛也，肺亦主之。风寒袭人，不但入太阳，必兼入手太阴肺经，恒有咳嗽微喘之证。麻黄兼入手太阴，为逐寒搜风之要药。是以能发太阳之汗者，不仅麻黄，而《伤寒论》治太阳伤寒无汗，独用麻黄汤者，治足经而兼顾手经也。凡利小便之药，其中空者多兼能发汗，木通、萹蓄之类是也。发汗之药，其中空者多兼能利小便，麻黄、柴胡之类是也。伤寒太阳经病，恒兼入太阳之腑，致留连多日不解，麻黄治在经之邪，而在腑之邪亦兼能治之。盖在经之邪由汗而解，而在腑之邪亦可由小便而解，彼后世用他药以代麻黄者，于此义盖未之审也。

古方中有麻黄，皆先将麻黄煮数沸吹去浮沫，然后纳他药，盖以其所浮之沫发性过烈，去之所以使其性归和平也。麻黄带节发汗之力稍弱，去节则发汗之力较强，今时用者大抵皆不去节，至其根则纯系止汗之品，本是一物，而其根茎之性若是迥殊，非经细心实验，何以知之。

（张锡纯《医学衷中参西录·药物》）

桂枝（肉桂、官桂）

【本草原旨】

菌桂，味辛，温。主百病，养精神，和颜色，为诸药先聘通使。久服轻身不老，面生光华，媚好常如童子。生山谷。

牡桂，味辛，温。主上气咳逆，结气喉痹，吐吸，利关节，补中益气。久服通神，轻身不老。生山谷。

（西汉《神农本草经·上经》）

桂，味甘、辛，大热，有毒。主温中，利肝肺气，心腹寒热，冷疾，霍乱，转筋，头痛，腰痛，出汗，止烦，止唾、咳嗽、鼻齆，能堕胎，坚骨节，通血脉，理疏不足，宣导百药，无所畏。久服神仙，不老。生桂阳二月、七八月、十月采皮，阴干。得人参、麦门冬、甘草、大黄、黄芩调中益气，得柴胡、紫石英、干地黄治吐逆。

（南朝梁·陶弘景《名医别录·上品卷第一》）

【各家集注】

肉桂气热，味大辛，补下焦火热不足，治沉寒痼冷之病，及表虚自汗，春夏二时为禁药也。《主治秘要》云：若纯阳，渗泄止渴。又云：甘辛，阳，大热，去营卫中之风寒。去皮，捣细用。

桂枝气热，味辛甘，仲景治伤寒证，发汗用桂枝者，乃桂条，非身干也，取其轻薄而能发散。今又有一种柳桂，乃桂枝嫩小枝条也，尤宜入治上焦药用也。《主治秘要》云：性温，味辛甘，气味俱薄，体轻而上行，浮而升，阳也。其用有四：治伤风头痛一也，开腠理二也，解表三也，去皮肤风湿四也。

（金·张元素《医学启源·卷之下·用药备旨》）

桂虚能补，此大法也。仲景救表用桂枝，非表有虚以桂补之。卫有风寒故病自汗，以桂枝发其邪，卫和则表密，汗自止，非桂枝能收汗而治之。今《衍义》乃谓仲景治表虚，误矣！本草止言出汗，正《内经》辛甘发散之义。后人用桂止汗失经旨矣。曰官桂者，桂多品，取其品之高者，可以充用而名之贵之之辞也。曰桂心者，皮之肉厚，去其粗厚而无味者，止留近其木一层而味辛甘者，故名之曰心，美之之辞也，何必置疑着此。桂固知三种之桂，不取菌桂、牡桂者，盖此二种性止温而已，不可以治风寒之病。独有一字桂，经言：辛甘大热，正合《素问》辛甘发散为阳之说。又，别说云：以菌桂养精神，以牡桂利关节。又有一种柳桂，乃桂小嫩小枝条也，尤宜入治上焦药用也。

（元·朱丹溪《本草衍义补遗·凡一百五十三种》）

桂皮味辛性热，有毒，气味俱薄，浮也，阴中之阳也。大都有四等，其在下最厚者曰肉桂，去其粗皮而留其近木之味厚而最精者云桂心，入二三分于补阴药中，则能行地黄之滞而补肾，由其味辛属肺，而能生肾水，性温行血，而能通凝滞也，能通血脉凝滞，其能补肾必矣。在中次厚者曰官桂，主治中焦有寒。在上薄者，走肩臂而行肢节之凝滞，肩臂引经多用之。其在嫩枝最薄者曰桂枝，伤寒伤风之有汗者宜用之，以解微表也，非固表也。惟有汗者，表虚邪微，故用此气薄辛甘之剂，以轻散之，则汗自止，岂有辛甘之剂能固表哉？痘家于活血药中少佐薄桂一二分，则血行而痘自通畅矣。又能治冷气肚疼。若体热血妄行者，切宜禁忌。畏石脂，妊妇戒用。

（明·杜文燮《药鉴·卷二》）

桂君味甘辛，气大热，有小毒。主温中，利肝肺气，心腹冷痛，霍乱转筋，风寒头痛，腰痛，出汗，止唾咳嗽、鼻齆。能堕胎，通血脉，消瘀血，坚骨节，治风痹骨挛脚软，宣导百药无所畏，杀草木毒。

牡桂君味辛，气温，无毒。主上气咳逆结气，喉痹吐吸，利关节，补中益气。

菌桂味辛，气温，无毒。主百病，养精神，和颜色，为诸药先聘通使，久服面生光华，媚好常如童子。

枝条轻薄者为桂枝，宜入治头目，发表散风寒。身干厚实者为肉桂，宜入治脏，补肾气及下焦寒冷，秋冬下部腹痛，非此不除。刮去粗厚用近里者为桂心，又有嫩小枝条为柳桂，味淡，尤宜入治上焦药，及横行手臂。

（明·张懋辰《本草便·卷二·木部》）

官桂味甘、辛，气大热，有毒。入足少阴肾经。能补肾温中，阳中之阳。治小腹腰痛，四肢厥逆，助阳益阴，行血敛汗，破积堕胎，逐冷回阳之神药也。然而此剂有二用焉，体薄者谓之官桂，体厚者谓之肉桂，枝干而体微薄者谓之桂枝，此三剂所用固不同也。若以官桂言之，旁达四肢，横行直往，如手膊冷痛、足膝酸疼，非此不能行气以通血也。又或恶露不行上攻心呕，或痈肿已溃未溃护心托里，或跌仆损伤破血去积，非此不能行血以调气也。至如肉桂一剂，乃温中之药，若阴虚不足而亡阳厥逆，若心腹腰痛而吐利泄泻，若心肾久虚而痼冷怯寒，无此亦不能温中以回阳也。至若桂枝一剂，可以实表，可以助汗，且如伤风之症，未表而汗自行，此表虚也，设若再汗则亡阳必矣，须用甘辛之药实表之虚而托邪之出，使寒去而汗敛也，非谓此剂可以实表而敛汗也。至若自汗盗汗之症，概而与之，则又取祸。大抵桂为猛励之药，其性最劣，不可多服。古方配二陈用，则行气之功大；配四物用，则行血之功速也。

（明·方谷《本草纂要·卷之三·木部上》）

桂枝辛甘热且浮，微解风寒汗自收，一样嫩枝名柳桂，善治上焦热不留，薄桂专行肢节滞，横行肩臂必须求。

桂，犹圭也，为诸药之先聘也。木叶心皆一纵理，独桂有两纹，形如圭。诸家论桂不同，惟陈藏器云：菌桂、牡桂、桂心，同是一物。出交趾、南海、桂林、桂岭、桂阳、柳州、象洲者佳。菌桂正圆，如竹卷二三重，味烈肉厚者，即今肉桂。菌，竹名，言其卷如竹筒，故又名筒桂。半卷多脂者，名板桂，即今铁板桂也。牡乃老桂，味稍淡，皮薄少脂，乃桂品中之最高者，故又名官桂。桂心，即牡桂去皮一半，取中心近里味辛者。桂枝乃细薄而嫩者。薄桂比桂枝稍厚，柳桂比桂枝更薄。桂枝有小毒。浮而升，阳也。气味俱轻。入足太阳经，故能上行头目，发散表邪。凡伤风伤寒有汗者，用以微解表邪，邪去而汗自止，非固表止汗之谓也。柳桂，乃小枝嫩条，尤善行上焦，补阳气。薄桂，乃细薄嫩枝，入上焦，横行肩臂，治痛风，善行肢节凝滞，兼泻奔豚。凡使略刮去粗皮。

肉桂辛热补肾脏，养精止烦又止汗，利肝肺气遏心疼，温中破癖除霍乱。

纯阳，小毒。入手、足少阴经。东垣云：气之厚者，肉桂也。气厚则发热，故下行而补肾相火不足。主一切风气，五劳七伤，养精髓，暖腰膝，止虚烦虚汗。利肝气，除风湿冷痹、筋骨挛缩。利肺气，止咳嗽鼻齆。养心神，治卒心痛。久服明眼目，和颜色，面生光华。兼温脾胃，长肌肉，破痃癖癥瘕瘀血，霍乱转筋，下痢，一切沉寒痼冷，中下腹冷痛。此药通血脉，利关节，故妇人经闭亦用之。惟有孕者，必炒过乃不堕胎。本草虽云小毒，亦从类化，与芩、连为使，小毒何施？与乌、附、巴豆、干漆为使，则小毒化为大毒。得人参、麦门冬、甘草，则能调荣而止吐逆。凡使色紫而厚者佳，刮去粗皮。忌生葱。

官桂无毒治中寒，咳逆喉痹吸呼难，补中更治心胁痛，温筋通脉利窍关，桂心专能止心痛，行血药滞补阴坚。

官桂，主寒在中焦，上气咳逆，结气喉痹，呼吸不清。兼补中益气，治心痛、胁痛。温筋通利关节，治冷风疼痛。桂心，治九种心痛及中恶、寒疝、产后血冲心痛，止唾血吐血，破血通月闭，下胞衣，杀三虫，兼治中风偏僻，牙紧舌强，失音及脚软痹不仁。丹溪云：桂心入二三分于补阴药中，则能行血药凝滞而补肾，由味辛属肺而能生水行血。外肾偏肿痛者亦验。

（明·李梴《医学入门·卷之二·本草分类·治寒门》）

桂上品，君。气大热，味辛。有小毒。阳中之阳也，入手少阴经；

桂枝入足太阳。

发明曰：按诸桂气味少差，而种类非一，其主治亦不同也。本草云：主温中，利肝肺气，心腹寒热，冷疾，霍乱转筋，头痛腰痛，出汗，止烦，止唾咳嗽、鼻齆，能堕胎，坚骨节，通血脉，理疏不足，宣导百药，无所畏。久服不老。此概言之，而无别也。然其名有官桂、肉桂、木桂、桂心、菌桂、牡桂、板桂、柳桂、桂枝之分，要之，今时所常用者，惟肉桂、桂心、桂枝三者为最也。木桂皮厚，肉理粗、肉桂至厚如脂肉，其辛辣过于木桂，二者气热味重，堪疗下焦寒冷，并秋冬腹内冷疼泄、奔豚，续筋骨，暖腰膝，破血通经，利水道，堕胎。经云：味厚则发热是也。桂心乃取肉桂之厚，去皮里，止用身中，性甘温带辛，略守，治多在中而益元阳，入手少阴心经。又云：九种心痛，杀三虫，补劳伤。用二三分于补阴药中，行地黄之滞，平知柏之寒而补肾。盖味辛入肺，滋肾水之化源，性温行血而能通滞故耳。官桂出观，实品类最高。故以官名，亦取其音同也。大略同木桂、肉桂、桂心，而味稍薄，今治沉寒痼冷之候同桂、桂心，以其味厚而辛且甘温也。菌桂形类竹，正圆无骨、筒桂如筒卷束，二者味辛温，同养精神和颜色，为诸药通使，耐老轻身。牡桂扁阔皮薄、板桂皮老平坦，二者相类，味稍淡，主上气咳逆，结气喉痹，心痛，胁风痛，温经，通血脉，出汗，补中益气，堕胎。以上四者性并辛温，不治风寒及痼冷之病。

柳桂皮薄而嫩、桂枝枝条细软，二者气薄味淡，能治上焦头目，兼行手臂肢节，调荣血，和肌表，止烦，出汗，疏邪散风，经云气薄则发泄是也，故入足太阳之府。忌生葱。

注云：桂辛热小毒，然亦从类化，若与芩、连为使，小毒何施？与乌、附为使，全得热性；与参、麦、甘草同用，能调中益气，实卫护荣；与柴胡、紫石英、干地黄同用，却主吐逆；与巴豆、干漆、穿山甲、水蛭、虻虫毒类用，则小毒化为大毒。春夏禁用，秋末与冬宜服。治寒月下部腹痛，非此不止。

（明·皇甫嵩《本草发明·卷之四·木部上》）

桂性热，善于助阳，而尤入血分，四肢有寒疾者，非此不能达。桂枝气轻，故能走表，以其善调营卫，故能治伤寒，发邪汗，疗伤风，止阴汗。肉桂味重，故能温补命门，坚筋骨，通血脉，治心腹寒气、头疼、咳嗽、鼻齆、霍乱转筋、腰足脐腹疼痛一切沉寒痼冷之病。且桂为木中之王，故善平肝木之阴邪，而不知善助肝胆之阳气。惟其味甘，故最补脾土，凡肝邪克土而无火者，用此极妙。与参、附、地黄同用，最降虚火，及治下焦元阳亏乏。与当归、川芎同用，最治妇人产后血瘀，儿枕腹痛，及小儿痘疹虚寒，作痒不起。虽善堕胎动血，用须防此二证。若下焦虚寒，法当引火归元者，则此为要药，不可误执。

（明·张介宾《景岳全书·卷之四十九大集·本草正下·竹木部》）

桂味甘、辛，气大热，有小毒，阳也，可升可降。大抵重厚者易于下行，轻薄者长于上升，此天地亲上亲下之道也。桂入手少阴，枝入足太阳经。入三焦，散寒邪而利气，莫如肉桂。达身表，散风邪而解肌，还须桂枝。入血脉有通利之妙，佐百药有宣导之奇。欲补肾以下行，须用肉桂。如上升而发表，桂枝可通。桂有四等，在下最厚者曰肉桂，气热味重，堪疗下焦寒冷，并秋冬腹内冷痛，泄奔豚，利水道，温筋暖脏，破血通经，经云气“厚则发热”是也。去粗皮，而留其近木之味重而最精者曰桂心，入二三分于补阴药中，则能行地黄之滞而补肾。由其味辛属肺而能生肾水，性温行血而能通凝滞也。在中次厚者曰官桂，由桂多品，而取其品之高者，主中焦有寒。在上薄者曰薄桂，走肩臂而行肢节之凝滞，肩臂引经多用之。其在嫩枝之最薄者曰桂枝，伤寒、伤风之有汗者宜用之，以微解表也，非固表也。惟有汗者，表虚而邪微，故用此气薄辛甘之剂，以轻散之，岂有辛甘之剂能固表哉？

按：本经谓桂止烦出汗。仲景言伤寒无汗，不得服桂枝。江云：汗过多者，桂枝甘草汤，是又用其敛汗，何也？盖桂善通血脉，本经言止烦出汗者，非桂枝能开腠理而发出汗也，以调其荣血则卫气自和，邪无容地，遂自汗出而解矣。仲景言汗多用桂枝者，亦非枝能闭腠理而止住汗也。盖卫有风邪，故病自汗，以桂枝调荣卫而发其邪，邪去则表密而汗自敛矣，亦甘辛发散之义也。

桂有小毒，亦从类化，与黄芩、黄连为使，小毒何施？与乌头、附子为使，全得热性。于参、冬、甘草同用，能调中益气，实卫护荣。与柴胡、紫石英、干地黄同用，却去吐逆。与巴豆、硇砂、干漆、穿山甲、水蛭、虻虫有毒之类同用，则小毒化为大毒矣。春夏禁服，秋冬宜煎。壮年命门火旺者忌服。惟老弱幼小，命门火衰，不能生土，完谷不化，肾虚，产后下元不足，荣卫衰微者之要药也。

（明·薛己《本草约言·卷之二木部》）

桂，属纯阳，体干，肉桂厚、桂枝薄，色紫，气香窜，味肉桂大辛、桂枝甘辛，性热，能浮，能沉，力走散，性气与味俱厚，入肝、肾、膀胱三经。桂止一种，取中半以下最厚者为肉桂，气味俱厚，厚能沉下，专主下焦；因味大辛，辛能散结，善通经逐瘀；其性大热，热可去寒，疗沉寒阴冷。若寒湿气滞，腰腿酸疼，入五积散温经散寒；若肾中无阳，脉脱欲绝，佐地黄丸温助肾经；若阴湿腹痛，水泻不止，合五苓散通利水道。取中半以上枝干间最薄者为桂枝，味辛甘，辛能解肌，甘能实表。经曰：辛甘发散为阳。用治风伤卫气，自汗发热，此仲景桂枝汤意也。其气味俱薄，专行上部肩臂，能领药至痛处，以除肢节间痰凝血滞，确有神效。但孕妇忌用。

（明·贾所学撰，李延昰补订《药品化义·卷十三·寒药》）

桂枝辛散投肺，甘温悦脾。暖荣卫，发伤寒之风邪，邪祛表密而汗自止；开腠理，散皮肤之风湿，湿去头清而痛自除。轻浮上焦，以泄奔豚；横行手臂，以止麻木。又追痛风于肩背，更逐疝气于膀胱。痘家活血药中，少加薄桂一二分，则血行而痘自通畅。盖桂枝治邪客表分之药也。气薄者桂枝，上行而能发表；气厚者肉桂，下逮而补肾虚。总之，桂为阳中之阳，壮年火旺并体热妊妇忌服。惟命门火衰，不能生土，完谷不化，及产后虚弱，是圣药也。

肉桂入肾经，以驱下焦之寒湿；行肝气，以解一切之筋挛。破癥瘕，可消瘀血；通月水，可堕鬼胎。治心腹痛之由犯寒，主腰膝灾之因冒冷。得朴硝归地，捷下腹中之死胎；得牛膝当归，用开冬月之交骨。盖肉桂桂心，治寒邪客里诸症也。

（明·蒋仪《药镜·卷二·热部》）

桂细者为桂枝，厚而辛烈者为肉桂。色红紫，质坚，味甜者佳。去肉外皮为桂心。肉桂春夏为禁药，秋冬下部腹痛，非此不能止。桂秉辛温，其气之薄者，桂枝也，上行而通经络，解肌发表。气之厚者，肉桂也，气厚发热，下行而补肾，此天地亲上亲下之道也。桂枝入足太阳经，桂心入手少阴经血分，肉桂入足少阴、太阴经血分。《纲目》言桂辛甘大热，能宣导百药，通血脉，止烦出汗，是调其血而汗自出也。故皆用桂枝发汗，调其营气则卫气自和，风邪无所容遂自汗而解，非桂枝开腠理以发汗也。汗多用桂枝者，调其营卫，则邪从汗出而汗自止，非桂枝能闭汗孔也。成无已曰：桂枝本为解肌。发散以辛甘为主，桂枝辛热为君，而以芍药为臣，甘草为佐。风淫所胜，平以辛苦，以甘缓之，以酸收之也。姜、枣为使者，辛甘能发散，用以行脾胃之津液而和营卫，不专于发散也。故麻黄汤不用姜、枣，专于发汗，不待行其津液也。麻黄专于开窍走气分，入肺经。

（清·王逊《药性纂要·卷三·木部·乔木类》）

桂枝气温，禀天春和之木气，入足厥阴肝经；味辛无毒，得地西方润泽之金味，入手太阴肺经。气味俱升，阳也。肺为金脏，形寒饮冷则伤肺，肺伤则气不下降，而病上气咳逆矣；桂枝性温温肺，肺温则气下降而咳逆止矣。结气喉痹吐吸者，痹者闭也，气结于喉，闭而不通，但吐而不能吸也；桂枝辛温散结行气，则结者散而闭者通，不吐而能吸也。辛则能润，则筋脉和而关节利矣。中者脾也，辛温则畅达肝气，而脾经受益。所以补中益气者，肺主气，肺温则真气流通而受益也。久服通神，轻身不老者，久服则心温助阳，阳气常伸而灵明，阳盛而身轻不老也。

肉桂气大热，禀天真阳之火气，入足少阴肾经；补益真阳，味甘辛，得地中西土金之味，入足太阴脾经、手太阴肺经；有小毒，则有燥烈之性，入足阳明燥金胃、手阳明燥金大肠。气味俱升，阳也。肉桂味辛得金味，金则能制肝木，气大热，禀火气，火能制肺金，制则生化，故利肝肺气。心腹太阴经行之地，寒热冷疾者，有心腹冷疾而发寒热也，气热能消太阴之冷，所以愈寒热也。霍乱转筋，太阴脾经寒湿证也，热可祛寒，辛可散湿，所以主之。经云，头痛颠疾，过在足少阴肾经，腰者肾之府，肾虚则火升于头，故头痛腰痛也；肉桂入肾，能导火归原，所以主之。辛热则发散，故能汗出。虚火上炎则烦，肉桂导火，所以主止烦也。肾主五液，寒则上泛；肉桂温肾，所以止唾。辛甘发散，疏理肺气，故主咳嗽鼻齆。血热则行，所以堕胎。肉桂助火，火能生土，所以温中。中者脾胃也，筋者肝之合也，骨者肾之合也；甘辛之味，补益脾肺，制则生化，所以充肝肾而坚筋骨也。其通血脉理疏不足者，热则阳气流行，所以血脉通而理疏密也。宣导百药无所畏者，藉其通行流走之性也。久服神仙不老者，辛热助阳，阳明故神，纯阳则仙而不老也。

（清·叶天士《本草经解·卷三·木部》）

桂枝味甘、辛，气香，性温，入足厥阴肝、足太阳膀胱经。入肝家而行血分，走经络而达营郁，善解风邪，最调木气，升清阳脱陷，降浊阴冲逆，舒筋脉之急挛，利关节之壅阻，入肝胆而散遏抑，极止痛楚，通经络而开痹涩，甚去湿寒，能止奔豚，更安惊悸。桂枝辛温发散，入肝脾而行营血。风伤卫气，卫闭而遏营血，桂枝通达经络，泻营郁而发皮毛，故善表风邪。

（清·黄元御《长沙药解·卷二》）

肉桂味甘、辛，气香，性温，入足厥阴肝经。温肝暖血，破瘀消癥，逐腰腿湿寒，驱腹胁疼痛。肉桂温暖条畅，大补血中温气，香甘入土，辛甘入木，辛香之气善行滞结，是以最解肝脾之郁。凡经络堙瘀，脏腑癥结，关节闭塞，心腹疼痛等证，无非温气微弱，血分寒冱之故。以至上下脱泄，九窍不守，紫黑成块，腐败不鲜者，皆其证也。女子月期产后，种种诸病，总不出此。悉宜肉桂，余药不能。肉桂本系树皮，亦主走表。但重厚内行，所走者表中之里。究其力量所至，直达脏腑，与桂枝专走经络者不同。

（清·黄元御《玉楸药解·卷二·木部》）

桂味辛甘，性热，臭香有毒，入足太阳、太阴，入手太阳、太阴、少阴，能补肾温中，阳中之阳也，浮。然此剂有四用焉。体薄者，谓之官桂；体厚者，谓之肉桂；枝干而体微薄者，谓之桂枝；去粗皮而体重最精者，谓之桂心。四者固有别也，若以官桂言之，治痈疽，排溃疡，化脓血，止疼痛，利筋骨，血脉之药也。旁达四肢，横行直往，如手膊冷痛，肩背顽麻，足膝酸疼，肢节弛懈，非此不能行气以通血也；又或恶露不行，上攻心呕，或痈疽已溃未溃，护心托里，或跌仆损伤，破血去积，非此不能行血以调气也。至如肉桂一剂，乃大温中之剂，若元虚不足而亡阳厥逆，若心腹腰痛而吐利泄泻，若心肾久虚而痼冷沉寒，或奔豚寒疝而攻冲欲死，或胃寒蛔出而心膈满胀，或气血冷凝而经脉阻遏，无此亦不能温中以回阳也。至如桂心一剂，可以暖肾，可以壮阴，入二三分于补阴药中，则能行地黄之滞而补肾，由其辛温行气通脉故也。又如桂枝之用，散风寒，逐表邪，发邪汗，止咳嗽，去肢节间风痛之药也。可以实表，可以助汗。若伤风之症，未表而自汗，此表虚也。须用甘辛之药，实表之虚而托邪之出，使寒去而汗敛也。非谓此剂可以实表而敛汗也。他如自汗盗汗之症，概而与之，则取祸匪浅。大抵桂乃猛厉之药，其性最劣，不可多服。古方配二陈则行气之功大，配四物则行血之功速也。

（清·佚名《灵兰社稿·锦囊药性赋卷一·温热之剂》）

桂枝辛、甘，微热，入足太阳，兼手太阴经气分。通血脉，达营卫，去风寒，发邪汗，为内热外寒之圣剂，治肩臂诸药之导引。得茯苓，御水气之上犯以保心；得龙骨，使肾由经脉以出表；配黄芩，转少阳之枢；佐人参，发阴经之阳；佐干姜，开阳明之结；使石膏，和表邪之郁。勿经铁器，甘草汁浸，焙干用。阴血虚乏，素有血症，外无寒邪，阳气内盛，四者禁用。

肉桂畏生葱、石脂。甘辛，热，有小毒，入足少阴经，兼入足厥阴血分。补命门之相火，通上下之阴结。升阳气以交中焦，开诸窍而出阴浊。从少阳纳气归肝，平肝邪，扶益脾土，一切虚寒致病并宜治之。得人参、甘草、麦门冬、大黄、黄芩，调中益气；得柴胡、紫石英、干地黄，疗吐逆；蘸雄鸡肝，治遗水。入阳药，即汗散；入血药，即温行；入泄药，即渗利；入气药，即透表。去皮，勿见火，研末吞。若入药煎服，必待诸药煎好投入，煎五六沸，即倾出取服。痰嗽咽痛、血虚内燥、孕妇、产后血热，四者禁用。附子救阴中之阳，肉桂救阳中之阳。以桂性轻扬，能横行达表，走窜百脉也。

（清·严洁、施雯、洪炜《得配本草·卷七·木部香木类二十五种》）

桂枝，味甘、辛，气大热，浮也，阳中之阳，有小毒。乃肉桂之梢也，其条如柳，故又曰柳桂。能治上焦头目，兼行于臂，调荣血，和肌表，止烦出汗，疏邪散风。入足太阳之腑，乃治伤寒之要药。知其宜汗、不宜汗之故，辨其可汗、不可汗之殊。

或谓桂枝发汗，亦能亡阳，何故仲景张公全然不顾。夫太阳经者，阳经也。桂枝，热药也。寒气初入于太阳，寒犹未甚，少用桂枝以祛邪，则太阳之火自安，而寒邪畏热而易解；若多用桂枝，则味过于热，转动太阳之火，热以生热，反助胃火之炎，而寒邪乘机亦入于胃，寒亦变为热，而不一解，而太阳之本症仍在也。故用桂枝者，断不可用多以生变，惟宜少用以祛邪也。

或疑桂枝汤之治伤寒，以热散寒也。以热散寒，祛寒出外，非祛汗出外也。夫寒伤卫，而不速用桂枝以散表，致邪入于里，自应急攻其里矣。但头痛项强如故，此邪犹留于卫也，虽其病症似乎变迁之不定，然正喜其邪留于太阳之经，在卫而不尽入于里，仍用桂枝汤，而少轻其分两，多加其邪犯何经之药，则随手奏功也。不可因日数之多，拘拘而专攻其入里之一经耳。

或疑桂枝散寒邪、散卫中之邪也，一用桂枝，宜卫中之寒邪尽散矣，何以又使其入于营中也？似乎桂枝不能尽散卫中之邪也，不知可别有他药佐桂枝之不足乎？曰：桂枝散卫中之寒，吾虑其有余，而君虑其不足乎。用桂枝汤，而邪入于营者，非桂枝之不足以散卫中之邪，乃迟用桂枝，而邪已先入于荣中，桂枝将奈何哉。此伤寒之病，所以贵疗之早也。

肉桂，味辛、甘、香、辣，气大热，沉也，阳中之阴也，有小毒。肉桂数种，卷筒者第一，平坦者次之，俱可用也。入肾、脾、膀胱、心包、肝经。养精神，和颜色，兴阳耐老，坚骨节，通血脉，疗下焦虚寒，治秋冬腹痛、泄泻、奔豚，利水道，温筋暖脏，破血通经，调中益气，实卫护营，安吐逆疼痛。此肉桂之功用也，近人亦知用之，然而肉桂之妙，不止如斯。其妙全在引龙雷之火下安肾脏，盖实火可泻而虚火不可泻也，故龙雷之火沸腾，舍肉桂，又何以引之于至阴之下乎？

唯六味地黄丸增肉桂、五味子，名为都气丸，非仲景夫子之原方也。其去附子，而加北五味子，实有妙义。夫都气丸之用肉桂、北五味子也，因五味之酸收以佐肉桂之敛虚火也。肉桂在六味丸中仅可以引火之归元，而不能生火之益肾，得北五味子之助，则龙雷之火有所制伏而不敢飞腾于霄汉，且五味子又自能益精，水足而无不足。肉桂既不必引火之归元，又不致引火之升上，则肉桂入于肾中，欲不生火而不可得矣。此则都气丸之所以神也。

或疑肉桂于都气丸中，未必非利小便，何以治水者不用都气而用肾气丸乎？夫肉桂虽能入膀胱而利水，不能出膀胱而泻水也。都气丸中以熟地为君，而以茯苓为佐，是补多于利也；肾气丸中以茯苓为君，而以熟地为佐使，是利多于补也。补多于利，则肉桂佐熟地而补水，补先于利，而利不见其损；利多于补，则肉桂佐茯苓而利水，利先于补，而利实见其益。故治水者，必用肾气丸而不用都气丸也。

或问肉桂用之于黄柏、知母之中，东垣治膀胱不通者神效。夫人生于火而死于寒，命门无火，则膀胱水冻而水不能化矣。若用黄柏、知母，更加寒凉，则膀胱之中愈添其冰坚之势，欲其滴水之出而不可得，安得不腹痛而死哉。盖膀胱寒极，得肉桂之热，不啻如大寒之得阳和，溪涧沟渠无非和气，而雪消冰泮矣。

（清·陈士铎《本草新编·卷之四》）

牡桂上品气味辛，温，无毒。主上气咳逆结气，喉痹吐吸，利关节，补中益气。桂犹圭也，宣导百药之先聘通使，如执圭之使也佃。一名梫《尔雅》，桂枝之下无杂木《吕览》，以桂钉根，其木即死敩，能侵害他木也佃。凌冬不凋，其色紫赤，气味辛温隐庵。牡，阳也。牡桂，即桂枝也。具生发之机修园，性温，上行而散表，透达腠理营卫，解肌祛风，通利三焦时珍，而行太阳阳气鞠通。启水之生阳，上交于肺隐庵。温少阴而泻阴寒晋三，且振心阳以退其群阴，如离照当空则阴霾全消，而天日复明修园。驱阴凝之伏痰，化作阳和之津液兆张。肺气下行，则上气平而咳逆除矣隐庵。辛滑散结，结散痹通，不吐而能吸天士。直行为奔豚之先导，横行为手臂之引经士材。出入于机关，流行于骨节，故利关节隐庵。能疏理不足之阳，而通其为壅为结之疾若金。畅达肝气，肝舒则疏泄令行《鸡峰》，真气流而下上受益矣隐庵。如脾虚肝乘，瘀凝作痛，木得桂则枯，故温脾虚而抑肝风世荣，是平其不平之戾气也。故益气而即和血，和血而还调气，故能益气补中，乃营卫之剂也若金。

肉桂，其皮也时珍。以黑油投开水中，其沸立止，其泡立平，因知真桂。黑油能滋润入肾，引火归原，以其能止水沸也章钜。气味俱厚石顽，益火消阴冰，直入丹田隐庵，大补阳气石顽。下行而入肾仲淳，真阳之气自归于地若金。解阴寒凝结洪绪，消阴翳以发阳光，达阳壅以行阴化若金。宣扬宣摄，靡不合也子由。使秉阴中之阳以升，复承阳中之阴以降若金。治痼冷沉寒，奔豚疝瘕，腹痛讱庵。春华秋英曰桂尸子，为平肝之圣药世荣。由肝入肾，故阳虚肝火上浮者，服之则纳惟详，又能入心养荣晓澜。《礼》云姜桂以为芬芳，杀草木毒也大明。出交趾、合浦含、浔洲之瑶，纯甘油黑者良章钜。

（清·钱雅乐、钱敏捷、钱质和《汤液本草经雅正·卷六·香木部》）

桂枝辛、甘，温。入膀胱、肺。五分、一钱。解肌，调营卫，温经通脉，发汗，使邪从汗出。气郁升浮，治手足痛风、胁风。最能动血，一切血症不可误投。

（清·陆懋修《本草二十四品·分经解表卷三》）

肉桂辛、甘，大热，有小毒。入肝、肾、血分。三、五分。刮去粗皮，后入，三四沸；饭丸、蜜丸，研冲。大燥，补命门火，平补肝木，通血脉，引火归元，益阳消阴。入肝、肾、血分，气厚纯阳，治虚寒恶食、湿盛泄泻、下焦腹痛。又能抑肝风而扶脾土，能发汗，去营卫风寒，宣导百药，引无根之火降而归元。从治咳逆结气、格阳喉痹、上盛下寒等症。以热攻热，名曰从治。

桂心入心脾血分，能引血化汗。大燥补阳，活血补虚寒，宣气血，利关节，治风痹癥瘕、噎膈腹满、心腹诸痛。入桂心二三分于补阴药中，能行血药凝滞而补肾。桂性偏阳，阴虚之人、一切血证，不可勿投。

（清·陆懋修《本草二十四品·气血并补卷二十一》）

血无气不行，气无血不附，气血二字原非判然两端，且其化气乃仲景之妙用，非肉桂之本性也。人身之气生于肾中，一阳实则借鼻孔吸入之天阳，历心系，引心火下交于肾，然后蒸动肾水，化气上腾，出于口鼻。仲景肾气丸多用地黄、山药、丹皮、茱萸以生水，用苓、泽以利水，然后用桂导心火以下交于水，用附子振肾阳以蒸动其气，肉桂之能化气者如此，乃仲景善用肉桂之妙，非肉桂自能化气也。若单用肉桂及合血分药用，则多走血分，不是气分之药矣。又如桂枝色赤味辛，亦是入心、肝血之药，而五苓散、桂苓甘草五味汤均取其入膀胱化气，非桂枝自能化气，实因苓泽利水，引桂枝入于水中以化水为气，与肾气之用肉桂，其义相近，不得单言桂枝，便谓其能化气也。至如黄芪五物汤治血痹，当归四逆汤治身痛，皆取桂枝温通血脉，可知心火生血而秉火气者，入于血分乃是一定之理。

麻黄则茎空直达而上，且无大味，纯得天轻扬之气，故专主气分，从阴出阳，透达周身上下之皮毛。桂枝与麻黄同一升散之品，然气味各有不同。枝性四达，气亦轻扬，因枝兼有辛味，则得地之味矣，故兼入血分，能散血脉、肌肉中之风寒。

（清·唐宗海《本草问答·卷上》）

仲景之用桂枝，不独太阳病为然，即已见里症而表犹未罢者亦用之，故建中、复脉，虽于滋腻中尚借一味桂枝以达余邪，而桃仁承气汤、黄连汤、桂枝人参汤、柴胡姜桂汤、当归四逆汤、乌梅丸诸方之用桂枝准此矣。其尤著者，阳明、太阴二篇皆有浮脉者宜桂枝汤之论，可见无表症而有表脉者，犹当用桂枝。所以然者，有表脉则气连于表，与未罢之表症同；无表症则不得不随其所见之病以为隶。近人泥桂枝为太阳经者，究未明其例也。夫仲景之用意虽深，能善读之，则义随文见，自有迹之可寻，此所以为医学中百世之师也。

（清·莫枚士《研经言·卷三·仲景用桂枝例解》）

《素问》“辛甘发散为阳”，此固不易之至理，然亦看用法何如。桂枝甘草汤纯乎辛甘，反能止汗，以甘过于辛也。辛若兼苦，发汗斯峻。桂枝辛而不苦，且与甘埒，色赤气温，有条理如脉络，质复轻扬，故只能于营卫之间调和其气血，俾风寒之邪无所容而自解。本经如麻黄、羌活、防风、葱白、川芎等皆主发表出汗，而桂枝无之。桂枝所优为在温经通脉，内外证咸宜，不得认桂枝为汗药也。麻黄、桂枝两汤，一治无汗，一治有汗，分别甚明。且云：桂枝本为解肌，若其人脉浮紧、发热，汗不出者，不可与也。申儆何等严切。果证与方合，如法服之，未有不汗出而愈者，否则谬欲取汗，害乃大矣。

（清·周岩《本草思辨录·卷三》）

桂枝味辛微甘，性温，力善宣通，能升大气，降逆气，散邪气。仲景苓桂术甘汤用之治短气，是取其能升也；桂枝加桂汤用之治奔豚，是取其能降也；麻黄、桂枝、大小青龙诸汤用之治外感，是取其能散也。而《神农本草经》论牡桂，开端先言其主咳逆上气，似又以能降逆气为桂枝之特长，诸家本草鲜有言其能降逆气者，是用桂枝而弃其所长也。

小青龙汤原桂枝、麻黄并用，至喘者去麻黄加杏仁而不去桂枝，诚以《神农本草经》原谓桂枝主吐吸，去桂枝则不能定喘矣。乃医者皆知麻黄泻肺定喘，而鲜知桂枝降气定喘，是不读《神农本草经》之过也。桂枝善抑肝木之盛使不横恣，又善理肝木之郁使之条达也。为其味甘，故又善和脾胃，能使脾气之陷者上升，胃气之逆者下降，脾胃调和则留饮自除，积食自化。其宣通之力又能导引三焦下通膀胱以利小便小便因热不利者禁用，然亦有用凉药利小便而少加之作向导者，惟上焦有热及恒患血证者忌用。

桂枝非发汗之品，亦非止汗之品，其宣通表散之力，旋转于表里之间，能和营卫、暖肌肉、活血脉，俾风寒自解，麻痹自开，因其味辛而且甘，辛者能散，甘者能补，其功用在于半散半补之间也。故服桂枝汤欲得汗者，必啜热粥，其不能发汗可知；若阳强阴虚者，误服之则汗即脱出，其不能止汗可知。

（张锡纯《医学衷中参西录·药物》）

生姜（干姜、炮姜）

【本草原旨】

干姜，味辛，温。主胸满咳逆上气，温中，止血，出汗，逐风湿痹，肠澼下利。生者尤良。久服去臭气，通神明。生川谷。

（西汉《神农本草经·中经》）

生姜，味辛，微温。主治伤寒头痛，鼻塞，咳逆上气，止呕吐。又生姜，微温，辛，归五脏。去痰，下气，止呕吐，除风邪寒热。久服小志少智，伤心气。

干姜，大热，无毒。主治寒冷腹痛，中恶，霍乱，胀满，风邪诸毒，皮肤间结气，止唾血。

（南朝梁·陶弘景《名医别录·中品卷第二》）

【各家集注】

生姜性温，味辛甘，气味俱厚，清浮而生升，阳也。其用有四：制厚朴、半夏毒一也，发散风邪二也，温中去湿三也，作益胃脾药之佐四也。

干姜气热，味大辛，治沉寒痼冷，肾中无阳，脉气欲绝，黑附子为引，用水同煎二物，姜附汤是也。亦治中焦有寒。《主治秘要》云：性热味辛，气味俱厚，半沉半浮，可升可降，阳中阴也。其用有四：通心气助阳一也，去脏腑沉寒二也，发散诸经之寒气三也，治感寒腹疼四也。又云：辛温纯阳，《内经》云寒淫所胜，以辛散之，此之谓也。水洗，慢火炙制，锉用。

干生姜气味温辛，主伤寒头痛，鼻塞上气，止呕吐，治咳嗽，生与干同治。与半夏等分，治心下急痛。锉用。

（金·张元素《医学启源·卷之下·用药备旨》）

干姜散肺气，与五味子同用治嗽，见火则止而不移。治血虚发热该与补阴药同用，入肺中利肺气，入肾中燥下湿，入气分引血药入血也。《象》云：治沉寒痼冷，肾中无阳，脉气欲绝，黑附子为引用。又云：发散寒邪。如多用则耗散元气，辛以散之，是壮火食气故也。见火候故止而不移，所以能裹寒，非若附子行而不止也。凡止血须炒令黑用之。生尤良，主胸满，温脾燥胃，取以理中，其实主气而泄脾。又，人言干姜补脾，今言泄脾而不言补脾，何也？东垣谓泄之一字，非泻脾之正气，是泄脾中寒湿之邪，故以姜辛热之剂燥之，故曰泄脾也。

（元·朱丹溪《本草衍义补遗·凡一百五十三种》）

生姜辛温，俱轻，阳也。主伤寒头痛，鼻塞，咳逆上气。止呕吐之圣药。治咳嗽痰涎多用者，此药能行阳而散气故也。又东垣曰：生姜辛温入肺，如何是入胃口？曰：俗皆以心下为胃口者，非也。咽门之下受有形之物，系谓之系，便为胃口，与肺同处，故入肺而开胃口也。又问曰：人云夜间勿食生姜，食则令人闭气，何也？曰：生姜辛温主开发，夜则气本收敛，反食之开发其气，则违天道，是以不宜。若有病则不然，若破血、调中、去冷、除痰、开胃。须热即去皮，若要冷即留皮用。

（元·朱丹溪《本草衍义补遗·新增补四十三种》）

生姜味辛性温，无毒，气味俱厚，升也，阳也。制半夏，有解毒之功。佐大枣，有厚肠之益。温经散表邪之风，益气止翻胃之疾。古云通神明去秽恶者，何哉？盖以本属肺心之系也，心惟得其所胜，则气通而宣畅，故能通神明。神明通，是心气胜，而一身之气皆为吾所使，而亦胜矣。一身之气胜，则邪气不能容，故能去秽恶。抑且辛甘发散，则能散在表在上之邪也，故生姜能治咳嗽痰涎，止呕吐，开胃口，主伤寒伤风、头疼发热、鼻塞咳逆等症。又曰：欲热即去皮，去皮则守中而热存也。要冷即留皮，留皮则行表而热散，非皮之性本冷也。

干姜气热，味大辛，气味俱厚，可升可降，阳也。散肺气，与五味子同用，能治咳嗽。与实阴药同用，能治血虚发热，入肺药中，能利肺气。入肾药中，能燥下湿。引气药入气分，引血药入血分。主治沉寒痼冷，肾中无阳，脉气欲绝者，黑附子为使。又云：发散寒邪，不可多用，多用则耗散元气。辛以散之，是壮火食气故也。见火候，故止而不移，所以能治里寒。故丹溪曰：生用入发散中，能利肺气而治嗽；熟用入补中药，能和脾家虚寒。既曰理中，又曰泄脾，何也？盖"泄"之一字，非泄脾之正气，是泄脾中寒湿之邪，故以辛热之剂燥之，以此名泄也。痘家灰白之症用之，若实热红紫者切宜禁忌。孕妇勿用。

（明·杜文燮《药鉴·卷二》）

生姜发散主伤寒，鼻塞头疼咳逆安，入肺开胃止痰呕，破血行气到心间。

姜，御湿气，如田有界以分水也。味辛，温，无毒。浮而升，阳也。主发散伤寒伤风，头痛鼻塞寒热，咳逆喘嗽上气。入肺开胃益脾，化痰涎，止呕吐翻胃之圣药也。以上诸证皆在表在上之邪，姜能行气散气，故治之。产后必用者，以其能破血逐瘀也。今人但知为胃药，而不知其能通心肺也。心气通则一身之气正，而邪气不能容，故曰去秽恶，通神明。后人因孔子不彻，而每好食之，其实多服反少智，损心气，故孔子亦不多食。古云：八九月食姜，至春患眼、损寿、减筋力。又云：平人夜食姜，令人闭气，病则不拘也。丹溪云：留皮则冷，去皮则热。非皮之性本冷也，盖留皮则行表而热去，去皮则守中而热存耳。故又有言曰：姜屑，比之干姜不热，比之生姜不润。以干生姜代干姜者，以其不僭故也。秦椒为使。恶黄芩、黄连、天鼠屎。杀半夏、厚朴、莨菪毒。

干姜生用发寒邪，利肺咳逆身痹麻，炮苦守中温脾肾，疟利霍乱腹疼佳。

大热，无毒。可升可降，阳中阴也。生用味辛，发散寒邪，与生姜同功。利肺冷气咳嗽，咳逆胸满。除风寒湿痹，一切风邪诸毒，皮肤间结气。《唐本》云治风下气，宣诸脉络，微汗是也。水洗慢火炮制，则味微苦，止而不移，非若附子行而不止，能守能补，与生姜异。温脾胃，治里寒水泄，下痢肠澼，久疟霍乱，心腹冷痛胀满，又下焦寒湿，沉寒痼冷，肾中无阳，脉气欲绝，佐以附子立效。伤寒阴阳易病，单服之。童便炒黑，止鼻衄、唾血、血痢、崩漏。与补阴药同用，能引血药入气分生血，治血虚发热及产后大热。丹溪云：多用能耗散元气，壮火食气故也。须生甘草缓之。畏恶同生姜。蜀地者佳。白姜，即蜀姜去皮未经酿者，色白，味极辣，治肺胃寒邪功多。干生姜，乃留皮自干者，治脾胃寒湿。

（明·李梴《医学入门·卷之二·本草分类·治寒门》）

生姜中品之上，臣。气温，味辛。无毒。气味俱轻，阳也。去皮即热，留皮稍寒。

发明曰：生姜味辛入肺胃，散寒邪，益脾胃，止呕圣药。故本草主伤寒头痛、鼻塞、咳逆上气、呕吐，去臭气，通神明。又主痰水气满，下气。与干姜同治嗽，疗时疾，由辛能入肺以散气邪也。入肺间胃口即开，故止呕吐，去秽恶，能入胃以益其气也。同大枣用，益脾气，和荣卫；同芍药用，温经散寒；生和半夏，主心下急痛；捣汁和蜜服，治热不能食；和杏仁作煎，下一切结气，心胸壅膈气冷。春初食之辟疠，助生发；秋后食泄气损寿元，夜气收敛，尤忌食；大冬食之避寒，宜少食。

干姜中品之上，臣。气温、大热，味辛。味薄气厚，半浮半沉，阳中阴也。

发明曰：干姜与生姜同治而辛热过之，发散寒邪，大温中气。故本草主出汗、逐风湿痹、皮肤间结气、风邪诸毒、通四肢、开关节，以能散标寒也；主肠澼下利、腹冷痛、中恶、霍乱胀满、咳逆上气、腰肾冷痛、冷气冷痢，病人虚冷宜加用，以能温里寒也。经云：寒淫所胜，治以辛温。但生干姜窜而不收，治表散风寒，利肺气寒嗽，仗五味子相助；炮用则苦，止而不移，温中，调痼冷、沉寒里症。肾中无阳，脉欲绝，黑附子为引。若疗血虚寒热，用入补阴药中引血上行。入于气分，能生血，故产后血去，多发热骤盛，宜炒黑用。又止唾血、泄血、痢血，煨研；塞水泻、溏泄、阴阳易症，用取汗立瘥。一云泻脾非泻正气，脾中寒湿须此辛热燥之，除去寒湿故云泻耳。久服令人眼暗，抑过于辛散，致耗目中神水欤？

（明·皇甫嵩《本草发明·卷之二·草部上》）

干姜脾胃之寒结开，心肺之冷嗽散。热为血虚能止血，因冷滞能行。担痛呕之结阴，扶脉绝之阳痿。生逐寒而散表，炙温胃以守中。君黄连泻阴火，配归萸疏疝气。痘家灰白，用以更容。至若吐衄崩淋，诸般妄行之血，反佐黑姜以止之者，何也？盖物极则反，血去多而阴不复，则阳无所附。得炒姜之温，助阳之生，则阴复而归于阳矣，血奚不止乎？

（明·蒋仪《药镜·卷二·热部》）

干姜生则味辛气大热，炮则味苦而大温，炒黑则苦而温矣，盖假火以杀其性也。无毒，味薄气厚，阳中之阳也，生则浮，熟则守，可升可降。入手太阴肺、阳明大肠，足太阴脾、少阴肾。生则逐寒邪而发表，炮则除胃冷而守中。炮熟与补阴同用，治血虚发热之妙；炒黑与凉血同用，疗血热溢泄之功。治血虚，引血药入气分而生血；疗血热，引凉药与火性而相从。

生用，入发散药，能利肺气而治嗽。熟用，入补中药，能和脾家虚寒；入补阴药，能治血虚发热，故产后发热当用之。又入肾中，燥下湿，此又湿同寒治也。又治沉寒痼冷，肾中无阳，脉气欲绝者，黑附子为引用。又多用能耗元气，盖辛以散之，则壮火食气故也，须以生甘草缓之。能利肺气，寒嗽须仗五味子相助。炮用则止而不移，所以能治里寒，非若附子行而不止也。用止血，须炒令黑。干姜补脾，而东垣又言泄脾者何？盖“泄”之一字，非泄脾之正气，是泄脾中寒湿之邪也。生用味辛，能发散寒邪行表，与生姜同功。熟用带苦，能除胃中冷，守中之功与生者异。姜皮作散，堪消浮肿，故五皮散用之。

生姜味辛，气温，无毒，气温俱轻，阳也，可升可降。制半夏，有解毒之功；佐大枣，有厚肠之力。入胸腹，散逆气之呕哕；达玄府，散风寒之抑郁。江云：姜汁消痰，止呕吐，缓脾胃，辛以散之。欲热则去皮，去皮则守中而热存。要冷则留皮，留皮则行表而热散，非皮之本冷也。辛属心肺，甘温属脾胃，心肺得其所胜则气通而宣畅，主宰而精灵，故能通神明。神明通，则心气益胜，而一身之气皆为吾所使，而亦胜矣。一身之气胜，则中焦之元气亦定，而脾胃出纳之令行，邪气不能容矣，故能去秽恶。抑且辛甘发散，又能散在表、在上之邪也。

（明·薛己《本草约言·卷之一草部一百三十四种》）

姜汁，属纯阳，体滑，色黄，气雄，味辛辣，性热而窜，能横行而降，力行痰，性气与味俱烈，入肺、脾二经。姜汁味辛，辛可行滞，大能横行，散气开痰，故竹沥、荆沥、梨汁虽能滑利之品，然非姜汁佐之不能行痰，以此监制诸味，豁痰利窍，相须而用，其味浓性窜，只宜他汁十分之一量加用之。

（明·贾所学撰，李延昰补订《药品化义·卷八·痰药》）

生姜，属阳，体润，色黄，气雄，味大辛，性热云温，非，能升，力发散，性气与味俱厚而猛，入肺、脾、胃三经。生姜辛窜，单用善豁痰利窍，止寒呕，去秽气，通神明。助葱白头，大散表邪一切风寒湿之症；合黑枣味甘，所谓辛甘发散为阳，治寒热往来及表虚发热；佐灯心通窍，利肺气宁咳嗽；入补脾药开胃和脾，止泄泻。取姜皮辛凉，勿大发散，有退虚热之功。善制南星、半夏毒。

（明·贾所学撰，李延昰补订《药品化义·卷十一·风药》）

炮姜，属阳中有微阴，体轻，色黑，气和，味苦辛，性温，能守，力退虚热，性气与味俱轻，入肺、脾、肝三经。炮姜煨黑，味本辛热，变为苦温，发散之性已去，所以守而不移，用入肝经血分。盖肝本温，虚则凉，以此温养肝经，退虚热，加二三片助逍遥散，疗血虚发热有汗，神妙。又能温脾经，治泄泻，日久阴虚血陷于下，以此佐补阴药，领血上行，使血自止。因肝藏血，产后败血过多，致肝虚发热骤盛，用二三分以温肝脏，表热自解。此丹溪妙法，非玄机之士，孰能至此？

干姜，属纯阳，体干而坚，色黄，气雄窜，味大辛，性热，能浮，能沉，力温中气，性气薄而味厚，入肺、脾、肾三经。干姜，干久体质收束，气则走泄，味则含蓄，比生姜辛热过之，所以止而不行，专散里寒。如腹痛，身凉作泻，完谷不化，配以甘草取辛甘合化为阳之义。入五积散助散标寒，治小腹冷痛。入理中汤定寒霍乱，止大便溏泻，助附子以通经寒，大有回阳之力，君参、术以温中气，更有反本之功。生姜主散，干姜主守，一物大相迥别。孕妇勿用。

（明·贾所学撰，李延昰补订《药品化义·卷十三·寒药》）

生姜止呕吐，不分乎冷热；定喘嗽，独效乎风痰。通鼻塞于发热发寒，疗头疼于中寒中暑。制半夏而解毒，佐大枣以厚肠。去皮则守中而热存，留皮则行表而热散。然姜本治寒，而又能治火，何也？盖制炒芩连，每伴姜汁，以姜性辛热，使热从而受之。所以苦寒之剂，因其从而杀其热也。

（明·蒋仪《药镜·卷一·温部》）

气微温，味辛，无毒。久服，去臭气，通神明。生姜气微温，禀天初春之木气，入足少阳胆经、足厥阴肝经；味辛无毒，得地西方之金味，入手太阴肺经。气味俱升，阳也。臭气，阴浊之气也；久服辛温益阳，阳能去阴，所以去臭气也。神者阳之灵也，明者阳之光也；辛温为阳，久服阳胜，所以通神明也。

干姜气温，禀天春升之木气，入足厥阴肝经；味辛无毒，得地西方之金味，入手太阴肺经；炮灰色黑，入足少阴肾经。气味俱升，阳也。

胸中者肺之分也，肺寒则金失下降之性，气壅于胸而满也；满则气上，所以咳逆上气之症生焉。其主之者辛散温行也。中者脾与胃也，脾胃为土，土赖火生；炮姜入肾助火，火在下谓之少火，少火生气，气充则中自温也。血随气行，气逆火动，则血上溢；炮姜入肾，肾温则浮逆之火气皆下，火平气降，其血自止矣。出汗者，辛温能发散也。逐风湿痹者，辛温能散风湿而通血闭也。肠澼下痢，大肠之症，盖大肠寒则下痢腥秽；肺与大肠为表里，辛温温肺，故大肠亦温而下痢止也。生者其性尤烈，所以尤良。

（清·叶天士《本草经解·卷四·谷菜部》）

主胸满，寒邪之在胸者则散之。咳逆上气，辛能润肺降逆。温中止血，血得暖而归经。出汗，辛能散逐寒气，使从汗出。逐风湿痹，治寒邪之在筋骨者。肠澼下痢，治寒邪之在肠胃者。生者尤良。辛散之品，尤取其气性之清烈也。久服，去臭气，通神明。辛甚气烈，故能辟秽通阳。

凡味厚之药主守，气厚之药主散。干姜气味俱厚，故散而能守。夫散不全散，守不全守，则旋转于经络脏腑之间，驱寒除湿，和血通气，所必然矣。故性虽猛峻，而不妨服食也。

（清·徐大椿《神农本草经百种录·中品》）

生姜味辛，性温。入足阳明胃、足太阴脾、足厥阴肝、手太阴肺经。降逆止呕，泻满开郁，入肺胃而驱浊，走肝脾而行滞。荡胸中之瘀满，排胃里之壅遏。善通鼻塞，最止腹痛。调和脏腑，宣达营卫。行经之要品，发表之良药。生姜疏利通达，下行肺胃而降浊阴，善止呕哕而扫瘀腐，清宫除道之力最为讯捷。生姜辛散之性，善达肝脾之郁；大枣气质醇浓，最补肝脾，而壅满不运，得生姜以调之，则精液游溢，补而不滞。桂枝汤，用之于甘枣桂芍之中，既以和中，又以发表。凡经络凝涩，沉迟结代，宜于补益营卫之品加生姜以播宣之，则流利无阻。炙甘草、新加汤、当归四逆汤皆用之，以温行经络之瘀涩也。

干姜燥湿温中，行郁降浊，补益火土，消纳饮食，暖脾胃而温手足，调阴阳而定呕吐，下冲逆而平咳嗽，提脱陷而止滑泄。干姜燥热之性甚与湿寒相宜，而健运之力又能助其推迁，复其旋转之旧。盖寒则凝而温则转，是以降逆升陷之功，两尽其妙。仲景理中用之，回旋上下之机全在于此，故善医泄利而调霍乱。凡咳逆齁喘、食宿饮停、气膨水胀、反胃噎膈之伦，非重用姜、苓无能为功。诸升降清浊、转移寒热、调养脾胃、消纳水谷之药，无以易此也。五脏之性，金逆则生上热，木陷则生下热。吐衄呕哕、咳嗽喘促之证，不无上热，崩漏带浊、淋涩泄利之条，不无下热，而得干姜，则金降木升，上下之热俱退，以金逆而木陷者，原于中宫之湿寒也。干姜温中散寒，运其轮毂，自能复升降之常，而不至于助邪。其上下之邪盛者，稍助以清金润木之品，亦自并行而不悖。血藏于肝而原于脾，干姜调肝畅脾，暖血温经，凡女子经行腹痛、陷漏紫黑、失妊伤胎、久不产育者，皆缘肝脾之阳虚、血海之寒凝也，悉宜干姜补温气而暖血海。温中略炒用，勿令焦黑。

（清·黄元御《长沙药解·卷一》）

姜辛、温，宣达阳气，严毅正性，通神明，去秽恶，肝木之药也。辛味本得之金，故严毅方正。而收极而散，则辛能补肝，用根在下，故专入肝，补肝木则生心火，而宣达其光明，故通神明。秉阳令而消阴翳，故去秽浊也。

生姜：辛，温。上行升达于肺，则畅胃气胃气上会膻中，泻肺邪外入之邪，皆能泻之，故治伤寒头痛、鼻塞、咳哕，行痰去湿，开胸膈，纳饮食，此皆生用，以达生气于上，而去其收涩之邪，通腠理皮毛者肺之合，泻肺则毛孔开，故发汗，辟邪山岚瘴气皆能辟，杀毒半夏、南星之毒皆能杀。然多食亦耗气生热以上诸症，因于阴邪闭塞者宜之，若阴虚多火则不宜，与酒同食尤不宜。暂以御寒则可，若多食则有发痔损目之病，且反能发呕反胃。《周礼·内则》皆言“秋和多辛”，以秋令收敛，恐其过敛，故多辛以取其平也。今人乃曰“秋不食姜，夜不食姜”，是大背于经矣！孕妇忌姜，以其热耳。

干姜：辛，热。生则气升散，故温；干则阳气皆中守，故更热。暖胃温经，中守于肝。不发汗，专除中州积寒阴翳，治寒呕，消寒痰，化冷食，通月经。

炮姜：辛、苦，大热。湿纸包微煨。去沉寒，祛积湿，达阳气于太阴。太阴，脾也。苦能燥脾泻湿，故沉寒积湿，以此胜之。

黑姜：辛、苦，温。煨至黑。去下部沉寒积湿，回阳气于至阴，润肾坚肾。色黑则入肾经，火化则不热而止于温。苦坚肾水，辛补命火，续绝回阳。

姜炭：苦、辛，平。煨成炭，存性，则苦味多而辛热之性平矣。坚肾补肝，止妄行之阳，宣而有守。子母相守也。黑能止血，苦能降泄，故止吐、衄。

姜皮：辛，寒。凡皮多反本性，故寒。达于皮毛，行水驱风以皮达皮，辛则能行，故治水浮肿，去皮肤之风热，止汗。姜发汗，则姜皮止汗，且微寒也。姜为医药之用至多，故于此考之尤详焉。

（清·汪绂《医学纂要探源·卷二·蔬部》）

生姜辛、温，入手太阴、足阳明经气分。祛寒发表，解郁调中，开寒痰，止呕哕，去秽恶，通神明。得梓皮，泄肌表湿热。配大枣，和营卫。佐杏仁，下胸膈冷气。佐半夏，治心痞呕哕。和梨汁、竹沥，能横行散结。和雨茶，治下痢。入二陈、四君，止呕吐水泄。合葱白，发表邪。捣汁，和童便，治五中卒暴、干霍乱。生姜、葱头、莱菔子共研炒热，绢包罨胸胀处。分两包，冷则轮换罨，治虚人结胸，汗出而愈。生用发散，熟用和中，捣汁通窍、开膈豁痰、救卒暴。治水肿，用皮。止呕泻，煨用。血症，炒炭。多食令人寒热。

干生姜辛、温，入手太阴经气分。治嗽温中，治胀满霍乱，腹痛冷痢，血闭，病人虚而冷，宜加之。

干姜与生姜同。辛、热，入手少阴、足太阴经气分。生则逐寒邪而发散，熟则除胃冷而守中。开脏腑，通肢节，逐沉寒，散结气。治停痰宿食，呕吐泻痢，霍乱转筋，寒湿诸痛，痞满癥积，阴寒诸毒，扑损瘀血。得北味，摄膀胱之气。配良姜，温脾以祛疟。佐人参，助阳以复阴。合附子，回肾中之阳。母姜去皮晒干者，为干姜。白净结实，又曰白姜。凡入药，并宜炮用。入止泻药煨用，入温中药泡用，入止血药炒炭用。孕妇服之，令胎内消。气虚者服之伤元。阴虚内热多汗者，禁用。服干姜以治中者，必僭上，宜大枣补之，甘草缓之。

炮姜即干姜水净，炙黄者。辛、苦、热，入足太阴经血分。守而不走，燥脾胃之寒湿，除脐腹之寒痞。暖心气，温肝经。能去恶生新，使阳生阴长，故吐衄下血、有阴无阳者宜之。止血炒炭。忌用，同干姜。

（清·严洁、施雯、洪炜《得配本草·卷五·菜部荤辛类十四种》）

生姜味辛，性微温，无毒。禀天地之阳气以生。升也，阳也。入肺、心、脾、胃四经。为发散之品。呕吐反胃圣药，散寒发表止呕开痰。

干姜味辛，性大热，无毒。禀天地之阳气以生。可升可降，阳中阴也。入心、肺、脾、胃、肾、大肠六经。为除寒散结、回阳通脉之品。兼燥剂。

（清·沈金鳌《要药分剂·卷二·宣剂下》）

生姜，味辛、辣，大热。通畅神明，辟疫疠，且助生发之气，能祛风邪。姜通神明，古志之矣。然徒用一二片欲遽通神明，亦必不得之数。或用人参，或用白术，或用石菖蒲，或用丹砂，彼此相济，而后神明可通、邪气可辟也。

干姜味辛，炮姜味苦，皆气温大热，半浮半沉，阳中阴也。解散风寒湿痹、鼻塞头痛、发热之邪者，干姜也；调理痼冷沉寒、霍乱腹痛吐泻之疾者，炮姜也。盖干姜治表，而炮姜温中。其所以治表者，干姜走而不收，能散邪于外也；其所以温中者，炮姜止而不动，能固正于内也。虽然姜性大热而辛散，俱能散邪补正，安在炮制而异宜。干姜散邪之中，未尝无温中之益；炮姜固正之内，未尝无治表之功。但干姜散多于温，而炮姜固多于散耳。

或问干姜用之于理中汤中，佐附子以成功，岂有妙义乎？曰：无妙义，仲景夫子不用之矣。理中汤，理中焦也。虽有白术是理中焦之药，然气味与附子温热之性尚不相同，故入用干姜之辛热，与附子同性，专顾中焦，则附子亦顾恋同气而不上越，共逐中焦之寒，以成其健脾还阳之功也。

或问伤寒门中有姜附汤，其用干姜之义，想亦与理中汤同意？曰：姜附汤中用人参，似与理中汤相同，而孰知别有意义。理中汤，理中焦；姜附汤，治下焦也。附子领人参直入于至阴之中，专祛腹中之寒，而躯外皮肤之寒邪，则未遑驱逐。加干姜走而不守，如大将亲捣巢穴而偏裨旁掠于外，自然内外肃清，远近安奠也。倘止用附子、人参，未尝不可奏功，然而攻彼失此，仲景夫子所以必加入干姜使同队而并逐也。

或问四逆汤亦用干姜，其义岂有异乎？夫四逆汤之用干姜又非前二条之意。四逆汤，乃救逆也。救气之逆，必须同群共济，故用附子、肉桂为君，必用干姜为副，否则，气逆而不能遽转矣。

或问干姜用之白通汤中以通脉，吾惧其散气，则脉随气而散矣，又何以通脉哉？嗟乎！脉非气通，又用何物以通之？干姜原非通脉之药，正取其通气耳，气通则脉通矣。夫脉之不通者，乃寒凝而不通，非气绝而不通也。用干姜以散寒，寒气散，脉气有不通乎。

或问干姜既能通气，用干姜足矣，何以又用葱耶？曰：葱性亦散气者也。单用干姜，恐通气有余而通脉则不足；单用葱，恐通脉有余而通气又不足。合而用之，气通又不伤脉，脉通又不伤气，两相济而成功，何伤气之足忧乎。

或问干姜炒熟入于健脾药中，谓能补脾以生气，然乎？曰：干姜温热，原有益于脾气，何在炒熟始能补土以生气？但干姜性走脾气，不独受其惠。一经炮制，则干姜守而不走，独留于脾中，诸经不得而夺之，自然较生用更效也。

（清·陈士铎《本草新编·卷之四》）

姜中品气味辛、温，无毒。主胸满，咳逆上气，温中止血，出汗，逐风湿痹，肠澼下痢。生者尤良。久服去臭气，通神明。

姜能御湿《说文》，强御百邪，故谓之“薑”安石。御湿气，如田有界以分水也，故字从田中立。干则中实，色黄而圆，土象也鞠通。凡味厚主守，气厚主散，此气味俱厚，散而能守灵胎。土性缓也鞠通，故能旋转经络脏腑之间，驱寒除湿，和血通气，所必然矣灵胎。辛者，金也若金。胸中者，肺之分也。肺寒则金失下降，气壅于胸中而满，满则气上，所以咳逆上气之症生焉，其主之者，辛散温行也。中者，土也，土虚则寒，而此得修园丙火煅炼而成，故守中阳鞠通。少火生气《内经》，气充则中自温修园，故又可挽阳气欲脱孟英。止血者，阳虚则阴必走修园，得暖则血归经也灵胎。出汗者，辛能散逐寒气，使从汗出也。逐风湿痹，治寒邪之在筋骨者，肠澼下痢，治寒邪之在肠胃者灵胎，皆取其雄烈之用，如所谓修园刚大浩然之气，塞乎天地之间者也孟子。

生者气味浑全，故又申言曰：生者尤良修园。虽猛烈而不妨服食，云祛恶气，通神明，气甚猛烈，能辟秽通阳灵胎，不使邪秽之气伤犯正气也石顽。杀鸟兽、鳞介、秽恶之毒孟英，消菱积诜、乌、附、半夏毒弘景。其宣散之力，入口即行，故其治最高，而能清膈上之邪日南。温理中脏则治元犀呕逆权，祛湿，只是温中类明开胃诜，脾胃温和健运，则湿气自去，痰饮自消类明。

泡过则辛味稍减，治肺痿以肺虚不能骤受过辛也修园。炒黑以止唾血弘景、痢血丹溪，则因火从水化，而浮阳不僭。又以守中者，入凉血剂中，使寒不凝而血乃和，是固妙有调剂耳若金。

皮，以皮行皮，行水治肿遵程，入肺散邪走表，治风寒之伤乎表者，尤其的对若金。

（清·钱雅乐、钱敏捷、钱质和《汤液本草经雅正·卷五·菜果部》）

生姜是老姜所生之子姜，干姜则老姜造成者。故干姜得秋气多，功兼收敛；生姜得夏气多，功主横散。干姜温太阴之阴，生姜宣阳明之阳。一脏一腑，亦治分母子。生姜气薄发泄，能由胃通肺以散邪。凡外感鼻塞与噫气、呕吐、胸痹、喉间凝痰结气皆主之。唯不能治咳。小柴胡汤咳去生姜，痰饮门凡言咳者亦皆无生姜，以生姜纯乎辛散，适以伤肺，不能止咳。太阳病表不解而有咳，如小青龙汤尚不用生姜，何论他经。乃肺痿门之咳有用之者，肺家邪实，非太阳之表病比，正不妨与麻黄同泄肺邪。厚朴麻黄汤有麻黄而不用生姜者，以脉浮则外达自易，已有麻黄散表、石膏清热，便当以干姜温而敛之。泽漆汤无麻黄而即用生姜者，脉沉则有伏饮在里，泽漆、紫参辈之苦寒所以驱之于下，生姜、桂枝等之辛甘所以和之于上，用麻黄则失之上散，用干姜则嫌于中守也。

或曰：小青龙汤、射干麻黄汤、真武汤皆有水饮而咳，而一用干姜，一用生姜，一生姜、干姜并用，何治之不侔若是耶？曰：此正方义之当寻究者矣。小青龙汤外寒与内饮相搏，麻黄、桂枝所以散外寒，细辛、半夏所以蠲内饮，以芍药辅辛、夏，则水气必由小便而去，此内外分解之法，不宜重扰其肺，使内外连横，故温肺之干姜、敛肺之五味则进之，而劫肺之生姜则退之也。射干麻黄汤喉中水鸡声，乃火吸其痰，痰不得下而作声，其始必有风寒外邪，袭入于肺，故咳而上气，与小青龙相似而实有不同。彼用麻黄为发太阳之表邪，必得加桂；此用麻黄但搜肺家之伏邪，不必有桂。彼以辛、夏蠲饮，法当温肺，温肺故用干姜；此以辛、夏蠲饮，法当清肺，清肺故用射干。彼导心下之水走小便，故加芍药；此散上逆之痰在喉中，故加生姜。盖干姜不独增肺热，而亦非肺家散剂也。真武汤因发汗太过，引动肾水上泛，为悸、为眩、为身瞤，非真阳本虚不至于是。方名真武，是表热不足虑而寒水必当亟镇。附子补阳，白术崇土，所以镇寒水者至矣。驱已泛之水以归于壑，则苓、芍不可无。散逆气、逐阴邪，以旋转其病机，则生姜尤不可缺。若寒水射肺而有咳，亦即治以肺咳之药加细辛、干姜、五味，咳非主病，与小青龙有间，故小青龙细辛、干姜各三两，而此止各一两。生姜乃证中要药，不以有干姜而去之也。

生姜泻心汤，有生姜又用干姜，以生姜治干噫食臭，干姜治腹鸣下利也。通脉四逆汤，有干姜又加生姜，以干姜止利通脉，生姜散寒治呕也。

干姜以母姜去皮依法造之，色黄白而气味辛温，体质坚结，为温中土之专药，理中汤用之，正如其本量。其性散不如守，故能由胃达肺而无泄邪、出汗、止呕、行水之长。炮黑亦入肾，而无附子、乌头之大力。凡仲圣方用干姜总不外乎温中，其故可玩索而得也。通脉四逆汤即四逆汤倍加干姜，脉不出又加人参，似干姜与人参皆能通脉，功不止于温中矣。不知壅遏营气令无所避是谓脉。营出中焦，中焦泌糟粕蒸津液。下利则中焦失职，焉得不脉微欲绝。欲脉之出，自非温中止利不可。必利止而脉不出，则其故不在中焦而在主脉之心，然后加以补心通血脉之人参，非干姜不通脉，非通脉不关温中也。肺痿有得之燥热，有得之虚冷。虚冷之痿，以甘草干姜汤治之，谓干姜温肺，是固然矣。岂知金生于土，土不温者上必虚，上虚则不能制下，其头眩多涎唾者上虚也，遗尿小便数者下虚也，而皆由于中之不温也。然则干姜非不温肺，唯不越脾以温肺耳。

（清·周岩《本草思辨录·卷三》）

干姜：味辛，性热，为补助上焦、中焦阳分之要药。为其味至辛，且具有宣通之力，与厚朴同用，治寒饮杜塞胃脘，饮食不化；与桂枝同用，治寒饮积于胸中，呼吸短气；与黄芪同用，治寒饮渍于肺中，肺痿咳嗽；与五味子同用，治感寒肺气不降，喘逆迫促；与赭石同用，治因寒胃气不降，吐血、衄血；与白术同用，治脾寒不能统血，二便下血，或脾胃虚寒，常作泄泻；与甘草同用，能调其辛辣之味，使不刺戟，而其温补之力转能悠长。《神农本草经》谓其逐风湿痹，指风湿痹之偏于寒者而言也。而《金匮》治热瘫痫亦用干姜，风引汤中与石膏、寒水石并用者是也，此乃取其至辛之味以开气血之凝滞也。有谓炮黑则性热，能助相火者，不知炮之则味苦，热力即减，且其气轻浮，转不能下达。

生姜：将鲜姜种于地中，秋后剖出去皮晒干为干姜；将姜上所生之芽种于地中，秋后剖出其当年所生之姜为生姜。是以干姜为母姜，生姜为子姜，干姜老而生姜嫩也。为生姜系嫩姜，其味之辛、性之温皆亚于干姜，而所具生发之气则优于干姜，故能透表发汗。与大枣同用，善和营卫，盖借大枣之甘缓不使透表为汗，惟旋转于营卫之间而营卫遂因之调和也。其辛散之力，善开痰理气，止呕吐，逐除一切外感不正之气。若但用其皮，其温性稍减，又善通利小便。能解半夏毒及菌蕈诸物毒。食料中少少加之，可为健胃进食之品。疮家食之，致生恶肉，不可不知。

（张锡纯《医学衷中参西录·药物》）

防　风

【本草原旨】

防风，味甘温，无毒。主大风头眩痛，恶风风邪，目盲无所见，风行周身，骨节疼痹烦满。久服轻身。一名铜芸。生川泽。

（西汉《神农本草经·上经》）

【各家集注】

防风味辛，无毒。主治胁痛、胁风头面去来，四肢挛急，字乳金疮内痉。叶，主治中风热汗出。得泽泻、藁本治风，得当归、芍药、阳起石、禹余粮治妇人子脏风。

（南朝梁·陶弘景《名医别录·中品卷第二》）

防风气温味辛，疗风通用，泻肺实，散头目中滞气，除上焦风邪之仙药也，误服泻人上焦元气。《主治秘要》云：味甘纯阳，太阳经本药也，身去上风，梢去下风。又云：气味俱薄，浮而升，阳也，其用主治诸风及去湿也。去芦。

（金·张元素《医学启源·卷之下·用药备旨》）

防风味甘、辛，性温。无毒。升也，阳也。其用有二：以气味能泻肺金；以体用通疗诸风。

（金·李东垣《珍珠囊补遗药性赋·主治指掌·逐段锦》）

防风纯阳。性温。味甘辛，无毒。足阳明胃经、足太阴脾经，乃二经之行经药。太阳经本经药。《珍》云：身，去身半已上风邪；梢，去身半已下风邪。《心》云：又去湿之仙药也，风能胜湿尔。

（元·王好古《汤液本草·卷中·草部》）

防风、黄芪：人之口通乎地，鼻通乎天。口以养阴，鼻以养阳。天主清，故鼻不受有形而受无形为多。地主浊，故口受有形而兼乎无形。王太后病风，不言而脉沉。其事急，若以有形之汤药缓不及事，令投以二物，汤气熏蒸，如雾满室，则口鼻俱受，非智者通神不可回也。

（元·朱丹溪《本草衍义补遗·凡一百五十三种》）

防风，治风去湿之仙药。专治上盛风邪，泻肺实喘满，身痛挛急，脊痛头强不能回顾，病在胸膈以上俱宜用，为其散结去上焦风热也。

（元·滑寿《麻疹全书·各种药物逐细详注》）

防风气温，味甘辛，无毒，气味俱薄，升也，阳也。行周身骨节疼痛之要药也。以气味能泻气，以体用能疗风，何者？盖此剂气温而浮，故能去在表风热，亦能疗肢节拘疼。治风通用，散湿亦宜。能驱眩晕头颅，更开目盲无见。续命汤用之，以除口眼歪斜。通圣散用之，以去周身湿热。与条芩同用，能解大肠之风热。与杏仁同用，能散肺经之风邪。佐甘菊，善清头目之风热。臣羌活，善解巨阳之风寒。

（明·杜文燮《药鉴·卷二》）

防风系太阳本经之药，又通行脾胃二经。职居卒伍卑贱之流，听命即行，随引竟至。尽治一身之痛，而为风药中之润剂也。治风通用，散湿亦宜。身去身半以上风邪，梢去身半以下风疾。收滞气面颊，尤泻肺实有余；驱眩晕头颅，更开目盲无视，故云除上焦风邪要药。

（明·陈嘉谟《本草蒙筌·卷之二·草部中》）

防风气温味甘辛，通疗诸风痛满身，头目胁痛并胸满，除湿止汗住崩津。

凡药必先识其立名之义，而后审其治疗。防风者，预防风疾也。无毒。浮而升，阳也，治脾胃二经及太阳经。乃卒伍卑贱之职，随所引而至者也。主诸风邪在表，恶风，周身节痛，四肢拘挛，一切风邪头眩目盲流泪，胁痛诸疮，泻上焦风邪之仙药也。又疏泄肺窍，解胸膈烦满，通五脏关脉，药中润剂。误服泻人上焦元气。兼理劳损盗汗，女子崩带。除经络间留湿，风能胜湿故也，诸风药皆然。

（明·李梴《医学入门·卷之二·本草分类·治风门》）

防风上品之下，君。气温，味甘、辛，纯阳。无毒。升也。足阳明胃、足太阴脾行经药，太阳经本经药也。

发明曰：防风气温而浮，治风通用。除上焦在表风邪为最，兼治下焦风湿，尽其用矣。故本草主大风头眩痛、恶风风邪、目盲胁风、头面去来，散头目滞气，此除上焦风邪仙药也。风行周身，骨节疼痹，烦满胁痛，四肢挛急，字乳金疮，内痉，泻肺实，可见治风通用矣。本经不言治湿。《心》云：治湿仙药。盖风胜湿，湿热生风，风湿相因，故兼治下焦风湿，久服轻身，以能去风湿故耳。

（明·皇甫嵩《本草发明·卷之二·草部上》）

防风，属阳，体轻微润，色黄，气和，味甘微辛，性微温，能升，能降，力疏肝，性气味俱薄，入肺、脾、肝、膀胱四经。

防风气味俱薄，善升浮走表，卑贱之品，随所引而至，为风药之使。若多用主散，治在表阳分风邪，清头目滞气，疗脊痛项强，解肌表风热，以其辛甘发散之力也；若少用主利窍，治周身骨节疼痛，四肢挛急，经络郁热，及中风半身不遂，血脉壅滞，以其透利关节之功也。又取其风能胜湿，如头重目眩、骨痛腰酸、腿膝发肿及脾湿泄泻、湿热生疮一切风湿证，为风药中之燥剂也。同白芷入活命饮，治诸毒热痈，亦能散邪逐毒。用蜜煮防风，同黄芪去痘疮发痒；用酒洗防风，合白芍又发痘疮不起，因善疏肝气之故。

（明·贾所学撰，李延昰补订《药品化义·卷十一·风药》）

防风泻肺邪而升胃气，疗风湿而理目疼。同甘草麻黄，治风寒未曾发汗；伴黄芪芍药，能实表而止汗流。润大肠也，更定眩运之头颅；开郁结也，亦疗酸疼之肢节。续命汤用除口眼歪斜，通圣散用去周身湿热。若夫风在血分，则与当归；风在气分，则与白术。

（明·蒋仪《药镜·卷一·温部》）

防风茎、叶、花、实，兼备五色，其味甘，其质黄，其臭香，禀土运之专精，治周身之风证。盖土气厚，则风可屏，故名防风。风淫于头，则大风头眩痛。申明大风者乃恶风之风邪，眩痛不已，必至目盲无所见，而防风能治之。又，风邪行于周身，甚至骨节疼痛，而防风亦能治之。久服则土气盛，故轻身。

（清·张志聪《本草崇原·卷上本经上品》）

防风，防者御也，其功疗风最要。叉头者令人发狂，叉尾者发人痼疾。治一身尽痛，随所引而至，乃风药中润剂也。味甘，气温。治风去湿之要药，风能胜湿故也。钱仲阳泻黄散倍用此者，于土中泻木也。凡脊痛项强不可回顾者，乃手足太阳经症，病在胸膈以上，虽无手足太阳症，亦宜用之。为能散结，去上部风病，元素所谓泻肺实也。其性升举，能鼓胃气上行，所以黄芪得防风，其功愈大。

（清·王逊《药性纂要·卷二·草部·山草类》）

防风气温，禀天春和风木之气，入足厥阴肝经；味甘无毒，得地中正之土味，入足太阴脾经。气味俱升，阳也。

肝为风木，其经与督脉会于巅顶，大风之邪入肝，则行于阳位，故头眩痛；其主之者，温以散之也。伤风则恶风，恶风风邪，在表之风也；肝开窍于目，目盲无所见，在肝经之风也；风行周身，在经络之风也；骨节疼痛，风在关节而兼湿也，盖有湿则阳气滞而痛也。皆主之者，风气通肝，防风入肝，甘温发散也。脾主肌肉，湿则身重矣。久服轻身者，风剂散湿，且引清阳上达也。

（清·叶天士《本草经解·卷二·草部下》）

主大风头眩痛，恶风风邪，风病无不治也。目盲无所见，风在上窍也。风行周身，风在遍体也。骨节疼痛，风在筋骨也。烦满，风在上焦也。久服轻身，风气除则有此效。凡药之质轻而气盛者，皆属风药，以风即天地之气也。但风之中人各有经络，而药之受气于天地亦各有专能，故所治各不同，于形质、气味细察而详分之，必有一定之理也。防风治周身之风，乃风药之统领也。

（清·徐大椿《神农本草经百种录·上品》）

防风味甘、辛，入足厥阴肝经。燥己土而泻湿，达乙木而息风。厥阴风木之气，土湿而木气不达，则郁怒而风生。防风辛燥发扬，最泻湿土而达木郁，木达而风自息，非防风之发散风邪也。风木疏泄，则窍开而汗出，风静而汗自收，非防风之收敛肌表也。

（清·黄元御《长沙药解·卷二》）

防风味甘辛，性温无毒，气味俱薄，浮而升，阴而阳也。入手足太阳，本经药；又行足阳明、太阴经，为肝经气分之药也。治风之通用药也。与芎、芷上行治头目之风，与羌、独下行治腰膝之风，与当归治血风，与白术治脾风，与苏、麻治寒风，与芩、连治热风，与荆、柏治肠风，与乳、桂治痛风。又大人中风、小儿惊风，大凡风症，防风尽能去之，然无引经之药，亦不能独行者也。

（清·佚名《灵兰社稿·锦囊药性赋卷一·风湿之剂》）

防风畏萆薢，恶干姜、藜芦、白蔹、芫花，制黄芪，杀附子毒。辛甘，性温，太阳经本药，又入手足太阴、阳明经，又随诸经之药所引而入。治风去湿之要药，此为润剂。散风，治一身尽痛、目赤冷泪、肠风下血。去湿，除四肢瘫痪，遍体湿疮。能解诸药毒。得白术、牡蛎，治虚风自汗。得黄芪、白芍，止自汗。配白芷、细茶，治偏正头风。配浮小麦，止自汗。配炒黑蒲黄，治崩中下血。配南星末、童便，治破伤风。配白及、柏子仁等分为末，人乳调，涂小儿解颅。佐阳起石、禹余粮，治妇人胞冷。

产青州者良。上部病用身，下部病用梢。止汗麸炒，叉头者令人发狂，叉尾者发人痼疾。元气虚，病不因风湿者，禁用。子，疗风更优。

（清·严洁、施雯、洪炜《得配本草·卷二·草部山草类五十种》）

防风味甘辛，性微温，无毒。禀天地之阳气以生。升也，阳也。入肝、大肠、三焦三经。为发表疏散之品。搜肝泻肺，发表祛风胜湿。

（清·沈金鳌《要药分剂·卷一·宣剂上》）

防风，味甘、辛，气温，升也，阳也，无毒。系太阳本经之药，又通行脾、胃二经。古人曾分上、中、下以疗病，其实，治风则一。盖随所用而听令，从各引经之药无所不达，治一身之痛、疗半身之风、散上下之湿、祛阴阳之火，皆能取效。但散而不收，攻而不补，可暂时少用以成功，而不可经年频用以助虚耳。

（清·陈士铎《本草新编·卷之三》）

防风气温，禀天春木之气而入肝，味甘无毒，得地中土之味而入脾。“主大风”三字提纲。风伤阳位，则头痛而眩；风伤皮毛，则为恶风之风；邪风害空窍，则目盲无所见；风行周身者，经络之风也；骨节疼痛者，关节之风也；身重者，病风而不能矫捷也。防风之甘温发散，可以统主之。然温属春和之气，入肝而治风，尤妙在甘以入脾，培土以和木气，其用独神。此理证之易象，于剥、复二卦而可悟焉。两土同崩则剥，故大病必顾脾胃；土木无忤则复，故病转必和肝脾。防风驱风之中大有回生之力，李东垣竟目为卒伍卑贱之品，真门外汉也。

（清·陈念祖《神农本草经读·卷一·上品》）

防风辛甘，微温。去风胜湿之要药，散头目滞气、经络留湿，搜肝泻肺，太阳头痛。若咳嗽不因风寒、泄泻不因寒湿、阴虚盗汗、阳虚自汗者，并在禁例。合黄芪、白术，又能固表止汗，名玉屏风散。予治哮喘愈后，必用玉屏风合异功加杏仁、苏子为丸，令服，多致不发。

（清·黄凯钧《友渔斋医话·药笼小品一卷》）

防风甘，辛，微温，气平。散邪，入脾、胃、膀胱，随诸药各经皆至。散风邪，疗风眼，亦能去湿，除湿疮，止肠风下血，此为风药平润之品。

（清·张德裕《本草正义·卷上·发散类》）

防风上品气味甘、温，无毒。主大风头眩痛，恶风风邪，目盲无所见，风行周身，骨节疼痛，烦满。

防者，御也。其功疗风最要，故名防风时珍。其味甘，其色黄，其臭芳，秉土气之专精，益土气厚则风可屏，故亦明名屏风隐庵。主周身之风，乃风药之统领也灵胎。申明大风者，乃恶风之风邪，头眩痛不已，必至目盲无所见。风行周身，骨节疼痛，此能治之隐庵。其味先辛后甘，除上焦风邪而泻肺实也。惟其由肺以合于脾胃，则畅其气于火中而散阳之结，阳结即肺实若金，亦风害空窍也修园。风气通于肝《内经》，肝主经络，故能散经络中风湿若金，治风寒郁于腠理仲淳，且引清阳上达也天士。

（清·钱雅乐、钱敏捷、钱质和

《汤液本草经雅正·卷一·山草部》）

防风走太阳兼达肺通肝，表解风疏。甘辛温之力，得黄芪则寓宣于补，痹舒邪化；随所引俱宜，且为脾胃引经；风能胜湿，都道卑微卒伍，润可柔枯。防风，能通行一身，防御外风，故名。为散药中润剂。太阳主一身之表，风气通于肝，肺主皮毛，故皆入之。补脾胃药用之为引者，以疏风则木不郁，湿去则土自健耳，非防风能补也。防风本足太阳发汗疏风之药，而云能去经络留湿者，湿从汗出也。黄芪固表，防风泻表，黄芪畏防风，然得防风其功愈大。

（清·张秉成《本草便读·草部·山草类》）

柴　胡

【本草原旨】

柴胡，味苦平。主心腹，去肠胃中结气、饮食积聚、寒热邪气，推陈致新。久服轻身，明目益精。一名地熏。生山谷。

（西汉《神农本草经·上经》）

【各家集注】

柴胡气味平、微苦，除虚劳烦热，解散肌热，去早辰潮热，此少阳、厥阴引经药也。妇人产前产后必用之药也。善除本经头痛，非他药所能止。治心下痞，胸膈中痛。《主治秘要》云：味微苦，性平微寒，气味俱轻，阳也，升也，少阳经分药，能引胃气上升，以发散表热。又云：苦为纯阳，去寒热往来，胆痹非柴胡梢不能除。去芦用。

（金·张元素《医学启源·卷之下·用药备旨》）

柴胡气平，味微苦，气味俱薄，无毒，升也，阴中之阳也。主左右胁下刺痛，日晡潮热往来。在脏主调经生血，在经主气上行经，此手足少阳表里之剂也。能提下陷阳气，以泻三焦之火，此其能除手足少阳寒热也。大都中病即已，不可过用，为其气味俱薄，多散故耳。治劳方中用之者，以其能提清气从左而旋，以却邪热耳。又止偏头疼、胸胁痛，疗肌解表，疏邪清热。君黄芩，伤寒门实为要剂；主常山，温疟症诚作主方。与白芍同用，能抑肝而散火；与黄连同用，能凉心而解热。经脉不调，入四物、秦艽、续断、牡丹，治之最效；产后血积，用四物、三棱、莪术、马鞭草，破之极验。逍遥散用之，散郁气而内畅；补中汤用之，提元气而左旋。

（明·杜文燮《药鉴·卷二》）

柴胡味苦，气平，微寒，气味俱轻扬，升也，阴中之阳，无毒。入少阳经，为引经之药，能退往来之寒热；复入厥阴之经，能调达肝气，引气上行者也。盖尝论之，柴胡有行气行血之功，寒热往来是邪气搏乎正气，邪正交争而作寒热。用柴胡以治之，由其性能条达，故古者以为在脏调经、在肌主气者，良有以也。但伤寒初起不可用，因苦寒之性恐引邪入少阳也；咳嗽气急、痰喘呕逆不可用，因条达之性恐升提其气反助上行也。若夫气陷在下不可上，舍柴胡其何施？气郁于胁不可行，非柴胡莫能畅。所以柴胡能明目、止胁痛、泻肝火者，以其气有条达也。阳邪下陷于阴经，或少腹痛而疝瘕积聚，以其气有升提也。临症之时贵乎察其形症，随机应敌，庶无误矣。

（明·方谷《本草纂要·卷之一·草部上》）

柴胡上品之上，君。气平、微寒，味苦。无毒。气味俱轻，升也，阳也，又云阴中之阳。少阳、厥阴行经之药。

发明曰：柴胡气味轻清，少阳经药，引清气上行而顺阳道，解肌发表，此专功也。惟能上行而顺阳道。故本草主心腹肠胃结气、胸中邪逆、饮食积聚、痰热结实、大肠停积、水胀、脏间游气，皆能消而推陈以致新也。惟能解肌发表，故伤寒心下烦热、邪气、肌表寒热往来皆散矣。又少阳与厥阴合，故上行头目，止偏头痛，明目及两胁刺痛、胆痹痛、湿痹拘挛皆能除。又云：在经主气、在脏调经者，气薄能行经故耳。

愚谓：阳道升而阴道降，又何气脉经血之不顺且调哉？本经无一字治劳，今治劳方中多用之，谓能提清气、祛邪热耳。若真脏亏损，复受火热，因虚致劳，须审用之。故用于清阳下陷则可，若下元虚谓之下绝，决不可用。仲景治伤寒寒热往来如疟及温疟等症为宜，治劳热，青蒿煎丸中用之亦可。黄连为佐，泻肝火，去心下痰结；连翘同用，治疮疡，散诸经血凝气聚。伤寒杂症，妇女经水适来适断，俱小柴胡主之。加四物、秦艽、丹皮之类，同为调经之剂；佐以棱、术、巴豆之类，消积血。茎长皮赤软细者名软柴胡，能主血和肝；黑色肥短者，主发表退热。半夏为之使。

（明·皇甫嵩《本草发明·卷之二·草部上》）

小柴胡平肝火，去两胁之胀疼，少阳可引；撤胆热，退日晡之潮壮，外感宜投。在脏调经，在肌理气。瘟疟虚痨莫缺，伤寒热病宜加。气升，能提下元清气以上行，故气急呕逆禁用；味寒，能泻三焦郁火而四散，故伤寒初起忌之。盖胆经在半表半里之间，汗吐下俱不可用，大法宜从和解，小柴胡汤是也。

（明·蒋仪《药镜·卷四·寒部》）

柴胡，属阴中有微阳，体干，色皮苍内黄带白，气和，味微苦云甘，非，性凉，能升，能降，力疏肝散表，性气与味俱轻，入肝、胆、三焦、胞络经。

柴胡性轻清主升散，味微苦主疏肝。若多用二三钱能祛散肌表，属足少阳胆经药，治寒热往来，疗疟疾，除潮热；若少用三四分能升提下陷，佐补中益气汤，提元气而左旋，升达参芪，以补中气。凡三焦胆热，或偏头风，或耳内生疮，或潮热胆痹，或两胁刺痛，用柴胡清肝散以疏肝胆之气，诸症悉愈。凡肝脾血虚，骨蒸发热，用逍遥散，以此同白芍抑肝散火，恐柴胡性凉，制以酒拌，领入血分，以清抑郁之气，而血虚之热自退。若真脏亏损，易于外感，复受邪热，或阴虚劳怯致身发热者，以此佐滋阴降火汤，除热甚效。所谓内热用黄芩，外热用柴胡，为和解要剂。取茎长、细软者佳。仲景定汤方有大、小之名，柴胡原无大小之别。

（明·贾所学撰，李延昰补订《药品化义·卷十一·风药》）

柴胡用根。味苦，气平。气味皆轻，阳也，升也，为少阳经药，引胃气上升。气虚下陷者，于补药中同升麻加而用之。配表散药中，取其苦寒以发散表热也。疗伤寒寒热头痛，心下烦满。仲景治伤寒，有大、小柴胡及柴胡加龙骨、柴胡加芒硝等汤，故后人治寒热为要药，能引清气而行阳道。伤寒外诸有热则加之，无热则不加也。凡诸疟，以柴胡为君，随所发时、所在经分佐以引经之药。十二经疮疽中，须用柴胡以散诸经血结气聚，功与连翘同也。五劳之症，若劳在肝胆，心及包络有热，或少阳经寒热者，则柴胡乃手足厥阴、少阳必用之药。劳在脾胃有热，或阳气下陷者，则柴胡乃引清气退热必用之药。惟劳在肺肾者不用。盖热有在皮肤、在脏腑、在骨髓，非柴胡不可。

（清·王逊《药性纂要·卷二·草部·山草类》）

柴胡气平，禀天中正之气；味苦无毒，得地炎上之火味。胆者，中正之官、相火之腑，所以独入足少阳胆经。气味轻升，阴中之阳，乃少阳也。其主心腹肠胃中结气者，心腹肠胃，五脏六腑也，脏腑共十二经，凡十一脏皆取决于胆；柴胡轻清，升达胆气，胆气条达，则十一脏从之宣化，故心腹肠胃中凡有结气皆能散之也。其主饮食积聚者，盖饮食入胃散精于肝，肝之疏散，又借少阳胆为生发之主也；柴胡升达胆气，则肝能散精，而饮食积聚自下矣。少阳经行半表半里，少阳受邪，邪并于阴则寒，邪并于阳则热；柴胡和解少阳，故主寒热之邪气也。春气一至，万物俱新，柴胡得天地春升之性，入少阳以生气血，故主推陈致新也。久服清气上行，则阳气日强，所以身轻。五脏六腑之精华上奉，所以明目。清气上行则阴气下降，所以益精，精者阴气之英华也。

（清·叶天士《本草经解·卷二·草部下》）

柴胡兼之性滑，善通大便。但有和解治寒热，未闻有通大便之语。热结不通者，用佐当归、黄芩，正所宜也。热结者用此，未必效。愚谓柴胡之性，善泄善散“泄”字当作“疏”，所以大能走汗，大能泄气。柴胡但能和解少阳之邪，未闻有发汗之说，新方用当归、柴胡发表，大错！仲景治伤寒邪传少阳之经，因胆无出入之门，不可汗下，惟用小柴胡和解，则知但能治寒热，非发汗之药，景岳云大能走汗，认错用药之法。

（清·叶天士《景岳全书发挥·卷四·本草正·山草部》）

主心腹，去肠胃中结气，轻扬之体，能疏肠胃之滞气。饮气积聚，疏肠胃之滞物。寒热邪气，驱经络之外邪。推陈致新。总上三者言之，邪去则正复也。久服，轻身、明目、益精。诸邪不能容，则正气流通，故有此效。

柴胡，肠胃之药也。观经中所言治效皆主肠胃，以其气味轻清，能于顽土中疏理滞气，故其功如此。天下惟木能疏土，前人皆指为少阳之药，是知其末而未知其本也。张仲景小柴胡汤专治少阳，以此为主药，何也？按伤寒传经次第，先太阳，次阳明，次少阳。然则少阳虽在太阳、阳明之间，而传经乃居阳明之后，过阳明而后入少阳，则少阳反在阳明之内也。盖以所居之位言，则少阳在太阳、阳明之间，以从入之道言，则少阳在太阳、阳明之内。故治少阳与太阳绝不相干，而与阳明为近。如小柴胡汤之半夏、甘草，皆阳明之药也。惟其然，故气味须轻清疏达，而后邪能透土以出。知此则仲景用柴胡之义明，而柴胡为肠胃之药亦明矣。

（清·徐大椿《神农本草经百种录·上品》）

味苦微寒。生用升阳解表，能引清气上行，而平少阳、厥阴之邪热，止诸疟寒热。入肝、胆、心包、三焦。酒炒则引入血分，治热入血室；盐水炒除烦热；鳖血炒退骨蒸；醋炒则专入肝经而调经散结，为解表和里之专药。性虽上升，多用不能下泄。其梢专于达下；其苗捣汁，滴，治耳聋。若阴虚无邪、气升火炎者，均为切禁。

（清·徐大椿《药性切用·卷之一上·草部》）

柴胡为正伤寒要药，不可以概治温热诸感；为少阳疟主药，不可以概治他经诸疟；为妇科妙药，不可概治阴虚阳越之体。用者审之。赵菊斋先生云：乾隆间先慈随侍外祖于番禺署时，患证甚剧，得遇夷医治愈。因嘱曰：此肝阴不足之体，一生不可服柴胡也。后先慈年逾五旬，两目失明，肝阴不足信然。继患外感，医投柴胡数分，下咽后即两胁胀痛，颠顶之热如一轮烈日当空，亟以润药频溉，得大解而始安。善乎《本经疏证》之言，曰：柴胡为用，必阴气不纾致阳气不达者乃为恰对。若阴已虚者，阳方无依而欲越，更用升阳，是速其毙矣。故凡元气下脱，虚火上炎，及阴虚发热，不因血凝气阻为寒热者，近此正如砒鸩也。

（清·王学权《重庆堂随笔·卷下·论药性》）

柴胡，半夏为之使，畏女菀、藜芦，恶皂荚。苦微辛，微寒，入足少阳、厥阴经。在经主气，在脏主血。宣畅气血，散郁调经，升阳气，平相火，治伤寒疟疾，寒热往来，头角疼痛，心下烦热，呕吐胁疼，口苦耳聋，妇人热入血室，小儿痘症疳热，散十二经疮疽热痛。得益气药，升阳气。得清气药，散邪热。得甘草，治余热伏暑。得朱砂、猪胆汁，治小儿遍身如火。配人参，治虚劳邪热。配决明子，治眼目昏暗。佐地骨皮，治邪热骨蒸。和白虎汤，疗邪热烦渴。行厥阴，川连为佐。行少阳，黄芩为佐。

产银川银县者良。外感生用多用，升气酒炒少用。下降用梢，上升用根。有汗咳者，蜜炒。痨疳用银柴胡，犯火便无效。太阳病，病入阴经，病在肝肾，阴虚火动痰喘，虚寒呕吐，五者禁用。本经柴胡并未言及治劳，而劳热症误用之，害人不浅。然有一种虚劳，复受邪热，因邪热而愈成劳损者，柴胡在所必需。今人知劳热禁用之论概不敢使，此又不知权变者也。

（清·严洁、施雯、洪炜《得配本草·卷二·草部山草类五十种》）

柴胡，味苦，气平，微寒。气味俱轻，升而不降，阳中阴也。无毒。入手足少阳、厥阴之四经。泻肝胆之邪，去心下痞闷，解痰结，除烦热，尤治疮疡，散诸经血凝气聚，止偏头风、胸胁刺痛，通达表里邪气，善解潮热。伤寒门中必须之药不独疟症、郁症之要剂也，妇人胎产前后亦宜用之。目病用之亦良，但可为佐使，而不可为君臣。盖柴胡入于表里之间，自能通达经络，故可为佐使，而性又轻清微寒，所到之处，春风和气，善于解纷，所以用之，无不宜也。然世人正因其用无不宜，无论可用不可用，动即用之。如阴虚痨瘵之类亦终日煎服，耗散真元，内热更炽，全然不悟，不重可悲乎。夫柴胡止可解郁热之气，而不可释骨髓之炎也；能入于里以散邪，不能入于里以补正；能提气以升于阳，使参、芪、归、术共健脾而开胃，不能生津以降于阴，使麦冬、丹皮同益肺以滋肾；能入于血室之中以去热，不能入于命门之内以去寒。无奈世人妄用柴胡以杀人也，余所以探辨之耳。

或问柴胡不可用之以治阴虚之人是矣，然古人往往杂之青蒿、地骨皮、丹皮、麦冬之内，每服退热者，又谓之何？曰：此阴虚而未甚者也。夫阴虚而火初起者，何妨少用柴胡引诸补阴之药，直入于肝、肾之间，转能泻火之速。所恶者，重加柴胡，而又久用不止耳。用药贵通权达变，岂可拘泥之哉。

又问柴胡既能提气，能补脾而开胃，何以亦有用之而气上冲者，何故？此正见柴胡之不可妄用也。夫用柴胡提气而反甚者，必气病之有余者也。气之有余，必血之不足也，而血之不足也，必阴之甚亏也。水不足以制火，而反助气以升阳，则阴愈消亡，而火愈上达，气安得而不上冲乎？故用柴胡以提气，必气虚而下陷者始可。至于阴虚火动之人，火正炎上，又加柴胡以升提之，火愈上腾，而水益下走，不死何待乎？此阴虚火动，断不可用柴胡，不更可信哉。柴胡提气，止宜提阳气之虚，不宜提阴火之旺，不可不知。

或问柴胡乃半表半里之药，故用之以治肝经之邪最效，然而肝经乃阴脏也，邪入于肝，已入于里矣，又何半表半里之是云，乃往往用柴胡而奏效如神者，何也？夫肝经与胆经为表里，邪入于肝，未有不入于胆者，或邪从胆而入于肝，或邪已入肝而尚留于胆，彼此正相望而相通也。柴胡乃散肝邪，而亦散胆邪之药，故入于肝者半，而入于胆者亦半也。所以治肝而胆之邪出，治胆而肝之邪亦出也。

或问柴胡既是半表半里之药，邪入于里，用柴胡可引之以出于表，则病必轻。邪入于表，亦用柴胡，倘引之以入于里不病增乎？不知柴胡乃调和之药，非引经之味也。邪入于内者，能和之而外出，岂邪入于内者，反和之而内入乎？此伤寒汗、吐、下之病，仲景夫子所以每用柴胡以和解于半表半里之间，使反危而为安，拨乱而为治也。

又问柴胡既是调和之药，用之于郁症者固宜，然有时解郁而反动火，又是何故？此必妇女郁于怀抱，而又欲得男子，而不可得者也。论妇女思男子而不可得之脉，肝脉必大而弦出于寸口。然其怀抱既郁，未用柴胡之前，肝脉必涩而有力，一服柴胡，而涩脉必变为大而且弦矣。郁开而火炽，非柴胡之过，正柴胡之功，仍用柴胡，而多加白芍、山栀，则火且随之而即散矣。

或问柴胡为伤寒要药，何子不分别言之？曰：伤寒门中，柴胡之症甚多，何条宜先言，何条宜略言乎。虽然柴胡之症虽多，而其要在寒热之往来，邪居于半表半里之言尽之矣，用柴胡而顾半表半里也，又何误用哉。伤寒用柴胡之症虽多，数言已足包括。

或问柴胡开郁，凡男子有郁，亦可用之乎？盖一言郁，则男妇尽在其中矣，岂治男一法，而治女又一法乎？世人治郁多用香附，谁知柴胡开郁更易于香附也。

或问柴胡本散风之味，何散药偏能益人，此予之未解也。盖克中不克，克即是生也。柴胡入肝，而性专克木。何以克木而反能生木？盖肝属木，最喜者水也，其次则喜风。然风之寒者又其所畏，木遇寒风则黄落，叶既凋零，而木之根必然下生而克土矣。土一受伤，而胃气即不能开而人病，似乎肝之不喜风也，谁知肝不喜寒风而喜温风也。木一遇温风则萌芽即生，枝叶扶疏，而下不生根，又何至克土乎？土不受伤而胃气辄开，人病顿愈。柴胡，风药中之温风也，肝得之而解郁，竟不知抑滞之气何以消释也，故忘其性之相制，转若其气之相宜。克既不克，非克即所以生之乎？克即是生，克非真克，生乃是克，生实非生。全生于克之中，制克于生之外，是以反得其生之之益，而去其克之之损也。

或疑柴胡用之于补中益气汤实能提气，何以舍补中益气汤用之即不见有功，意者气得补而自升，无藉于柴胡耶？曰：柴胡提气，必须于补气之药提之始易见功，舍补气之药，实难奏效。盖升提之力，得补更大，非柴胡之不提气也。

或疑柴胡用之补中益气汤中为千古补气方之冠，然吾以为柴胡不过用之升提气之下陷耳，胡足奇。此真不知补中益气汤之妙也。补中益气汤之妙全在用柴胡，不可与升麻并论也。盖气虚下陷，未有不气郁者也。惟郁故其气不扬，气不扬而气乃下陷，徒用参、归、芪、术以补气，而气郁何以舒发乎？即有升麻以提之，而脾胃之气又因肝气之郁来克，何能升哉！得柴胡同用以舒肝，而肝不克土，则土气易于升腾。方中又有甘草、陈皮以调和于胸膈之间，则补更有力，所以奏功如神也。是柴胡实有奇功，而非提气之下陷一语可了。使柴胡止提气之下陷，何风药不可提气，而东垣先生必用柴胡，以佐升麻之不及耶。夫东垣先生一生学问，全在此方，为后世首推，盖不知几经踌度精思而后得之也，岂漫然哉。

或问大、小柴胡汤，俱用柴胡，何以有大小之分，岂以轻重分大小乎？不知柴胡调和于半表半里，原不必分大小也，而仲景张夫子分之者，以大柴胡汤中有攻下之药，故以大别之。

实慎方之意，教人宜善用柴胡也，于柴胡何豫哉！

（清·陈士铎《本草新编·卷之二》）

柴胡味苦微辛，气平微寒。气味俱轻，升也，阳中之阴。用之者，用其凉散，平肝之热。入肝、胆、三焦、心包四经，其性凉，故解寒热往来、肌表潮热、肝胆火炎、胸胁痛结，兼治疮疡、血室受热。其性散，故主伤寒邪热未解、温疟热盛、少阳头痛、肝经郁证。总之邪实者可用，真虚者当酌其宜。虽引清气上升，然升中有散，中虚者不可散，虚热者不可寒，岂容误哉？兼之性滑通便，溏泻脾弱者当酌用之。热结不通者，用佐当归、黄芩，正所宜也。外感生用，内伤升气酒炒用，有汗而咳者蜜水炒用。

（清·王世钟《家藏蒙筌·卷十五·本草上卷》）

柴胡上品气味苦平，无毒。主心腹肠胃中结气，饮食积聚，寒热邪气，推陈致新。师行野次，竖散材为区落，名曰柴篱锴。柴，护也《淮南》。如太阳之气不能从胸出入，逆于胸胁之间令韶，用药正如师行野次锴，邪势虽已内入，病情仍欲外达元犀。非此护中达外，借少阳之枢转而外出令韶，则结气除而饮食进，积聚之邪出而寒热除，胡言其功之大也时珍。盖此味春生白蒻，香美异常，香从地出，直上云霄隐庵。气味苦平，土中疏达灵胎，生发少阳之气而为转运之枢目南。因势导之出外，以少阳为表里之机枢，则内邪得以外出虚谷。十一脏从之宣化，三焦郁勃可使条畅天士。所谓火郁发之，木郁达之也《内经》。一名地薰，从太阴地上而外达太阳士宗，故治太阳之气逆于中土，不能枢转出外，用达太阳之气于肌表小陶。和肝散郁，推陈致新绮石。主心腹肠胃中结气饮食，知非少阳之本药小陶，必阴气不纾，致阳气不达，血凝气阻，而为积聚寒热邪气者，乃为恰对润安。其性升发，劫肝阴北海，阴虚阳越之体用者审之秉衡。春生者力足时珍。

（清·钱雅乐、钱敏捷、钱质和《汤液本草经雅正·卷一·山草部》）

柴胡苦，微寒。入肝、胆、三焦、心包。五七分至钱。水炙，蜜炙，鳖血炒。发表和里，升阳退热，调经解郁。气升为阳，能引少阳清气上行，为治诸疟之要药；亦能散结，又散十二经疮疽，功同连翘。

（清·陆懋修《本草二十四品·分经解表卷三》）

柴胡禀春气以生升，转旋枢机，主少阳表邪之寒热；味苦寒而轻举，通调上下，治厥阴热蓄之谵狂；木郁达之，疏土畅肝散结气；银柴性似，凉瘀涤热理痟痨。柴胡，得春初生发之气以生，气味虽微苦微寒而力甚薄，故无降泄之性而有生升之能。专入肝、胆二经，能条达木郁，疏畅气血，解散表邪。如同补药，用以升举清气，从左而上，宜蜜炙用之。银柴别有一种，从来注本草者，皆言其能治小儿痟热、大人痨热。大抵有入肝、胆凉血之功，性味与柴胡相似，故上古所不分耳。柴胡之用在升散，若阴虚火炎，气升咳嗽、呕吐等证，不可用之。惟宜于春月时邪、风温等证，内应肝、胆者，最为相宜。银柴胡出银州，其质坚，其色白，无解表之性。虽同是用根，性味相仿。上古虽不分，究竟各有所宜耳。

（清·张秉成《本草便读·草部·山草类》）

人身生发之气全赖少阳，少阳属春，其时草木句萌以至鬯茂，不少停驻。然当阴尽生阳之后，未离乎阴，易为寒气所郁，寒气郁则阳不得伸而与阴争，寒热始作。柴胡乃从阴出阳之药，香气彻霄，轻清疏达，以治伤寒寒热往来，正为符合。

邹氏所谓辔郁阳以化滞阴也。

凡证之涉少阳者，不独伤寒也。如呕而发热，呕属少阳也；热入血室，寒热有时，属少阳也论凡三条唯此用小柴胡汤；大柴胡汤下用柴胡，心下满痛，属少阳也。至治劳用柴胡，寇氏执定虚损而受邪热，有热者始可。濒湖驳之，则以劳在少阳与他经有热者悉宜之。邹氏又以二家之说皆似劳非劳，如《金匮》所谓五脏虚热之热，其虚劳之宜柴胡与否仍置不论。窃谓虚劳而用柴胡，仍当以少阳为断。少阳与厥阴，离合只在几微，热则为少阳，寒则为厥阴，有寒有热，则为少阳兼厥阴。虚劳有损及肝者，其脉必弦，弦脉亦属少阳。仲圣薯蓣丸有柴胡，何尝不治虚劳，何尝有发热之外证。再核之《保命集》之柴胡四物汤、《局方》之逍遥散，一治虚劳寒热，一治血虚寒热，皆病之涉少阳者，薯蓣丸何独不涉少阳。即四时加减柴胡饮子，退五脏虚热，虚邻于寒，虚热与盛热自殊，正少阳之分际，盛热则不可以柴胡治矣。

（清·周岩《本草思辨录·卷一》）

柴胡味微苦，性平。禀少阳生发之气，为足少阳主药，而兼治足厥阴。肝气不舒畅者，此能舒之；胆火甚炽盛者，此能散之；至外感在少阳者，又能助其枢转以透膈升出之，故《神农本草经》谓其主寒热，寒热者少阳外感之邪也。又谓其主心腹肠胃中结气，饮食积聚，诚以五行之理，木能疏土，为柴胡善达少阳之木气，则少阳之气自能疏通胃土之郁，而其结气饮食积聚自消化也。《神农本草经》柴胡主寒热，山萸肉亦主寒热。柴胡所主之寒热为少阳外感之邪，若伤寒疟疾是也，故宜用柴胡和解之；山萸肉所主之寒热为厥阴内伤之寒热，若肝脏虚极忽寒忽热、汗出欲脱是也，故宜用山萸肉补敛之。二证之寒热虽同，而其病因判若天渊，临证者当细审之，用药慎勿误投也。柴胡非发汗之药，而多用之亦能出汗。小柴胡汤多用之至八两，按今时分量计之，且三分之一剂可得八钱。小柴胡汤中如此多用柴胡者，欲借柴胡之力升提少阳之邪以透膈上出也。然多用之又恐其旁行发汗，则上升之力不专，小柴胡汤之去渣重煎，所以减其发汗之力也。

或疑小柴胡汤既非发汗之药，何以《伤寒论》百四十九节服柴胡汤后有汗出而解之语？不知此节文义，原为误下之后服小柴胡汤者说法。夫小柴胡汤系和解之剂，原非发汗之剂，特以误下之后，胁下所聚外感之邪兼散漫于手少阳三焦，因少阳为游部，手、足少阳原相贯彻也。此时仍投以小柴胡和解之，则邪之散漫于三焦者遂可由手少阳外达之经络作汗而解，而其留于胁下者亦与之同气相求，借径于手少阳而汗解，故于发热汗出上特加一“却”字，言非发其汗而却由汗解也。然足少阳之由汗解原非正路，乃其服小柴胡汤后，胁下之邪欲上升透膈，因下后气虚不能助之透过，而其邪之散漫于手少阳者，且又以同类相招，遂于蓄极之时而开旁通之路，此际几有正气不能胜邪气之势，故必先蒸蒸而振，大有邪正相争之象，而后发热汗出而解，此即所谓战而后汗也。观下后服柴胡汤者，其出汗若是之难，则足少阳之病由汗解，原非正路益可知也。是以愚生平临证，于壮实之人用小柴胡汤时，恒减去人参，而于经医误下之后者，若用小柴胡汤必用人参以助其战胜之力。

用柴胡以治少阳外感之邪，不必其寒热往来也。但知其人纯系外感而有恶心欲吐之现象是即病在少阳，欲借少阳枢转之机透膈上达也，治以小柴胡可随手奏效，此病机欲上者因而越之也。又有其人不见寒热往来，亦并不喜呕，惟频频多吐黏涎，斯亦可断为少阳病，而与以小柴胡汤。盖少阳之去路为太阴湿土，此少阳欲传太阴，而太阴湿土之气经少阳之火烁炼，遂凝为黏涎频频吐出，投以小柴胡汤可断其入太阴之路，俾由少阳而解矣。又，柴胡为疟疾之主药，而小心过甚者，谓其人若或阴虚燥热，可以青蒿代之。不知疟邪伏于胁下，乃足少阳经之大都会，柴胡能入其中升提疟邪透膈上出，而青蒿无斯力也。若遇阴虚者或热入血分者，不妨多用滋阴凉血之药佐之；若遇燥热者或热盛于气分者，不妨多用润燥清火之药佐之。是以愚治疟疾有重用生地、熟地治愈者，有重用生石膏、知母治愈者，其气分虚者，又有重用参、芪治愈者，然方中无不用柴胡也。

（张锡纯《医学衷中参西录·药物》）

连　翘

【本草原旨】

连翘，味苦平。主寒热，鼠瘘瘰疬，痈肿恶疮，瘿瘤结热，蛊毒。一名异翘，一名兰华，一名折根，一名轵，一名三廉。生山谷。

（西汉《神农本草经·下经》）

【各家集注】

连翘气平味苦，主寒热瘰疬、诸恶疮肿，除心中客热，去胃虫，通五淋。《主治秘要》云：性凉味苦，气味俱薄，轻清而浮升，阳也。其用有三：泻心经客热一也，去上焦诸热二也，疮疡须用三也。手搓用之。

（金·张元素《医学启源·卷之下·用药备旨》）

连翘苦，阴中微阳，升也。入手少阴经，泻心火。降脾胃湿热及心经客热，非此不能除。疮瘘痈肿，不可缺也。治血症以防风为上使，连翘为中使，地榆为下使，不可不知。《衍义》：治利有微血不可热。以连翘为苦燥剂，虚者多致危困，实者宜用之。连轺又名，本经不见所注，但仲景方注云：即连翘根也。

（元·朱丹溪《本草衍义补遗·新增补四十三种》）

连翘气寒，味苦辛，无毒，气味俱薄，升也，阳之阳也。主治心热，破瘿瘤。经曰：诸肿疮疡，皆属心火。惟翘性凉而轻辛，故能散诸经之客热而消诸经之痈肿也。君节草，同麻油，臣蜂蜜，能治发背诸毒；主麻黄，同山甲，入牛子，善快痘疮未发。同黄连，则入心解热；同片芩，则入肺泻火。从栀子，则引热内降；从麻黄，则引热外散。又曰为外科圣药者，得非以苦泄热，以辛散火之谓乎？

（明·杜文燮《药鉴·卷二》）

连翘苦寒散心火，脾经湿热特轻可，排脓消肿用作君，治血通淋为之左。

片片连合如鸟尾。无毒。浮而升，阳也，手足少阳、阳明经药。入手少阴经，散心经火郁客热，降脾胃湿热，专能排脓消肿。此药气味俱轻，而能散火解郁，虚者慎用。小儿诸疮客热最宜。去瓤。根名连轺，苦寒，本经不见注，惟仲景《伤寒论》用治身热发黄。

（明·李梴《医学入门·卷之二·本草分类·治热门》）

连翘下品之下，佐使。气平、微寒，味苦。无毒。气味俱轻而浮，阴中阳也。无毒。手足少阳、阳明经药，入手少阴经。

发明曰：连翘凉而轻散，散心经客热，降脾胃湿热，消诸经痈肿。故本草主寒热鼠瘘、瘰疬痈肿、恶疮瘿瘤、结热蛊毒，为疮科圣药。以手足少阳之火乘于阳明、少阳之部分也。诸痛疮疡，皆属于心火。以入手太阴经，泻心家客热，降脾胃湿热故也。又去胃虫、寸白，通淋利水，乃降湿热之功。消痈肿瘰疬，由轻散之力除心家客热也。小儿尤宜。又云通小肠，通月经。治诸血症，以防风为上使，连翘为中使，地榆为下使。与鼠粘子同治疮疡，解痘毒有神功。

（明·皇甫嵩《本草发明·卷之三·草部下》）

连翘辛散苦泄，轻扬上行。解六经肿毒寒热，治百种疮疡痛疼。通月事，疗五淋，消痘毒，杀百虫。利小便而降心经之火，退诸热而清脾胃之湿。从山栀则引热内降，从麻黄则引热外散。

（明·蒋仪《药镜·卷四·寒部》）

连翘味苦微辛，气微寒，气味俱薄，轻清而浮，升也，阳中有阴。入手少阴，手足少阳、阳明。泻心经客热，降脾胃湿热，去寸白、蛔虫，通月水五淋。以其味苦而轻，故善达肌表，散鼠瘘、瘰疬、瘿瘤、结热、虫毒、痈毒、斑疹，治疮疖，止痛、消肿、排脓，疮家号为圣丹；以其辛而能散，故又走经络，通血凝，气滞结聚，所不可无。

（明·张介宾《景岳全书·卷之四十八大集·本草正上·隰草部》）

连翘味苦，气平、微寒，无毒，阴也，气味俱轻，可升可降，通行诸经之药。疗疮疡之结热、诸经之客热、心经之郁热、下焦之淋热，既有清热之功，又有散结之妙，亦奇药也。

性凉而轻散，故能散心经客热，除脾胃湿热，消诸经痈肿，为疮家圣药。其通淋利水，乃除湿热之功。消痈肿瘰疬，由轻散之力，除心家客热也。又除六经热，与柴胡同功。但此治血热，柴胡治气热，为少异耳。

（明·薛己《本草约言·卷之一草部一百三十四种》）

连翘，属阴，体轻，色苍，气和，味微苦，性凉，能升，能降，力清三焦火，性气与味俱轻清，入心、肺、肝、脾、三焦、胆、胃诸经。连翘气味轻清，体浮性凉，浮可去实，凉可胜热，总治三焦诸经之火。心肺居上，脾居中州，肝胆居下，一切血结气聚，无不调达而通畅也。但连翘治血分功多，柴胡治气分功多，同牛蒡子善疗疮疡，解痘毒尤不可缺。

（明·贾所学撰，李延昰补订《药品化义·卷九·火药》）

连翘气平，禀天秋平之金气，入手太阴肺经；味苦无毒，得地南方之火味，入手少阴心经、手厥阴心包络经。气味俱降，阴也。

心包络者，臣使之官，喜乐出焉，其经别属三焦，出循喉咙，出耳后，合少阳，郁则包络之火上炎经络，而成寒热鼠瘘瘰疬矣；连翘轻清平苦，轻而扬之，因而越之，结者散而寒热愈也。痈肿恶疮，皆生于心火；连翘味苦清心，所以主之。

瘿瘤结热，亦心包络之郁结火也；其主之者，轻扬有散结之功也。蛊毒因辛热而成，辛热则生虫也；连翘平能清而苦能泄，热解虫化而蛊自消也。

（清·叶天士《本草经解·卷二·草部下》）

主寒热，火气所郁之寒热。鼠瘘瘰疬、痈肿恶疮、瘿瘤结热，皆肝经热结之证。蛊毒，湿热之蛊。

凡药之寒热温凉，有归气分者，有归血分者。大抵气胜者治气，味胜者治血。连翘之气芳烈而性清凉，故凡在气分之郁热皆能已之。又味兼苦辛，应秋金之令，故又能除肝家留滞之邪毒也。

（清·徐大椿《神农本草经百种录·下品》）

味苦微寒，其性轻浮，其形象心，入手少阴、厥阴，兼入手足少阳、手阳明经。泻火散结，解毒消痈。多饵亦能减食。

（清·徐大椿《药性切用·卷之一下·草部》）

连翘苦，凉，入足少阳、手阳明、少阴、厥阴经气分。泻六经之血热，散诸疮之肿毒，利水通经，杀虫排脓。配木通，泻心火。佐芝麻末，治瘰疬。同鼠粘，疗痘毒。合大黄，治马刀。痈疽溃后、热由于虚，二者禁用。

根苦寒。下热气，专治伤寒瘀热发黄者，导湿热从小便而出。

（清·严洁、施雯、洪炜《得配本草·卷三·草部隰草类七十一种》）

连翘味苦辛，性平，无毒。感清凉之气，得金水之性以生。升也，阳也。一云，阴中阳也。入胆、大肠、三焦三经，兼入心、心包二经。为散结清火之品。兼宣剂。

汪颖曰：连翘状似人心，两片合成，其中有仁甚香，及心与包络气分主药也。诸痛痒疮疡，皆属心火，故为十二经疮家圣药，而兼治手足少阳、手阳明三经气分之热。

鳌按：人之气血，贵乎通流。若血分壅滞，气分遏抑，便成疮肿。连翘能散结，故主之也。

（清·沈金鳌《要药分剂·卷八·轻剂》）

连翘，味苦，气平、微寒，性轻而浮，升也，阳也，无毒。入少阴心经，手足少阳、阳明。泻心中客热、脾胃湿热殊效，去痈毒、寸白蛔虫，疮科攸赖。通月经，下五淋，散诸经血凝气聚。但可佐使，非君臣主药。可用之以攻邪，不可恃之以补正，亦可有可无之品。近人无论虚实，一概乱投，为可哂焉。

或问连翘为升科要药，是亦药中之甘草也，吾子以为可有可无，何也？连翘实不足轻重也。盖败毒，必须用甘草；化毒，必须用金银花；消毒，必须用矾石；清毒，必须加用芩、连、栀子；杀毒，必须加用大黄。是治毒之法，无一件可劳连翘，无之不加重，有之不减轻。但有之以为佐使，则攻邪有力又未必无小补也。

（清·陈士铎《本草新编·卷之三》）

连翘下品气味苦、平，无毒。主寒热，鼠瘘瘰疬，痈肿恶疮，瘿瘤结热，蛊毒。连、异翘《尔雅》，则是本名连，又名异翘，人因合称。状如人心，两片合成，其中有仁时珍。翘出众草恭，以治上焦客热宗奭，乃厥阴气分药也时珍。味苦而气凉，得秋收之气以告成，故其房剖之则中解，振之则皆落。能散血结气聚，主治寒热乃少阳开阖之病。凡阴阳之气不利，则三焦元气化热若金。此能升能清，解六经诸热天士，治瘀热发黄仲景，而散其偏气之结聚，又何火气所郁之寒热乎灵胎？鼠瘘痈肿疮瘤，咸从结气所生，此象形易落而能自散不远。泻热元素，首云寒热，而贯以结热二字。又知若金泻火清热，亦犹借其散结为功耳丹溪。故凡气分之郁热，皆能已之。其味苦辛，应秋金之令，又能除肝家留滞之热毒也灵胎。治蛊毒者，受毒者在腹，造毒者在心，苦辛泄心，芳香醒脾，故主蛊毒隐庵。心天士，以心入心，能除心热鞠通。

（清·钱雅乐、钱敏捷、钱质和
《汤液本草经雅正·卷二·隰草部》）

连翘苦先入心，寒能及肺；诸疮各毒，皆缘邪火游行；气聚血凝，用此宣通表里。连翘，其仁初生象心，若未开莲花，熟则四解象肺，去心用壳。轻浮解散之品，味苦性寒，入心肺之分。以肺主一身之气，心主一身之血，故能解散十二经血凝气聚，而为痈疽、疮疡之圣药。但外证之属寒者，禁之。

（清·张秉成《本草便读·草部·隰草类》）

连翘味淡微苦，性凉。具升浮宣散之力，流通气血，治十二经血凝气聚，为疮家要药。能透表解肌，清热逐风，又为治风热要药。且性能托毒外出，又为发表疹瘾要药。为其性凉而升浮，故又善治头目之疾。为其味淡能利小便，故又善治淋证。仲景方中所用之连轺，乃连翘之根，即《神农本草经》之连根也。其性与连翘相近，其发表之力不及连翘，而其利水之力则胜于连翘，故仲景麻黄连轺赤小豆汤用之，以治瘀热在里，身将发黄，取其能导引湿热下行也。

连翘诸家皆未言其发汗，而以治外感风热，用至一两必能出汗，且其发汗之力甚柔和，又甚绵长。连翘善理肝气，既能舒肝气之郁，又能平肝气之盛。

（张锡纯《医学衷中参西录·药物》）

石　膏

【本草原旨】

石膏，味辛微寒。主中风寒热，心下逆气，惊喘，口干舌焦，不能息，腹中坚痛，除邪鬼，产乳，金疮。生山谷。

（西汉《神农本草经·中经》）

【各家集注】

石膏气寒，味辛甘。治足阳明经中热、发热、恶热、躁热、日晡潮热，自汗，小便浊赤，大渴引饮，身体肌肉壮热。苦头痛之药，白虎汤是也。善治本经头痛，若无此有余之证，医者不识而误用之，则不可胜救也。《主治秘要》云：性寒味淡，气味俱薄，体重而沉降，阴也，乃阳明经大寒药，能伤胃气，令人不食，非腹有极热者不宜轻用。又云：辛甘，阴中阳也，止阳明头痛，胃弱者不可服，治下牙痛，用香芷为引。捣细用。

（金·张元素《医学启源·卷之下·用药备旨》）

白石膏气大寒，味辛甘，无毒，气味俱薄，沉也，阴也。足阳明经药也。阳明主肌肉，惟其甘也，能缓脾益气，止渴去火；惟其辛也，能解肌出汗，上行止头疼。故风邪伤阳，寒邪伤阴，总解肌表甚捷；任胃热多食，胃热不食，并泻胃火极灵。不时食积痰火殊效，虽有胃脘痛甚立瘥。东垣曰：制火邪，清肺热，仲景有白虎之名；除胃热，夺甘食，易老为大寒之剂。身凉内静、手足俱冷者禁用，恐耗血也。

（明·杜文燮《药鉴·卷二》）

石膏味甘、辛，气大寒，无毒，阳中之阴，可升可降。入手太阴、少阳，足阳明经。泻阳明热蒸而汗出，药名白虎；发伤寒郁而无汗，方用青龙。发阳郁，除烦躁于肌表；泻胃热，止消渴于胸中。夺甘食，应如桴鼓；清肺热，捷若飙风。风，阳邪也；寒，阴邪也。风则伤阳，寒则伤阴，阴阳两伤，则非轻剂所能独散也，必须轻重之剂以同散之，乃得阴阳邪散而荣卫俱和，是以大青龙汤以石膏为使。石膏乃重剂，而又专达肌表者也。

若伤寒热病，大汗后脉洪大，口舌燥，头痛；大渴不已，白虎汤服之无不效。石膏为白虎汤之君主也。如有脾胃虚劳、形体病症，初得之时与此有余之症同者，误服之则不可胜救矣。甘能缓脾益气，止渴生津；辛能解肌出汗，上行至头。又辛寒入手太阴，辛甘除三焦大热。然乃阳明大寒之药，能伤胃气，令人不食，非腹有极热者不可轻用。此物太阴之精，配竹叶则入于心，配知母则通于胃，配黄连则入于三焦，配黄芩、知母则入于肺。

（明·薛己《本草约言·卷之二金石部》）

石膏，属阳中有阴有金水，体重，色白，气和，味淡带微辛，性凉云寒，非，能沉，能升，力凉肠胃，性气薄而味浊，入肺、胃、大肠三经。

石膏色白属金，故名白虎。体重性凉而主降，能清内蓄之热；味淡带辛而主散，能祛肌表之热。因内外兼施，故专入阳明经，为退热驱邪之神剂。一切谵语发狂、发斑疹毒、齿痛、脾热胃火，皆能奏效。如时气，壮热头痛，或身热有汗不解，及汗后脉洪而渴，或暑月中热，体痛头疼，汗多大渴，或疟久热极，渴甚咽痛，口干舌焦，是皆肠胃热邪内盛，蒸发于肌表，藉此通解而行清肃之气。若无汗而渴，及小便不利，并腹痛呕泻饱闷，皆宜忌之。取色白者良，青色杂者剔去，略煅，带生用；多煅则体腻性敛。酸调封丹炉，甚于脂膏。膏字取义如此。

（明·贾所学撰，李延昰补订《药品化义·卷九·火药》）

石膏有软、硬二种，火煅过用，不妨脾胃。味辛，色白，入阳明经。质重性寒，能散胃中结热，通里彻表，而令清肃之气得以下降，故治本经头痛，目痛齿痛。止烦渴，清暑邪，利小便之热赤，以上皆降火之治验。石膏体重质松，而气清味薄，故入气分治热。若大黄则质腻味厚气浊，故入血分而走下。完时虽坚实，碎时似束针，形极松疏，宛如肌理，可解肌肤之壮热潮热，而无汗能发，自汗能止。此治阳明症身热自汗，乃外邪之自汗，非阳虚自汗也。白虎汤之治风暑，比于桂枝汤之治风寒，其义同也。石膏性寒，桂枝性热，寒热迥别，然和荣卫、解肌散邪之功则一也。青龙汤石膏与麻黄、桂枝、生姜，一方寒热同用，盖治寒包乎热，并行不悖也。盖石膏重坠之剂而能解肌者，由乎清中以达外，此好古所谓治表必连里也。仲景白虎汤上输阳明之津液，而令肺金之清气亦复下降，故东垣云立夏多服白虎汤，令人小便不禁。若非腹有实热者不宜轻用，以其寒胃令人不食也。然石膏煅过能收疮晕，不致烂肌，是贵用之得宜耳。

（清·王逊《药性纂要·卷一·石部》）

石膏气微寒，禀天初冬寒水之气，入足太阳寒水膀胱经；味辛无毒，得地西方燥金之味入手太阴肺经、足阳明燥金胃、手阳明燥金大肠经。气味降多于升，阴也。

中风者，伤寒五种之一也，风为阳邪，中风病寒热，而心下逆气惊喘，则已传阳明矣，阳明胃在心之下，胃气本下行，风邪挟之上逆，乘肺则喘，闻木声则惊，阳明火烁津液，致口干舌焦，不能呼吸，故用石膏辛寒之味以泻阳明实火也。腹中大肠经行之地，大肠为燥金，燥则坚痛矣；其主之者，辛寒可以清大肠之燥火也。阳明邪实，则妄言妄见，如有神灵，若邪鬼附之；石膏辛寒清胃，胃火退而邪妄除，故云除邪鬼也。产乳者，产后乳不通也，阳明之脉从缺盆下乳；辛寒能润，阳明润则乳通也。金疮热则皮腐，石膏气寒，故外糁合金疮也。

（清·叶天士《本草经解·卷四·金石部》）

石膏，足阳明药也。故仲景治伤寒阳明证，身热、目痛、鼻干、不得卧。身以前，胃之经也；胃前，肺之室也。邪在阳明，肺受火制，故用辛寒以清肺气，所以有白虎之名。又治三焦皮肤大热，入手少阳也。凡病脉数不退者，宜用之。石膏性寒，味辛而淡，气味俱薄，体沉而降阴也，乃阳明经大寒之药。

（清·王翃《握灵本草·卷之一·石部》）

石膏甘辛，淡寒，入足阳明、手太阴、少阴经气分。解肌发汗，清热降火，生津止渴。治伤寒疫症，阳明头痛，发热恶寒，日晡潮热，狂热发斑，小便浊赤，大渴引饮，舌焦鼻干，中暑自汗，目痛牙疼。得甘草、姜、蜜，治热盛喘嗽。得桂枝，治温疟。得荆芥、白芷，治胃火牙疼。得苍术，治中暍。得半夏，达阴降逆，有通玄入冥之神。得黄丹，掺疮口不敛。配川芎、炙甘草、葱白、茶汤，治风邪眼寒。配牡蛎粉、新汲水服，治鼻衄头痛。配蒌仁、枳壳、郁李仁，涤郁结之热。使麻黄，出至阴之火。莹白洁净，纹如束针，软者良。发表生用，清火煅用，勿疑过寒而概用火煅。立夏前过服白虎汤，令人小便不禁。胃弱气虚，血虚发热者，禁用。

火炎土燥，非苦寒之剂所除。经曰甘先入脾，又曰以甘泻之。故甘寒之品，祛胃火、生津液之上剂也。伤寒时疫，热邪溢于阳明经者，非此不除。况生石膏味辛而散，使邪气外达于肌肤。若误用芩、连，苦燥而降，反令火邪内结，渐成不治之症。勿以川连、石膏、葛根、钗斛、竹茹等味，悉除胃火，概混治之。盖胃经之气，凉则行，热则滞。气为热所滞，致失升降之令而食不化，宜用葛根升之散之。邪火伏于阳明气分，宜用生石膏疏之。热火入于胃腑，升之火气益烈，疏之结不可解，宜用川连导之使下。钗斛但清胃中虚火，竹茹专主胃腑虚痰。此固各有攸当，分别用之，庶为得法。

（清·严洁、施雯、洪炜《得配本草·卷一·石部石类二十五种》）

石膏，味辛、甘，气大寒，体重而沉降也，阴中之阳，无毒。生用为佳，火煅不灵。入肺、胃、三焦。能出汗解肌，上理头痛，缓脾止渴。风邪伤阳，寒邪伤阴，皆能解肌表而愈；胃热多食，胃热不食，唯泻胃火而痊。祛痰火之积，止胃脘之痛，发狂可安，谵语可定，乃降火之神剂，泻热之圣药也。仲景张夫子以白虎名之，明示人以不可轻用，而非教人之不用也。乃世人畏之真如白虎，竟至不敢一用，又何以逢死症而重生、遇危症而重安哉！夫石膏降火，乃降胃火，而非降脏火也；石膏泻热，乃泻真热，而非泻假热也。辨其胃火真热，用石膏自必无差。而胃火初起之时，口必作渴，呼水饮之必少快，其汗必如雨，舌必大峭，虽饮水而口必燥，眼必红，神必不安。如见此等之症，确是胃火而非脏火，即可用石膏而不必顾忌。而真热者，舌必生刺，即不生刺，舌苔必黄而有裂纹，大渴呼饮，饮水至十余碗而不足，轻则谵语，大则骂詈，见水而入，弃衣而走，登高而呼，发狂不知人，此真热也，即可用石膏大剂灌之，不必疑虑。倘或口虽渴而不甚，与之水而不饮，言语虽胡乱而不骂詈，身虽热而不躁动，上身虽畏热而下身甚寒，皆假热之症，即不可轻用石膏矣。以此辨火热，万不至杀人，奚必畏之如虎，看其死而不救也。盖石膏实救死之药，因看症不清，遂至用药有误，救死之药反变为伤生之药矣。

（清·陈士铎《本草新编·卷之五》）

石膏中品气味辛、寒，无毒。主中风寒热，心下逆气惊喘，口干舌焦，不能息，腹中坚痛，除邪鬼，产乳金疮。其固密甚于脂膏，故得名耳丹溪。质坚色白，辛甘而寒，纹理似肌腠，坚白若精金，禀阳明金土之精，为解阳明隐庵经热之药石顽。辛能解肌热，寒能清胃火，甘能生津液斗保。首主中风，其义云何？曰人生有形，不离阴阳，阴不足而阳有余，即谓风之淫，兹味之阴有余者，正其对待阳有余之症而治其风淫也若金。寒热暍病，大汗大渴《伤寒论》，而心下逆气惊喘，则已传阳明矣，阳明热则喘而悗也天士。能化亢阳之淫气而静其风，更能散风化之戾气而除其热时泰。口干舌焦，不得息，乃热留而不散，致消烁真阴若金，阳明津液不能上输于肺，肺之清气亦复下降时珍。非此质重者降天气而行治节元犀，且保津液，不能息酷烈之焰而置清冷之渊若金。邪热结于腹中则坚痛石顽，阳明热结则妄言妄见，若邪鬼附之天士。直入胃经，退其淫热师愚，可以统治。即产乳亦是郁热蕴毒，故可用辛凉以解泄石顽。外掺或煅用，又能愈金疮之溃烂也修园。

（清·钱雅乐、钱敏捷、钱质和《汤液本草经雅正·卷七·石部》）

石膏退肺胃之火邪，清暑除烦能止渴；解阳明之郁热，祛温逐疫可消癍。性属甘寒，质颇重镇。石膏，大寒质重味甘之物，直清肺胃。相传解肌之说，皆因表有风寒，里有郁热，故正气被郁，不得透达于表，郁热解则表里通矣，大青龙之制，亦犹是耳，岂质重性寒味甘之品而能发汗者哉。

（清·张秉成《本草便读·金石部·金石类》）

石膏甘淡入胃，辛入肺，体重易碎，亦升亦降，则入三焦。以清肃之寒涂蒸郁之热，只在三经气分而不入于血，其为胃药非脾药亦由于是。然则腹中坚痛，必苦寒入血如大黄方克胜任，即枳、朴、芍药，亦只堪用为臣使，石膏断不能攻坚而止痛。本经“腹中坚痛”四字，必是后世传写舛误，原文宁有是哉。

仲圣方石膏、麻黄并用，与大黄协附子变其性为温药相似。麻黄能由至阴以达至阳，而性味轻扬，得石膏、芍药则屈而入里，得桂枝、杏仁则伸而出表。石膏寒重之质，复辛甘津润而解肌，并堪为麻黄策应，故名之曰大青龙。小青龙心下有水气，以石膏寒重而去之，麻黄可任其发矣，而麻黄三两，芍药亦三两，麻黄虽发亦绌，其辛、夏诸味又皆消水下行，盖龙之潜者，故名之曰小青龙。越婢汤之麻黄，亦制于石膏者，而故制之而故多之，则越婢之证使然也。风水恶风，一身悉肿，脉浮不渴，种种皆麻黄证。唯里热之续自汗出，则不能无石膏。有石膏故用麻黄至六两，石膏因有麻黄，故虽无大热而用至半斤。其不以石膏倍麻黄者，化阴尤要于退阳也。

（清·周岩《本草思辨录·卷一》）

石膏性微寒，《神农本草经》原有明文。虽系石药，实为平和之品。且其质甚重，六钱不过一大撮耳。其凉力，不过与知母三钱等。而其清火之力则倍之，因其凉而能散也。尝观后世治温之方，至阳明腑实之时，始敢用石膏五六钱，岂能知石膏者哉！然必须生用方妥，煅者用至一两，即足偾事。又此方所主之证，或兼背微恶寒，乃热郁于中，不能外达之征，非真恶寒也。白虎汤证中，亦恒有如此者，用石膏透达其热，则不恶寒矣。

寒解汤，此汤为发表之剂，而重用石膏、知母，微用连翘、蝉蜕，何以能得汗？答曰：盖脉洪滑而渴，阳明腑热已实，原是白虎汤证。特因头或微疼，外表犹似拘束，是犹有一分太阳流连未去。故方中重用石膏、知母以清胃腑之热；而复少用连翘、蝉蜕之善达表者，引胃中化而欲散之热，仍还太阳作汗而解。斯乃调和阴阳，听其自汗，非强发其汗也。

《伤寒论》白虎汤，为阳明腑病之药，而兼治阳明经病。仙露汤，此汤为阳明经病之药，而兼治阳明腑病。为其所主者，责重于经，故于白虎汤方中，以玄参之甘寒易知母之苦寒，又去甘草，少加连翘。欲其轻清之性善走经络，以解阳明在经之热也。方中粳米不可误用糯米，粳米清和甘缓，能逗留金石之药于胃中，使之由胃输脾，由脾达肺，药力四布，经络贯通。或问：外感初得，即中有蕴热，阳明胃腑不至燥实，何至遽用生石膏二两？答曰：石膏粳米汤，此方妙在将石膏同粳米煎汤，乘热饮之，俾石膏寒凉之性随热汤发散之力化为汗液尽达于外也。石膏煎汤，毫无气味，毫无汁浆，直与清水无异，且又乘热饮之，则敷布愈速，不待其寒性发作即化为汗为气，而其余为溺，则表里之热亦随之俱化。此寒因热用，不使伤胃之法也。且与粳米同煮，其冲和之气能助胃气之发达，则发汗自易。其稠润之汁又能逗留石膏，不使其由胃下趋，致寒凉有碍下焦。不但此也，清水煎开后，变凉甚速，以其中无汁浆不能留热也。此方粳米多至二两半，汤成之后必然汁浆甚稠。饮至胃中，又善留蓄热力，以为作汗之助也。是以人之欲发汗者，饮热茶不如啜热粥也。

（张锡纯《医学衷中参西录·医方》）

知　母

【本草原旨】

知母气寒，味苦，无毒。主消渴热中，除邪气，肢体浮肿，下水，补不足，益气。

（西汉《神农本草经·中经》）

【各家集注】

知母气寒，味大辛，治足阳明火热，大补益肾水、膀胱之寒。《主治秘要》云：性寒味苦，气味俱厚，沉而降，阴也。其用有三：泻肾经火一也，作利小便之佐使二也，治痢疾脐下痛三也。又云：苦，阴中微阳，肾经本药，欲上头引经，皆酒炒。刮去毛，里白者佳。

（金·张元素《医学启源·卷之下·用药备旨》）

知母气寒，味苦，气味俱厚，阳中阴也。主滋阴降火，或肾虚火动而消渴烦渴者皆当用之。补肾水，泻无根火邪。消浮肿，为利水佐使。初痢脐下痛者能却，久疟烦热甚者堪除。又治骨蒸劳热，及虚火干肺而咳嗽者，或肺中停痰而咳嗽者。此足少阴本药，而又入足阳明手太阴也。若肾气虚脱，无火症而尺脉微弱者，不宜用之。引下盐炒，引上酒浸。忌铁。

（明·杜文燮《药鉴·卷二》）

知母味苦、辛，气寒，无毒。足少阴本经之药也。主阴虚不足、发热自汗、百骨酸疼、咳嗽无痰、腿足无力、津液干少、头眩昏倦、小便黄赤、耳闭眼花、腰酸背折，是皆阴虚火动之症，惟此剂可以治之也。盖知母能补肾水，有滋阴之功；能泻肾火，有生津之妙；能固肾气，有实肾之理，此为肾家之药也。设若阴火攻冲，使咽痒而肺嗽；游火遍行，使骨蒸而有汗；胃火燔烁，使消渴而热中，舍知母其孰能治乎？由是观之，滋阴降火不出于此剂之能，泻南补北全仗于此剂之妙。所以知、柏并行，非惟降火之功大，实在助水之功多；知、贝并行，非惟清痰之治美，抑且益阴之理深，乃治阴之神药也。生泻熟补，生则养气滋阴，熟则益血补阴；生则去皮去毛，熟则盐酒炒用。

（明·方谷《本草纂要·卷之一·草部上》）

知母中品之上，臣。气寒，味苦、辛。无毒。阴中微阳，降也。足少阴本经药，入足阳明、手太阴经。

发明曰：知母苦寒滋阴降火，肾家本经药也。味带辛，又入肺经而润燥，则金清而水源益滋，自能制火。故本草主消渴热中，除邪，疗伤寒，久疟、烦热、膈胁间邪气及风汗、肢体浮肿、内疸等皆疗之。又补肾水，益肺气，故肾虚火动于肺而咳嗽、心烦燥闷、骨蒸劳热往来、肾劳虚损、产后蓐劳及患人口干，加用之。又安心，止惊悸，则润心肺、凉心去热悉见矣。《心》云：泻足阳明胃火热。盖阳明亦属燥金也，热邪入胃，故白虎汤中用之，治烦躁不得眠烦者肺也，躁者肾也，石膏为君，佐知母以清肾之源，而烦躁自止。故云治消渴者，亦此也。多服令人泄。若肺中停寒而嗽，及肾气虚脱无火，尺中脉弱，与脾虚生热皆忌用。行下炒黄用；行上酒炒用。

（明·皇甫嵩《本草发明·卷之二·草部上》）

知母味苦、微辛，气寒，无毒，味厚，阴也，降也。足少阴本经之药也，又入手太阴。泻肾火，滋肾之水。润肺燥，清肺之金。退邪气不解之烦热，疗虚劳有汗之骨蒸。知母苦寒，滋阴降火，乃肾家本经药也。味带辛，又入肺而润燥，则金清而水源益滋，自能制火，故肾虚火动而消渴烦渴及虚火干肺而咳嗽者皆当用之。其或肺中停寒而嗽者，及肾气虚脱无火证而尺脉微弱者，皆不宜用。

补肾水，泻去无根火邪；消浮肿，为利小便佐使。初痢脐下痛者能却，久疟心烦热者堪除。治有汗骨蒸热痨，疗往来传尸疰病。润燥解渴，患人口干，宜倍用之。止咳消痰，久服不宜，令人作泻。引经上颈，酒炒才升。益肾滋阴，盐炒便入。阴虚火动，溺炒降下。阳实水燥，蜜炙润中。黄柏均同四制，滋阴降火良方。

（明·薛己《本草约言·卷之一草部一百三十四种》）

知母，属阴中有微阳，体润，色淡黄，气和，味苦略辛，性凉，能升，能降，力清火滋阴，性气与味俱平，入肺、胃、肾三经。

知母味微苦略辛，盖苦能坚肾，辛能润肾，滋养肾水，独擅其长。主治肾虚火动，阴火攻冲，虚劳痰嗽，有汗骨蒸，往来劳热，咽痒心烦。盖肾水生则虚火降，诸症自愈。取其体润滋肺，性凉清肺，以疗久疟烦热，热病瘥后，产后蓐劳，久嗽无痰，有生津除热之功。因其色黄入阳明经，以泻胃热，用在白虎汤治邪热入胃，胃火燔烁，消渴热中。又治烦燥不睡，盖烦属肺气，躁属肾血，以此清胃即清肺肾之源，则烦躁自止。与黄柏并用非为降火，实能助水；与贝母同行非惟清痰，专为滋阴。但脾虚便泻忌之。

（明·贾所学撰，李延昰补订《药品化义·卷九·火药》）

知母用根，久服令人泄。味苦，气寒，入足阳明、手太阴。其用有四：泻无根之肾火，疗有汗之骨蒸，止虚劳之发热，滋化源之阴液。仲景用此入白虎汤，治不得眠者，烦躁也。烦出于肺，躁出于肾。君以石膏，佐以知母之苦寒，以清肾之源，缓以甘草、粳米，使不速下也。又凡病小便闭塞而渴者，热在上焦气分。肺中伏热不能生水，膀胱绝其化源，宜用气薄味薄淡渗之药以泻肺火、清肺气，而滋水液生化之源。若热在下焦血分而不渴者，乃真水不足，膀胱干涸。无阴则阳无以化，法当用黄柏、知母大苦寒之药以补肾与膀胱，使阴气行而阳自化，小便自通。肾苦燥，宜食辛以润之；肺苦逆，宜食辛以泻之。知母之辛苦寒凉，下则润肾燥而滋阴，上则清肺金而泻火，乃二经气分药也。黄柏则是肾经血分药，故二药必相须而行也。

（清·王逊《药性纂要·卷二·草部·山草类》）

知母气寒，禀天冬寒之水气，入足少阴肾经；味苦无毒，得地南方之火味，入手少阴心经。气味俱降，阴也。肾属水，心属火，水不制火，火烁津液，则病消渴；火熏五内，则病热中。其苦之者，苦清心火，寒滋肾水也。除邪气者，苦寒之味，能除燥火之邪气也。热胜则浮，火胜则肿；苦能清火，寒能退热，故主肢体浮肿也。肾者水脏，其性恶燥，燥则开合不利，而水反蓄矣；知母寒滑，滑利关门而水自下也。补不足者，苦寒补寒水之不足也；益气者，苦寒益五脏之阴气也。

（清·叶天士《本草经解·卷一·草部上》）

知母苦寒，清肺胃气分之热，热去则津液不耗而阴自潜滋暗长矣。然仲圣云：胃气生热，其阳则绝。盖胃热太盛则阴不足以和阳，津液渐干，而成枯燥不能杀谷之病。其阳则绝者，即津液涸竭也。清其热，俾阳不绝，则救津液之药，虽谓之补阳也可。乃后人以为寒凉之品，非胃家所喜，谆谆戒勿轻用，辄从事于香燥温补之药者何哉？此议药不议病之世界，所以致慨于喻氏也。

（清·王学权《重庆堂随笔·卷下·论药性》）

辛苦寒滑，泻阳明有余之热，滋少阴不足之阴。润燥止咳，除烦安胎。酒浸炒清上，盐水炒滋下。便滑者均忌之。

（清·徐大椿《药性切用·卷之一上·草部》）

知母得黄柏及酒良，伏蓬砂盐。辛苦，寒，入足少阴、手太阴经气分。泻肾火，除骨蒸，退邪热，滋化源，疗初痢脐痛，治久疟酷热，消痰定嗽，止渴除烦。得人参，治子烦。得地黄，润肾燥。得莱菔子、杏仁，治久嗽气急。配麦冬，清肺火。拣肥润里白者，去毛，铜刀切片，犯铁器损肾。欲上行，酒拌焙燥。欲下行，盐水润焙。肠胃滑泄，虚损发热，二者禁用。邪热伏于肺中，不能生水，膀胱绝其化源，秘塞不通，用知母清金，而泉源滋长，此所以有知母补阴之谓。若真水不足，膀胱失气化之司，速当补肾，使阴气行而阳自化，便自通也。知母苦寒，大伤肾水，尤宜禁用。

（清·严洁、施雯、洪炜《得配本草·卷二·草部山草类五十种》）

知母，味苦、辛，气大寒，沉而降，阴也，无毒。入足少阴、阳明，又入手太阴。最善泻胃、肾二经之火，解渴止热，亦治久疟。此物止可暂用而不可久服。丹溪加入六味丸中，亦教人暂服，以泻肾中浮游之火，非教人长服也。近世竟加知母、黄柏，谓是退阴虚火热之圣方，令人经年长用，以致脾胃虚寒，不能饮食，成痨成瘵者，不知几千万人矣。幸薛立斋、赵养葵论知母过寒，切戒久食，实见到之语，有功于世。总之，此物暂用，以泻胃中之火，实可夺命；久用，以补肾中之水，亦能促命。

或问李时珍发明知母是气分之药，黄柏是血分之药。黄柏入肾而不入肺，知母下润肾而上清肺金，二药必相须而行，譬之虾之不能离水母也。是黄柏、知母，必须同用为佳，而吾子谓二药不可共用，得毋时珍非欤？曰：时珍殆读书而执者也。不知黄柏未尝不入气分，而知母未尝不入血分也。黄柏清肾中之火，亦能清肺中之火；知母泻肾中之热，而亦泻胃中之热。胃为多气多血之腑，岂止入于气分而不入于血分耶？是二药不必兼用，不可即此而悟哉。

（清·陈士铎《本草新编·卷之二》）

知母中品气味苦、寒，无毒。主消渴热中，除邪气，肢体浮肿，下水，补不足，益气。得寒水之精，兼秋金之气隐庵。其味清凉天士，有知母之名，谓肺借其清凉，知清凉为肺之母也嘉言。专理阳明独胜之热时珍，而手太阴肺亦得秋金肃降之权天士，犹水之知有母也士宗。又能救肺之阴，使膀胱水腑知有母气晋三，而补阴以其能知血之母也中立。秉天一水德，体用俱备，故主濡润燥涸，对待热中子由。苦寒相合，固为肾剂。第味甘而苦，苦而复辛。此金水滋生，可胜邪热而还真阴若金。下润肾燥而滋阴时珍，上清肺金而滋水之化源明之。内资中土之燥，外清皮肤之热士宗。泻无根之虚火，疗有汗之骨蒸明之。其润下水道者子由，缘益其水原，下通膀胱，使水天一气元犀，乃能游溢通调，转输决渎子由，则其邪从小便出元犀，盖气化即水化也。其补不足、益气，正以由阳滋阴，由阴存阳若金。然胃气生热，其阳则绝《伤寒论》。胃热太盛，则阴不足以和阳，津液渐干，而成枯燥不能杀谷之病，其阳则绝者，即津汁涸竭也。清肺胃气分之热，热去则津液不耗而阴自潜滋暗长秉衡，以致其益气之功若金。

（清·钱雅乐、钱敏捷、钱质和《汤液本草经雅正·卷一·山草部》）

知母退肾脏有余之阳，能壮水清金，甘苦微辛质厚滑；清阳明独胜之热，治风消燥咳，沉阴且降气纯寒。知母，味苦，微带辛甘。气寒质润，气味俱厚，沉也、阴也，故能入足少阴肾经，清有余之相火。以其色白味甘，故又能清肺火，除胃热。然阴寒润滑之品，过用则有妨脾胃耳。知母须肺、胃、肾三经火盛阴亏之证或热中消渴者乃可用之，不可但知滋阴之功而忘其损阳之害也。

（清·张秉成《本草便读·草部·山草类》）

知母为肺、胃、肾三经清气热之药，洁古、东垣、丹溪咸以知母与黄柏为滋阴之品，后人遂视为补剂。知母之润，虽不似黄柏之燥，然寒滑下行，使热去而阴生则有之，究无补性能益阴之不足。即以泻邪火，亦当适可而止。否则降令太过，脾胃受伤，真阳暗损，诚有如李濒湖所言者。

知母本经主消渴，《千金》《外台》固恒用之，仲圣则更有精焉。止渴如五苓散、猪苓汤、文蛤散皆无知母，白虎汤有知母而无渴证，加人参乃始治渴。盖以阳明热盛，清热诚要；然膏、知无益阴生津之能，于清热之中再加以人参，则病去而正即复。其用意之周密，《千金》《外台》且逊之，况他人乎。

桂枝芍药知母汤，仲圣之用知母，即本经所谓除邪气、肢体浮肿、下水者。邹氏解之，但以知母为治火阻于下，则未免肤浅。试历引他说以补之。张隐庵云：知母皮外有毛，故除皮毛之邪气；肉厚皮黄，兼得土气，故治肢体浮肿。张石顽云：除邪气肢体浮肿，是指湿热水气而言。叶香岩云：肾恶燥，燥则开阖不利而水反蓄，知母寒滑，滑利关门而水自下。合观三说，而此方之用知母可晓然矣。

（清·周岩《本草思辨录·卷一》）

知母味苦，性寒，液浓而滑。其色在黄、白之间，故能入胃以清外感之热，伍以石膏可名白虎。入肺以润肺金之燥，而肺为肾之上源，伍以黄柏兼能滋肾，治阴虚不能化阳，小便不利。为其寒而多液，故能壮水以制火，治骨蒸劳热，目病努肉遮掩白睛。为其液寒而滑，有流通之性，故能消疮疡热毒肿疼。《神农本草经》谓主消渴者，以其滋阴壮水而渴自止也；谓其主肢体浮肿者，以其寒滑能通利水道而肿自消也；谓其益气者，以其能除食气之壮火而气自得其益也。

（张锡纯《医学衷中参西录·药物》）

栀　子

【本草原旨】

栀子味苦寒。主五内邪气，胃中热气，面赤，酒疱皶鼻，白癞，赤癞，疮疡。一名木丹。生川谷。

（西汉《神农本草经·中经》）

【各家集注】

栀子性寒味苦，气薄味厚，轻清上行，气浮而味降，阳中阴也。其用有四：去心经客热一也，除烦躁二也，去上焦虚热三也，治风热四也。又云：苦，纯阳，止渴。

（金·张元素《医学启源·卷之下·用药备旨》）

栀子气寒，味苦，无毒。气薄味厚，气浮味降，沉也，阴之阳也。主心烦懊侬不得眠，心神颠倒欲绝。利五淋，通小便。除胸中之热甚，止胃脘之热痛。留皮去热于肌表，去皮劫热于心胸。酒炒上行，盐浸下降。入手太阴一脏，因轻浮象肺，因赤色象火，故治至高之气而泻肺中之火也。本经不能作吐，仲景用为吐药者，为邪气在上，拒而不能纳食，令其上吐，邪始得出。经曰：在高者，因而越之。此之谓也。亦不能利小便，易老用为利小便者，实非利小便，乃清肺也。肺气清而化，则小便从此气化而出。经曰：膀胱为津液之府，气化则能出者。此之谓也。本经又谓治大小肠热及胃中热者，此因辛与庚合，又与丙合，又能泄戊，其先于中州故焉。加生姜、陈皮，治呕哕不止。加厚朴、枳实，除腹满而烦。加茵陈，治湿热发黄。加甘草，治心气虚满。倘除烦躁于心内，须加香豉而建功。盖烦者，气也。躁者，血也。气主肺，血主肾，故用栀子治肺烦，用香豉治肾躁也。若加生姜汁，尤治心腹久疼。上焦客热善驱，五肿黄病竟解。去目赤作障，止霍乱转筋，赤白癞疮，酒疱皶鼻，五内邪气，悉能除之。又能解热郁，行结气，其性屈曲下行，驱诸火邪从小便中出，解毒汤用此，取其引诸药从膀胱中出也。研末吸鼻，能止衄血。炒黑入药，能止吐血。

（明·杜文燮《药鉴·卷二》）

山栀味苦气寒，味薄，阴中之阳，无毒。入手太阴肺经，能泻肺火；复入阳明大肠，兼泻大肠之火耳；再入手太阳小肠，通利膀胱，能屈曲下行，泻火从小便出。盖山栀之性可升可降，气味虽居苦寒，而性本轻清者也，所以三焦浮游之火、六郁气结之火皆可清也。假若头皮疼而眉骨痛，白珠胀而腮颊肿，或牙疼喉闭，或衄血鼻血，或头皮肉内及耳后跳扯不时，或心烦郁闷而欲吐不吐，或五疸湿热而蕴蓄不利，或气郁壅塞而关格不清，或呕哕恶心而吞吐酸苦，或闪肭筋骨而壅滞气血，或小腹急疾而下水不利，或大便干燥而热结不通，或小便淋浊而癃闭胀满，此皆湿热之所致也，惟山栀利湿清热能屈曲下行者耳。吾尝秘用之法：气郁以动火，用之开郁以降火；火郁以行气，用之降火以清气；湿郁以生热，用之清热以利湿；痰郁以生喘，用之定喘以下痰；热郁以作烦，用之清热以除烦；血郁以作疼，用之止疼以破血。大抵山栀之剂，治火之功得效最速。若夫虚火之人饮食不纳者，须烧黑用之可也；郁烦之症呕逆不受者，须姜制炒用可也，除此之外并宜生用。

（明·方谷《本草纂要·卷之三·木部上》）

山栀子中品，臣。气寒，味苦，大寒。气薄味厚，气浮味降，阴中阳也。无毒。入手太阴经。

发明曰：栀子气轻浮而苦寒，专主肺经至高之分而泻肺中之火。故本草主五内邪气、胃中热气、心胸大热、烦闷，盖气余为火，上逆于肺，此能降之；又主面赤疱齇鼻、目热赤痛，皆肺之部也；又疗白癞、赤癞、疮疡者，以皮腠肺所主也；又治大、小肠大热，利小便者，盖以辛与庚合，泻肺火而大肠之热自清，且辛与丙合，丙辛化水，故火泄则金气清而化膀胱之水，小水得此气化而出也；又治心胸烦热，故仲景用以治吐治烦，以邪气干于至高之分，吐以越之则邪散而肺清也。烦者，气也，肺主气，用此除烦而气宁也。大病后既亡津血，胃腑无润，内生虚热，客热烦渴，非此不除。又能开郁，通五淋，治脐下血滞及治块中之火，以其屈曲下行降火甚速耳。

兼生姜、橘皮，止呕哕；兼枳实、厚朴，除腹满而烦；

加茵陈，治湿热发黄；加甘草，治少气虚满；加香豉，去烦躁、心中懊侬烦属肺，栀子主之；躁属肾，香豉主之；加姜汁，治心腹久痛。去皮治心胸热；留皮去肌表热。止血用炒黑色，去热用微炒或生。

（明·皇甫嵩《本草发明·卷之四·木部上》）

山栀，属阴，体皮轻子润，色黄带赤，气和，味苦，性寒，能升，能降，力清肺胃，性气轻味重，入肺、胃、肝、胆、三焦、包络六经。

山栀色赤类火，味苦降下，取其体质轻浮，从至高之分使三焦火屈曲下行。主治肺热咳嗽，吐衄妄行，胃火作痛，面赤鼻皻，目赤耳疮，呕哕腹满，郁热淋闭，肠红疝气，一切郁遏之火，小便泄去；又治虚热发渴，病后津血已亡，胃腑无润。同知母治烦躁，盖烦属肺气，山栀主之；躁属肾血，知母主之。

（明·贾所学撰，李延昰补订《药品化义·卷九·火药》）

山栀气寒，禀天冬寒之水气，入足太阳寒水膀胱经；味苦无毒，得地南方之火味，入手少阴心经。气味俱降，阴也。

五内者，五脏之内也，五脏为阴，其邪气乃阳邪也；山栀苦寒清阳，所以主之。胃为阳明，胃中热气，燥热之气也，气寒，禀冬寒之水气，所以除燥热也。心主血，其华在面，面赤色，心火盛也；苦味清心，所以主之。鼻属肺，肺为金，金色白，心火乘肺，火色赤，故鼻红，成酒疱皶鼻；其主之者，入心清火也。癞者麻皮风也；膀胱主表，心火郁于膀胱寒水经，则湿热成癞也，白者湿也，赤者火也，山栀入心与膀胱，苦寒可以燥湿热，所以主之也。疮疡皆属心火，苦寒清心，故主疮疡也。

（清·叶天士《本草经解·卷三·木部》）

主五内邪气，热邪之气。胃中热气，黄色入阳明，性寒能清热。面赤、酒疱皶鼻、白癞、赤癞、疮疡，此皆肉肌之病，乃阳明之表证也。栀子正黄，亦得金色，故为阳明之药。但其气体轻虚，走上而不走下，故不入大肠而入胃，胃在上焦故也。胃家之蕴热，惟此为能除之。又胃主肌肉，肌肉有近筋骨者，有近皮毛者，栀子形开似肺，肺主皮毛，故专治肌肉热毒之见于皮毛者也。

（清·徐大椿《神农本草经百种录·中品》）

山栀苦、寒，入手太阴经血分。主屈曲下行，泻三焦之郁火，导痞块中之伏邪，最清胃脘之血热，心烦懊憹、颠倒不眠、脐下血滞、小便不利，皆此治之。得滑石，治血淋尿闭。得良姜，治寒热腹痛。得柏皮，治身热发黄。配连翘，治心经留热。佐柴胡、白芍，治肝胆郁火。使生地、丹皮，治吐衄不止。微炒，去皮。水煎二十枚，治吃饭不化直出。上焦、中焦连壳，下焦去壳。洗去黄浆，炒用。泻火生用，止血炒黑，内热用仁，表热用皮。淋症童便炒，退虚火盐水炒。劫心胃火痛，姜汁炒。热痛乌药拌炒。清胃血，蒲黄炒。邪在表、虚火上升，二者禁用。

山栀、丹皮、白芍、龙胆，皆泻肝家之火，其中却自有别。盖肝喜散，遏之则劲，宜用栀子以清其气，气清火亦清。肝得辛为补，丹皮之辛从其性以醒之，是即为补。肝受补，气展而火亦平。肝气过散，宜白芍制之，平其性，即所以泻其火，使之不得自逞。火盛肝气必实，龙胆苦以泄其气，寒以制其火。故非实，胆草勿用。如不审其究竟而混投之，是伐其生生之气，即使火气悉除，而人已惫矣。

（清·严洁、施雯、洪炜《得配本草·卷七·木部灌木类二十五种》）

山栀子，味苦，气寒，可升可降，阴中阳也，无毒。入于肝、肺，亦能入心。有佐使之药，诸经皆可入之。专泻肝中之火，其余泻火，必借他药引经而后泻之也。止心胁疼痛，泻上焦火邪，祛湿中之热，消五痹黄病，止霍乱转筋赤痢。用之吐则吐，用之利则利。可为臣佐之药，而不可以为君。

或问山栀子能解六经之郁火，子何以未言，岂谓其性寒不宜解郁乎？曰：山栀子非解郁之药，非因其性寒而略之也。夫郁病非火也，郁之久，斯生火矣。不用香附、柴胡、白芍、川芎之解郁，而遽投山栀子以泻火，则火不能散，而郁气更结矣。然则谓山栀子之解郁尚不可，况谓解六经之郁火乎。独是山栀实泻火之药，安在郁中之火独不降之。然而止可谓是泻火，而终不可谓是解郁也。

或问山栀子消火，消肝中之火也，何以各经之火俱能消之？曰：山栀子，非尽能消各经之火也。人身之火，止肝中之火有长生之气，肝火不清，则诸火不熄；肝火一平，则诸火无不平矣。故泻肝火，即所以泻各经之火也。况又有引经之药引入于各经之中，火安得而不平哉？

或问栀子亦寒凉之药，子何以不辟之而称道之耶？嗟乎！余非尽恶寒凉也，恶错用寒凉者耳。医道寒热并用，攻补兼施，倘单喜用热而不喜用寒，止取用补而不用攻，亦一偏之医，何足重哉。吾所尚者，宜用热，则附子、肉桂而亟投；宜用寒，则黄柏、知母而急救；宜用补，则人参、熟地而多加；宜用攻，则大黄、石膏而无忌。庶几危者可以复安，死者可以重生，必如此，而医道始为中和之无弊也。

（清·陈士铎《本草新编·卷之四》）

栀子中品气味苦、寒，无毒。主五内邪气，胃中热气，面赤，酒疱皶鼻，白癞，疮疡。鲜支黄烁相如。木实可染《说文》。其色黄赤，故又名木丹时珍。支，持也《广韵》。邪气在内，拒而相持，得此令吐，则邪因以出，所谓高者因而越之好古，则客邪尽祛而正气可支也斗保。后作“卮”，象酒器也时珍。气味苦寒，是下秉寒水之精，上结君火之实隐庵。味苦泻火，色黄入胃元犀。轻飘象肺，色赤象火元素。能清心肺之热，热清则胃热除，使阳中阴降，阴降则阳随之。胃热散，面赤除若金。使火屈曲下行，降火从小便出丹溪，非直折可比时珍。既清在上之火热，复能导火热之气以降下。所谓启水阴之气上滋，导火热之气下行隐庵。治鼻红、白癞、疮疡，以入心清心，苦寒能燥湿热也天士。除时热，解黄，利五淋，通小便，解消渴权，心烦不眠元素，解热郁，治血症丹溪，取其体性轻浮，治五内客热石顽而清肺。肺清则气化行，而膀胱津液之腑得此气化而出也。治大小肠热，乃辛与庚合，又与丙合，又能泄戊，先入中州故也好古。使阴从阳和，故能透经脉，入密理，以纾其阳化，而尽其由上及下之用，以其得寒体之轻浮故也若金。

（清·钱雅乐、钱敏捷、钱质和《汤液本草经雅正·卷七·灌木部》）

味苦通心，导热归肠寒胜火；气轻达肺，炒焦入血黑平红。仁则解郁热于胃中，壳乃退阳邪于皮部。山栀，其形尖圆，色赤象心，其质轻浮入肺，苦寒性降，能清心肺上焦之邪热，屈曲下行，从小肠、膀胱而出。炒黑则能清血分郁热，若邪热在胸膈蕴结不下则生用。栀仁，亦能取吐，非山栀为吐药，不过引之作吐，以顺病势，所谓其高者因而越之也。

（清·张秉成《本草便读·木部·灌木类》）

栀子花白蕊黄仁赤，其树最喜灌溉，意在条达其性体，为心、肺、肝、胃三脏一腑之药。唯花时不采，而采者为黄赤之实，体轻入气，而性阴又入血，其治在心、肝、胃者多，在肺者少。苦寒涤热，而所涤为瘀郁之热，非浮散之热，亦非坚结之热。能解郁不能攻坚，亦不能平逆，故阳明之腹满有燥屎、肺病之表热咳逆，皆非其所司。独取其秉肃降之气以敷条达之用，善治心烦与黄疸耳。心烦或懊侬或结痛，黄疸或寒热不食或腹满便赤，皆郁也。心烦心下濡者为虚，胸中窒者为实。实与虚皆汗吐下后余邪留踞，皆宜吐去其邪。栀子解郁而性终下行，何以能吐？协以香豉，则一升一降，邪不任受则吐。黄疸之瘀热在表，其本在胃，栀子入胃涤热下行，更以走表利便之茵陈辅之，则瘀消热解而疸以愈。然则栀子于肺无与乎？仲圣云：凡用栀子汤，病人旧微溏者，不可与服之。肺与大肠相表里，服栀子则益其大肠之寒，此可为秉金气之一证。至治肝则古方不可胜举，总不离乎解郁火。凡肝郁则火生，胆火外扬，肝火内伏，栀子解郁火，故不治胆而治肝，古方如泻青丸、凉肝汤、越鞠丸、加味逍遥散之用栀子皆是。凉膈散有栀子，以治心也。泻黄散有栀子，以治胃也。而泻白散不遴入，则以肺中气热而不涉血者，栀子不与也。本经主胃中热气，朱丹溪谓最清胃脘之血，究栀子之治，气血皆有而血分为多，然不能逐瘀血与丹皮、桃仁分功。其解血中之郁热，只在上中焦而不在下焦，亦不入足太阳与手足少阳。不入足太阳，故不利小便。

（清·周岩《本草思辨录·卷四》）

黄 芩

【本草原旨】

黄芩味苦平。主诸热黄疸，肠澼泄利，逐水，下血闭，恶疮疽蚀，火疡。一名腐肠。生川谷。

（西汉《神农本草经·中经》）

【各家集注】

黄芩气寒，味微苦，治肺中湿热，疗上热目中肿赤，瘀血壅盛，必用之药，泄肺中火邪上逆于膈上，补膀胱之寒水不足，乃滋其化源也。《主治秘要》云：性凉，味苦甘，气厚味薄，浮而降，阳中阴也。其用有九：泻肺经热一也，夏月须用二也，去诸热三也，上焦及皮肤风热风湿四也，妇人产后养阴退阳五也，利胸中气六也，消膈上痰七也，除上焦及脾诸湿八也，安胎九也。单制、二制、不制，分上中下也。又云：苦，阴中微阳，酒炒上行，主上部积血，非此不能除。肺苦气上逆，急食苦以泄之，正谓此也。去皮锉用。

（金·张元素《医学启源·卷之下·用药备旨》）

黄芩安胎者，乃上中二焦药，降火下行也。缩砂安胎者，治痛行气也。若血虚而胎不安者，阿胶主之。治痰热者，假此以降其火也。坚实者名子芩，为胜。破者名宿芩，其腹中皆烂，名腐肠，可入肺经也。其坚实条芩入大肠，除热也。

（元·朱丹溪《本草衍义补遗·凡一百五十三种》）

黄芩气寒，味苦平，气厚味薄，无毒，可升可降，阴也。主治诸经实热。中枯而飘者，泻肺火，清痰利气；细实而坚者，泻大肠火，养阴退阳。又枯者除寒湿，去热于肌表；坚者滋化源，退热于膀胱。见柴胡则寒，为少阳之妙剂；君白术则和，乃安胎之圣药。若以猪胆炒之，又能泻肝胆之火也。如以麦冬汁浸之，又能润肺家之燥也。酒炒则清头目，盐制则利肾邪。大都治热宜寒，泄实宜苦。黄芩气味寒苦，必真有黄芩证而后可用。若妄投之，则向为几席，今为砧锧矣。

（明·杜文燮《药鉴·卷二》）

黄芩味苦，气平、寒，味薄气厚，阳中阴也，无毒。入手太阴肺经，上治肺火；入足太阳膀胱，下清化源；复入少阳胆经，能凉表里邪热；又入阳明大肠之经，润大肠之燥，降三焦之火。殆见痰火咳嗽，气急喘盛，舍黄芩莫能清；小便赤浊，小腹急疾，非黄芩莫能疗；大便秘结，壅塞不行，非黄芩莫能通。又曰：清肌退热柴胡最佳，然而无黄芩不能凉达肌表；上焦之火山栀可降，然而舍黄芩不能上清头目。本草云：气清而亲上，味浊而泄下。此剂味虽苦寒而有泄下之理，体质枯飘而有升上之情，盖善能治三焦之火者然也。又闻方脉科以之清肌退热，疮肿科以之解毒生肌，光明科以之退翳明目，妇人科以之安胎止经。并山栀用，降肺火从小便而出；并黄连用，泻脾火自大便而行；并大黄用，泻胃火而通利肠胃；并二陈用，祛湿痰而止嗽清金。此盖诸科半表半里之药也。

（明·方谷《本草纂要·卷之一·草部上》）

黄芩性寒，味苦，可升降，阴也，入肺。枯者泻肺火，肺苦气上逆，消膈上痰热及胃中湿热、黄疸，除时行在表寒热，一切上膈实热、痰热，假此降散。实芩，泻大肠火，逐水消谷，除脓痢腹痛后重，养阴退阳，又去膀胱热，能安胎，由其能降上中下三焦火下行故也。得厚朴，止腹痛；得川芎，调平心血，不妄行。

（明·叶云龙《士林余业医学全书·本草分类·热门要药》）

黄芩中品之上，臣。气平、寒，味苦、微甘。味薄气厚。无毒。可升可降，阴也，阴中微阳。入手太阴经。

发明曰：黄芩苦寒，乃肺家本药。盖肺苦气上逆，急食苦以泻之。中枯而飘者名宿芩，泻肺火，清上部，利胸中气。故本草主消膈上痰热、天行热疾、诸热黄疸，解肌风热，治赤目胀痛，皆肺之部也，此专治之。又除胃中湿热及消谷，盖邪热不杀谷，此能除热，则胃和而谷消矣。又主血闭、女子淋痛、恶疮疽蚀、火疡丁肿、乳痈等，属肺胃之热，故兼治之。坚实而细者名子芩，泻大肠火。大肠，肺之腑也。故《本草》主肠澼泄利、腹痛、小腹绞痛而挟热者，此专治之。又逐水治五淋。故伤寒泻心汤内用之，以其治诸热、利小肠也。色深坚实者，治奔豚、脐下热痛，此皆兼治之大段，泻肺热为专也。

（明·皇甫嵩《本草发明·卷之二·草部上》）

黄芩味苦，气平、寒，无毒，阴也，可升可降。轻薄者，入手太阴经；细实者，入手、足阳明经。中枯而飘者，泻肺火，消痰利气；细实而坚者，泻大肠火，养阴退热。中枯而飘者，除风湿清热于肌表；细实而坚者，滋化元退热于膀胱。黄芩苦寒，乃肺家本药。盖肺苦气上逆，急食苦以泻之。枯飘者名宿芩，入肺经，酒炒上行，主上部积血，而消膈上热痰。细实者名子芩，入大肠，除腹痛后重，而治下痢脓血。与芍药、甘草同用，又主安胎圣药，以清热降火故也。又得厚朴、黄连，止腹痛。得五味子、牡蒙、牡蛎，令人有子。得黄芪、白蔹、赤小豆，疗鼠瘘。缩砂安胎，治痛行气；黄芩安胎，降火下行。若血虚而胎不安者，阿胶主之。

（明·薛己《本草约言·卷之一草部一百三十四种》）

黄芩苦味枯飘者，泻肺除风热在肌，坚者大肠除热用，膀胱得助化源宜。

芩，金也；黄色，应秋金也。气寒，无毒。可升可降，阴也。入手太阴经。中空而烂者名腐肠，泻肺受火邪气逆，消膈上痰热及胃中湿热黄疸。中破而飘者名宿芩，泻肺痰火，利气，除时行风湿热邪在表、寒热往来。诸疮乳痈、背发疔肿火疡，用之排脓。一切上部实热痰热积血，假此降散。细实直而坚者名条芩，泻大肠火，逐水消谷，止热泻下痢脓血、腹痛后重，养阴退阳。细实圆而坚者名子芩，去膀胱热，滋化源，利小肠，治五淋小腹绞痛及女子血闭下血。又安胎者，由其能降上中二焦之火，使之下行也。故曰得厚朴、黄连止腹痛；得五味子、牡蒙、牡蛎令人有子；得黄芪、白蔹、赤小豆疗鼠瘘；得川芎调平心血，心平而热自退，血不妄行矣。酒炒上行，便炒下行，寻常生用。

（明·聂尚恒《医学汇函·十二卷本草分类·治热门》）

黄芩，属阴，体有枯有实，色黄，气和，味苦，性寒，能浮能降，力清热，性气与味俱厚，入肺、胃、大肠三经。

黄芩中枯者名枯芩，条细者名条芩，一品宜分两用。盖枯芩体轻主浮，专泻肺胃上焦之火，主治胸中逆气、膈上热痰、咳嗽喘急、目赤齿痛、吐衄失血、发斑发黄、痘疹疮毒，以其大能凉膈也；其条芩体重主降，专泻大肠下焦之火，主治大便闭结、小便淋浊、小腹急胀、肠红痢疾、血热崩中、胎漏下血、挟热腹痛、谵语狂言，以其大能清肠也。同枳实、紫朴能消谷食，因邪热不杀谷，以此清胃则谷易消；同柴胡退热，为柴胡散火之标，以此折火之本；同白术安胎，盖白术健脾，但胎坐中宫，气不运行，易生郁热，以此清气，胎动自安。用猪胆汁拌制，入厥阴肝经以清抑郁之火，止胎前疟，寒战振动，不使堕胎。

（明·贾所学撰，李延昰补订《药品化义·卷九·火药》）

黄芩用根。实者名子芩、条芩，空者名枯芩。味苦，气平。中枯而飘，泻肺火，利气消痰，除风热，清肌表之热；细实而坚者，泻大肠火，养阴退阳，滋益膀胱寒水之化源。上下之分，与枳实、枳壳同例，用之除痰，假其降火也。凡去上焦湿热，酒洗过。片芩泻肺火，须用桑白皮佐之。若肺虚者，多用则伤肺。同白术用为安胎圣药。俗谓性寒而不欲用，盖不知胎孕宜清热凉血，血不妄行乃能安胎。盖黄芩乃上、中二焦药，能降火下行，白术又补脾也。肺主气，热伤气，五臭入肺为腥。黄芩苦寒，能泻火，补气而利肺，治喉中腥臭。仲景治伤寒心下痞满，泻心汤，凡四方皆用之，以其主诸热利小肠故也。又太阳病，下之利不止，喘而汗出者，有葛根黄芩黄连汤。治少阴症，小柴胡汤。太阳少阳合病，下利，黄芩汤并用之。成无已《注伤寒论》云：柴胡、黄芩之苦，以发传邪之热。盖柴胡之退热，苦以发之，散火之标也；黄芩之退热，寒能胜热，折火之本也。若里无热症则不可用。

（清·王逊《药性纂要·卷二·草部·山草类》）

黄芩气平，禀天秋凉之金气，入手太阴肺经；味苦无毒，得地南方之火味，入手少阴心经。气味俱降，阴也。心者火脏也，十二官之君，诸热之主也；苦平清心，故主诸热。黄疸者，湿热乘脾之症也，脾为太阴湿土，土湿热，则本色现而发黄疸；黄芩苦平清肺，肺亦太阴，太阴湿热退，而脾疸亦平也。肺与大肠为表里，大肠湿热则肠澼泄痢；黄芩清肺，肺清则通调水道而湿热下逐，肠肺复其燥金之气，而泄痢愈矣。肺司水道，热则肺失清肃之令而水道不通，水因而蓄焉；黄芩清肺，则化气下及膀胱而水下逐矣。血闭者，实热在血分而经闭不通也；心主血，味苦清心，则能下泄，所以主之。恶疮疽蚀者，疮疽败坏溃腐而不收口也；火疡者，火伤疮也；皆心火有余而腐坏肺之皮毛也。苦平清心肺，所以主诸痛痒疮疡也。

（清·叶天士《本草经解·卷二·草部下》）

主诸热，黄疸，大肠经中之郁热。肠澼泄痢，大肠府中之郁热。逐水，水在肠中者。下血闭，血之在阳明者，使从大便出。恶疮疽蚀、火疡，阳明主肌肉，凡肌肉热毒等病，此皆除之。

此以形色为治。黄芩中空而色黄，为大肠之药，故能除肠胃诸热病。黄色属土、属脾，大肠属阳明燥金，而黄芩之黄属大肠，何也？盖胃与大肠为出纳水谷之道，皆统于脾，又金多借土之色以为色。

（清·徐大椿《神农本草经百种录·中品》）

黄芩旧根中空而枯者，名片芩，又名枯芩。新根内实者，名子芩，又名条芩。苦寒，入手太阴、少阳、阳明经气分。泻三焦实火，祛肌表邪热，利气郁，消膈痰，解喉腥，化斑疹，治疮疡，通肠闭，止热痛，凉血安胎。得黄芪、白蔹、赤小豆，治鼠瘘。得厚朴、川连，止腹痛。得白芍，治下痢。得桑白皮，泻肺火。得白术，安胎。得米醋浸，炙七次为末，水服，治吐衄，崩中下血。得酒炒，为末服，治灸疮出血。配人参为末，治小儿惊啼。配白芷、细茶，治眉眶痛。酒炒上行，生用下行。猪胆汁炒，泻肝胆火。片芩泻肺胃上焦之火，子芩泻大肠下焦之火。痘疹灌浆时、大肠无火、肺气虚弱、血虚胎动，皆禁用。

黄芩、山栀、甘菊、知母、麦冬、沙参、桑皮、地骨皮、花粉、紫菀，皆制肺金之火。盖肺本清肃之腑，最畏者唯火。故气热而欲泻之，桑皮、地骨皮之类；邪火而欲泄之，山栀、黄芩之类；金枯于火而欲泄之，沙参、麦冬之类；痰火而欲泄之，紫菀、花粉之类；木火侮金而欲泄之，甘菊、黄芩之类；肾火烁金而欲泄之，知母、地骨皮之类。其余各经之火皆能侵犯肺金，务在各祛其火，不治肺而肺无不治，勿得专用黄芩以治肺火。

（清·严洁、施雯、洪炜

《得配本草·卷二·草部山草类五十种》）

黄芩，味苦，气平，性寒，可升可降，阴中微阳，无毒。入肺经、大肠。退热除烦，泻膀胱之火，止赤痢，消赤眼，善安胎气，解伤寒郁蒸，润燥，益肺气。但可为臣使，而不可为君药。近人最喜用之，然亦必肺与大肠、膀胱之有火者用之始宜，否则，不可频用也。古人云黄芩乃安胎之圣药，亦因胎中有火，故用之于白术、归身、人参、熟地、杜仲之中，自然胎安。倘无火而寒虚胎动，正恐得黄芩而反助其寒，虽有参、归等药补气、补血、补阴，未必胎气之能固也，况不用参、归等药，欲望其安胎，万无是理矣。

或问黄芩清肺之品也，肺经之热必须用之，然亦有肺热用黄芩而转甚者，何也？曰：用黄芩以清肺热，此正治之法也。正治者，治肺经之实邪也。肺经有实邪，黄芩用之，可以解热；肺经有虚邪，黄芩用之，反足以增寒。盖实邪宜正治，而虚邪宜从治也。

或问黄芩举世用而无疑，与用知母、黄柏颇相同，乃先生止咎用知母、黄柏之误，而不咎用黄芩，何也？曰：黄芩亦非可久用之药，然其性寒而不大甚，但入于肺而不入于肾。世人上热多，而下热者实少，清上热，正所以救下寒也。虽多用久用亦有损于胃，然肾经未伤，本实不拨，一用温补，便易还原，其弊尚不至于杀人。若知母、黄柏泻肾中之火矣，肾火消亡，脾胃必无生气，下愈寒而上愈热，本欲救阴虚火动，谁知反愈增其火哉。下火无根，上火必灭，欲不成阴寒世界得乎。此用黄柏、知母之必宜辟也。

或问黄芩乃清肺之药，肺气热则肾水不能生，用黄芩以清肺金，正所以生肾水乎？曰：黄芩但能清肺中之金，安能生肾中之水？夫肺虽为肾经之母，肺处于上游，居高润下，理之常也，何以清金而不能生水？盖肺中之火乃邪火而非真火也，黄芩止清肺之邪火耳，邪火散而真水自生，安在不可下生肾水？不知肾水之生必得真火之养，黄芩能泻邪火而不能生真火，此所以不能生肾水也。予之取黄芩者，取其暂用以全金，非取其久用以益水。

或疑黄芩之寒凉不及黄柏、知母，以黄芩味轻而性又善散，吾子攻黄柏、知母宜也，并及黄芩，毋乃过乎？曰：黄芩之多用，祸不及黄柏、知母远甚，余未尝有过责之辞，独是攻击知母、黄柏在于黄芩门下而畅论之，似乎并及黄芩矣。谁知借黄芩以论黄柏、知母，意重在黄柏、知母也。见黄芩之不宜多用，益知黄柏、知母之不可重用矣。世重寒凉，病深肺腑，不如此，又何以救援哉。

（清·陈士铎《本草新编·卷之二》）

黄芩中品气味苦、平，无毒。主诸热黄疸，肠澼泄痢，逐水，下血闭，恶疮疽蚀，火疡。芩者，黔也，乃黄黑之色，谓其色黄黑也时珍。芩，金也，黄色应秋金也中立。秉天地清寒之气仲淳，气平而寒弘景，味苦。大抵气寒皆能除热，味苦皆能燥湿。色黄者，皆属于土。黄而明亮者，属于金修园。金多借土之色以为色也灵胎。首言诸热，是指其功之大概也。次即承以黄疸、肠澼泄痢，是就诸热之中举其病，于湿热而言也。次以逐水、下血闭，则其专于湿热明矣若金。恶疮疽蚀火疡，为肌肉之热毒隐庵，有彻内彻外之功士宗。至于其治，由热而化湿者，又疗风湿者，以其味苦寒而色黄，本由胃至肺之用，且黄中有绿，寓震坤相见妙理，合由胃至肺，而肝实达之。又虽胃资于肝，是在中土中而有风木之用，故谓能治表热，又曰除风热也。但治肺气之热有专功，而大肠则次之，清心、胃、胆则由肺而及矣若金。

（清·钱雅乐、钱敏捷、钱质和《汤液本草经雅正·卷一·山草部》）

黄芩苦入心脾，坚肠胃而性燥；寒行肝肺，除湿热之功多。质虚而空者为枯芩，上达可治心肺肌表之郁火；色青而坚者为条芩，下行能除肝胆肠内之阳邪。同白术可以安胎，火退则胎安之义；合白芍又堪止痢，热除有痢愈之机。惟条芩、子芩系新发之根，中实有心而兼青色。虽有治上、治下之不同，毕竟苦寒性燥之品伤脾败胃，非上、中有湿热邪火者不可乱用，况又有久而增气之说乎？黄芩之苦寒性燥，固与黄连相似。而黄连味厚，黄芩味薄；黄芩能入肝、肺，行肌表，黄连则不能。固所禀形色气质不同，故主治亦异耳。

（清·张秉成《本草便读·草部·山草类》）

人知黄芩为少阳药而不识其所以然，窃思其色青胜于黄，得甲胆之气，又中空似胆腑，气寒能清胆热。胆属少阳相火，相火者佐君而行其令者也，人赖此火以动作云为，故气分之热，少阳为多。治气热之药，亦唯黄芩为方中易见。

金以黄为贵而黄属土，黄有土金相兼之德，故黄芩亦入肺、胃与大肠，表里之热无不能解，本经所以主诸热黄疸、肠澼泄利也。黄连入心脾，而心脾皆主血。黄芩入胆、肺，而胆、肺皆主气。邹氏三偶之说，全然未当。即如黄芩汤，是用黄芩清少阳气热。其加芍药，亦非用以入血。本经黄连主肠澼腹痛，黄芩主肠澼不主腹痛。观仲圣黄芩汤、黄连汤之治，正相符合。盖腹痛为太阳病，或寒或热，必涉于血。黄连入脾清血热而兼入心胃，故治腹痛亦治肠澼。黄芩为胆经气药，能由肺达肠胃而不能入统血之脾，故治肠澼不治腹痛。洁古以为治脾湿者，未之详审也。

（清·周岩《本草思辨录·卷一》）

黄芩味苦性凉，中空，最善清肺经气分之热，由脾而下通三焦，达于膀胱以利小便。又善入脾胃清热，由胃而下及于肠，以治肠澼下利脓血。又善入肝胆清热，治少阳寒热往来。兼能调气，无论何脏腑，其气郁而作热者，皆能宣通之。又善清躯壳之热，凡热之伏藏于经络、散漫于腠理者，皆能消除之。治肺病、肝胆病、躯壳病，宜用枯芩；治肠胃病宜用条芩。究之，皆为黄芩，其功用原无甚差池也。其善清气分之热，可为黄芩独具之良能矣。

（张锡纯《医学衷中参西录·药物》）

黄　连

【本草原旨】

黄连，味苦寒。主热气，目痛，眦伤泣出，明目，肠澼，腹痛下利，妇人阴中肿痛。久服令人不忘。一名王连。生川谷。

（西汉《神农本草经·上经》）

【各家集注】

黄连微寒，无毒。主治五脏冷热，久下泄澼、脓血，止消渴、大惊，除水，利骨，调胃，厚肠，益胆，治口疮。

（南朝梁·陶弘景《名医别录·中品卷第二》）

黄连气寒味苦，泻心火，除脾胃中湿热，治烦躁恶心、郁热在中焦、兀兀欲吐、心下痞满必用药也。仲景治九种心下痞，五等泻心汤皆用之。《主治秘要》云：性寒味苦，气味俱厚，可升可降，阴中阳也。其用有五：泻心热一也，去上焦火二也，诸疮必用三也，去风湿四也，赤眼暴发五也。去须用。

（金·张元素《医学启源·卷之下·用药备旨》）

黄连气寒味苦，气薄味厚，无毒，沉也，阴也。手少阴药也。以姜汁炒用，则止呕吐，清心胃。且治一切时气，又解诸般热毒秽毒及肿毒疮疡、目疾之暴发者。盖黄连得姜汁制，则和其寒而性轻折，且少变其性，以引至热处，而使之驯化，正经所谓热因寒用是也。与木香同用，为腹痛下痢要药；与吴茱萸同用，乃吞吐酸水神方。同枳壳治血痔，同当归治眼疾。佐桂蜜，使心肾交于顷刻；入姜辛，疗心肺妙于须臾。欲上清头目口疮之类，酒炒为佳。欲泻肝胆之火，猪胆蒸之为妙，取其入下部而泻之也。欲解痘疮之毒，桔梗、麻黄汁炒之，取其达表而解之也。实火同朴硝，虚火用酽醋，痰火用姜汁，伏火用盐汤。米食积泻者，壁土炒之。赤眼暴发者，人乳浸之。东垣以为厚肠胃者，何也？盖肠胃为湿热所挠，而为痢为痛，得此苦寒之剂，则湿热去而痛止，则肠胃自厚矣。又曰与木香同用，治心下痞满并伏梁心积宜矣，若停食受寒及伤寒下早所使者，则不可用。又曰除肠中混杂之红宜矣，如阴虚下血及损脾而血不归脾者，概用之乎？又曰治五劳七情、定惊悸、止心腹痛，皆未分寒热而混言之，用者宜斟酌可也。

胡黄连疗劳热骨蒸，治伤寒咳嗽，温疟多热即解，久痢成疳竟除。补肝胆，劫目疼尤灵。理腰肾，敛阴汗最捷。大都苦先入心，入心则热燥，此剂虽云泻心，实泻脾土，盖子能令母实，实则泻其子也。中病即已，不可久服，久则反从火化，愈觉发热，故曰：芩连栀子，久服发热。此之谓也。反花猪肉。

（明·杜文燮《药鉴·卷二》）

苦先入心，火必就燥。黄连苦燥，乃入心经。虽云泻心实，泻脾脏为子能令母实，实则泻其子也。但久服之，反从火化，愈觉发热，不知有寒。故其功效唯初病气实热盛者，服之最良，而久病气虚发热，服之又反助其火也。

（明·陈嘉谟《本草蒙筌·卷之二·草部中》）

黄连味苦，气寒，味厚气薄，阴中阳也，无毒。入手少阴心经，善治心火；入足厥阴肝经，善治肝火；复入胃与大肠，能肥肠益胃，乃沉静之药也。是故惊悸怔忡、健忘恍惚而心火不宁，非此不治；痛痒疮疡、诸家失血而邪热有余，非此不凉。又有目痛赤肿、睛散荣热，乃肝之邪也；胁痛弦气、心下痞满，乃肝脾之邪也；呕逆恶心、吞吐酸苦，乃脾之邪也；气盛壅塞、关格不通，乃脾胃之邪也，非此剂不能治。七情聚而不散，六郁结而不舒，虽用二陈以清气可也，然无黄连之苦寒，则二陈独不能清。虚热有动于火也，阴极有变于阳也，用苦寒以黄连可也，然无温补之剂，则黄连独不能行。又云：大便不通，用之可以润肠而下利；小便热秘，用之可以清热而行便。亦谓退暑热而消蓄暑，其功专于泻火；清湿热而治疳热，其功在于苦寒。

（明·方谷《本草纂要·卷之一·草部上》）

黄连苦寒清心胃，目赤口疮胸痞滞，热呕热痢热毒疮，妇阴肿痛儿疳气。

黄，晃也，象日光色也；连珠而生，上草也。无毒。味厚气薄，阴中阳也，入手少阴经。火就燥也，然泻心实泻脾胃，子令母实。心火因脾湿热而盛，故目为中焦使。药酒浸炒，则上行头目口舌；姜汁炒，辛散冲热有功，消心下痞满、伏梁积、热郁中焦欲吐不吐、恶心嘈杂吞酸、惊悸健忘，或卒心痛、热呕热泻热痢、一切湿热形瘦气急、一切时行热毒暑毒、诸般恶毒秽毒、诸疮疡毒，俱以姜和其寒，而少变其性，不使热有牴牾也；生用，治实火斑狂烦渴；吴萸水炒，调胃厚肠，治冷热不调、久痢久泻、肠澼腹痛下血，益胆镇肝，止血行滞；黄土炒，治食积，安蛔虫，小儿疳病有虫好食泥土；盐水炒，治下焦伏火，妇人阴中肿痛。心去，疗下焦虚，坚肾。

（明·李梴《医学入门·卷之二·本草分类·治热门》）

黄连上品之下，君。气寒，味苦。气薄味厚。无毒。可升可降，阴也，阴中之阳。入手少阴经。

发明曰：黄连泻心火，又除脾家湿热，非有二也，盖苦以泻心实，所以泻脾，为子能令母实脾乃心之子也，实则泻其子，泻脾即所以泻心也。本草主口疮、诸疮肿毒，皆属心火乘脾土而生湿热为热毒，黄连能解毒也；又益胆，目痛眦伤泣出及小儿疳气、妇人阴中肿痛，皆属肝火，此能泻心火而肝胆之火自清。亦泻子之义。又消渴、烦躁恶心、郁热在中焦、呕吐、心下痞者，清心胃之火也。故仲景治九种痞、五等泻心汤皆用之。

云厚肠胃者，以肠胃为湿热所挠，为肠澼、下痢脓血、腹痛，得此苦寒泻湿热，则利止痛除，肠胃自厚矣。故脏连、香连等丸皆用之。宁神，定惊悸、健忘，以能泻心火也。故安神、定惊等丸皆用之。又主形瘦气急，以瘦人多火，气急由火升也。兼之安蛔，以味苦也。胃火上升作呕，须姜汁炒用，姜主呕，温胃也。解诸恶秽气，以姜汁炒能和其寒也。上清头目口疮，宜酒炒引上行；如下元热，宜生用。与木香用，消心下痞、肠中积滞；同吴茱萸炒，治肝火兼胁与小腹边痛。若胃中停食受寒，及伤寒下早致痞，俱不可用。除肠红因湿热者固宜，若阴虚下血及损脾血下者，俱禁用此。惟实热盛者宜服。若久病气虚内热者，服之反助火作热。盖苦先入心而化火，多服反从火化，久而增气故也。

（明·皇甫嵩《本草发明·卷之二·草部上》）

黄连治火毒中于心肝，目障目疼之圣药；驱湿热流于脾胃，便脓便血之灵根。平肠胃止呕吐，而安蛔虫；消胸腹之痞满，而解烦渴。疗疮疡，攻痔澼，妇人阴肿立瘳；袪食火，散胎毒，小儿疳积速愈。佐桂蜜而交心肾，入姜辛而疗心肺。醇酒炒以清头目，猪胆蒸以泻肝胆。桔梗麻黄汁炒，达表以解痘毒。盖心与小肠相为表里，心火泻则便水自通，小便通而肠胃自厚。

胡黄连除湿热，所以去阴汗；清风热，所以定惊痫。久痢成疳，并腰肾伏热同治；骨蒸温疟，与伤寒咳嗽俱迁。

（明·蒋仪《药镜·卷四·寒部》）

黄连禀天地清寒之气以生，故气味苦寒而无毒。味厚于气，味苦而厚，阴也，宜其下泄，欲使上行须加引导。入手少阴、阳明，足少阳、厥阴，足阳明、太阴。为病酒之仙药，滞下之神草。

（明·缪希雍《神农本草经疏·卷七草部上品之下》）

黄连治诸火邪，依各制炒：在上醇酒炒；在下童便炒；实火朴硝；虚火酽醋；痰火姜汁；伏火下焦盐汤；气滞同吴茱萸；血瘕拌干漆末；食积泻陈壁土炒；肝胆火盛欲吐，必求猪胆汁炒。又为血药中使。

（明·杨崇魁《本草真诠·卷之下·一集·寒性药品》）

黄连味大苦，气大寒。味厚气薄，沉也，降也，降中微升，阴中微阳。专治诸火，火在上，炒以酒；火在下，炒以童便。火而呕者炒以姜汁；火而伏者炒以盐汤。同吴茱萸炒，可以止火痛；同陈壁土炒，可止热泻。同枳实用，可消火胀；同天花粉用，能解烦渴。同木香丸，和火滞下痢腹痛；同吴茱萸丸，治胃热吐吞酸水。总之，其性大寒，故惟平肝凉血、肃胃清肠、凉胆、止惊痫、泻心除痞满。上可治吐血、衄血，下可治肠便红。疗妇人阴户肿痛，除湿热郁热，善治火眼，亦消痔漏。

（明·张介宾《景岳全书·卷之四十八大集·本草正上·山草部》）

黄连味苦，气寒，无毒，阴也，降也，入手少阴经。泻心火，消心下痞满之疾；主肠澼，除胃中混杂之红。治目疾暴发宜用，疗疮疡首尾俱同。得酒性之浮，除上热而有效；假姜汁之辛，开热郁而有功。味苦性寒，以姜汁炒用则止呕、清心、清胃，且治一切时气，又解诸般恶毒。盖以姜汁炒，则和其寒而性轻，抑且小变其性，以引至热处，而使之驯化，不使其有牴牾之患也。其如欲上清头目、口疮之类，酒炒尤佳。如欲去下元之热，生用亦可。或谓治消中、涤暑、治烦躁、疗疮疡，皆以其清心、清胃也。又谓厚肠胃，盖肠胃为湿热所扰，而为痢为痛，得此苦寒之剂，则湿热除而痛去，脾胃自是而厚矣，非谓药有厚肠胃也。苟或中有虚寒作泻者，不可误用。又与木香同用，消心下痞满。同吴茱萸炒，治肝火兼胁与小腹边痛。其伏梁心积，当此少用之。如停食受寒及伤寒早下所致者，其可用此固冷之剂哉！又入少阴经，性苦燥，故入心，火就燥也。然泻心火，又除脾家湿热，非有二也。盖苦以泻心，实所以泻脾，为子能令母实，实则泻其子，泻脾即所以泻心也。又苦入心，寒除热，大黄、黄连之苦以导泻心下之虚热。

（明·薛己《本草约言·卷之一草部一百三十四种》）

黄连，属阴，体干，色黄，气和，味大苦，性寒而清，能浮，能降，力泻心火，性气薄而味厚，入心、脾、肝、胆、胃、大肠六经。

黄连味苦，苦能燥湿而去垢；性寒，寒能胜热而不滞。善理心脾之火，凡口疮牙疼、耳鸣目痛、烦躁恶心、中焦郁热、呕吐痞闷、肠癖下痢、小儿疳积、伤寒吐蛔、诸痛疮疡，皆不可缺。入香连丸祛肠中积滞，有厚肠之功；入吴茱丸除吞吐酸水，有清胃之力。此皆一寒一热，阴阳相济，最得制方之妙。若姜制以和其寒，少变其性，引至热所，不至牴牾，则能止呕；酒炒引上，以清头目；猪胆拌炒，泻肝胆火；单炒黑，用脾虚热泻，独为妙剂；生用痈肿，解毒尤其所宜。但胃中停食，及胃虚作呕、伤寒下早致痞，皆宜禁用。

（明·贾所学撰，李延昰补订《药品化义·卷九·火药》）

大凡苦寒之药，多在中品、下品，唯黄连列于上品者，阴中有阳，能济君火而养神也。后世不能效上古之预备，因加炮制以助其力，如黄连水浸、附子火炮，即助寒水君火之火。后人不体经义，反以火炒黄连、尿煮附子，寒者热之，热者寒之，是制也，非制也。

（清·张志聪《本草崇原·卷上本经上品》）

黄连入手少阴心经，为治火之主药。治本脏之火则生用之，治肝胆之实火则以猪胆汁浸炒，治中焦之火则以姜汁炒，治下焦之火则以盐水或朴硝炒，治气分湿热之火则以茱萸汤浸炒，治血分块中伏火则以干漆水炒，治食积之火则以黄土炒。诸法不独为之引导，盖辛热能制苦寒，咸寒能制燥性也。味苦，气寒，入手少阴而清心火。诸痛痒疮疡，皆属心火。凡诸疮宜以黄连、当归为君，甘草、黄芩为佐。宿食不消，心下痞满，须用黄连、枳实。风热眼赤，暴发肿痛，宜黄连、当归煎汤热洗，用之神效。若眼疾是血脉凝滞使然，故以行血药合黄连治之，血得热则行，故乘热洗也。蛔厥不安者须用黄连、黄柏。热在胃则生蛔，蛔得甘则动，得苦则安也。治消渴用酒蒸黄连，治伏暑用酒煮黄连，治下血用黄连、大蒜，治肝火用黄连、茱萸，治口疮用黄连、细辛，皆是一冷一热，一阴一阳，寒因热用，热因寒用，最得制方之妙，所以有成功而无偏胜之害也。

胡黄连用根。味苦，气平，入肝、胆二经。治骨蒸劳热，小儿久痢成疳，惊痫寒热，去果子积。

（清·王逊《药性纂要·卷二·草部·山草类》）

黄连气寒，禀天冬寒之水气，入足少阴肾经；味苦无毒，得地南方之火味，入手少阴心经。气味俱降，阴也。

其主热气目痛者，心主火，火气热，心病舍肝，肝开窍于目也；黄连苦寒，所以清火也。手少阴之正，出于面，合目内眦，手少阴为心火，火盛则心系急而泪出，眦伤泪出皆心火也；黄连清心，所以主之。实则泻其子，心者肝木之子也，清心则肝邪泻，所以明目也。大肠为庚金之腑，心火乘之，则津液化成脓血，痛而下痢矣；其主之者，寒以清火，苦以泄热也。北方黑色，入通于肾，开窍于二阴，妇人阴中乃肾窍也，热胜则肿，肿痛者火盛也；黄连入肾，寒苦清火，所以主之。其久服令人不忘者，入心清火，火清则心明，能记忆也。

（清·叶天士《本草经解·卷二·草部下》）

黄连，景岳曰：人之脾胃，所以盛载万物，发生万物，本象地而属土，土暖则气行而燥，土寒则气凝而湿。土暖其气熏蒸而湿润，土寒则气凝冰坚、土裂而燥，独不见冬月天寒地冻、水泉不流、地上干燥而裂矣，此至理也，何景岳反言之？景岳将药性之理翻新变乱而责河间，以私意而乱正理，可谓医中之贼。独因陶弘景《别录》中有调胃厚肠之一言，而刘河间复证之曰诸苦寒药多泄，惟黄连、黄柏性冷而燥，因致后世视为奇见。弘景本《内经》之言：脾苦湿，急食苦以燥之。黄连之去湿热、厚肠胃而止泻痢，此《内经》之义。又云肾欲坚，急食苦以坚之，用苦补之，故用黄柏之苦以坚肾补肾，亦是《内经》之义，非杜撰立言。景岳好奇立说，将《内经》之言为虚文，以己意翻前人之案，恶极！不知黄连、黄柏之燥，于何见之？于《内经》见之。虽曰黄连治痢亦有效者，仍有效者，不必其悖理惑人。然必其素禀阳脏，或纵口腹湿热为痢者，乃其所宜。且凡以纵肆不节而血气强者，即或误用，未必杀人，久之邪去亦必渐愈，而归功黄连，何不可也？总之要辨河间用连之非，虽愈亦非连之功。此外则凡以元气素弱，伤脾患痢，或无火邪而寒湿动脾者，若妄用黄连，则脾肾日败，百无一生。余为此言，而人有未必信者，多以苦燥二字有未明耳。未明《内经》

苦燥之义而罪河间，然河间遇虚寒之痢，断不偏执而用苦寒。

（清·叶天士《景岳全书发挥·卷四·本草正·山草部》）

主热气，除热在气分者。目痛眦伤泪出、明目，除湿热在上之病。肠澼、腹痛下痢，除湿热在中之病。妇人阴中肿痛，除湿热在下之病。久服，令人不忘。苦入心，能补心也。

苦味属火，其性皆热，此固常理。黄连至苦而反至寒，则得火之味与水之性者也，故能除水火相乱之病。水火相乱者，湿热是也。凡药能去湿者必增热，能除热者必不能去湿，惟黄连能以苦燥湿，以寒除热，一举两得，莫神于此。心属火，寒胜火，则黄连宜为泻心之药，而反能补心，何也？盖苦为火之正味，乃以味补之也。若心家有邪火，则此亦能泻之，而真火反得宁，是泻之即所以补之也。苦之极者，其性反寒，即《内经》亢害承制之义，所谓火盛之极反兼水化也。

（清·徐大椿《神农本草经百种录·上品》）

黄连泻火燥湿，大苦、大寒。凡治血，防风为上部之使，黄连为中部之使，地榆为下部之使。治心火生用，肝胆火猪胆汁炒，上焦火酒炒，中焦火姜汁炒，下焦火盐水炒，或童便炒。食积火黄土炒，湿热在气分吴茱汤炒，在血分醋炒。

（清·吴仪洛《本草从新·卷一上·草部·山草类》）

黄连味苦，性寒无毒，气味俱厚，可升可降，阴中阳也。入手少阴，善治心火；入足厥阴，善治肝火；入胃与大肠，能厚肠胃。乃阴寒、沉静、清肃之药也。属火盛内热之症，非此不能治之。大便不通可以润肠而通利，小便热秘可以清热而行便。又能退伏热而消蓄暑，清湿热而治疳热。痰火之症，剂用二陈，少加黄连；伤寒之症，剂用理中，亦加姜连；治火之症，剂用黄连，加以芩栀；治郁之症，剂用炒栀，可加萸连。

若元虚之人，苦寒有不能投，姜制可也；阴分之病，苦寒或不能纳，微炒可也。

（清·佚名《灵兰社稿·锦囊药性赋卷一·清凉之剂》）

黄连气味俱厚，可升可降，阴中阳也，入手少阴经。其用有六：泻心脏火，一也；去中焦湿热，二也；诸疮必用，三也；去风湿，四也；赤眼暴发，五也；止中部见血，六也。火分之病，皆以黄连为主，不但泻心火而与芩、柏例比也。

（清·王翃《握灵本草·卷之二·草部上》）

川黄连大苦大寒，入手少阴经气分。泻心脾，凉肝胆，清三焦，解热毒，燥湿开郁，治心窍恶血、阳毒发狂、惊悸烦躁、恶心痞满、吞酸吐酸、心腹诸痛、肠澼泻痢、疳疾虫症、痈疽疮疥、暴赤目痛、牙疳口疮、孕妇腹中儿啼、胎惊子烦、阴户肿痛。得木香，治热滞。得枳壳，治痔疮。得肉桂，使心肾相交。得吴茱萸，治挟热下痢。得白芍，泻脾火。得石膏，泻胃火。得知母，泻肾火。得黄芩，泻肺火。得木通，泻小肠火。得川柏，泻膀胱火。得槐米，泻大肠火。得山栀，泻三焦火。配煨独头蒜，治脏毒下血。配川椒，安蛔虫。配芦荟末，蜜汤服，治小儿疳疾。加蟾炭等分、青黛减半、麝香少许，搽走马牙疳。配茯苓，去湿热，治白淫。佐龙胆草，泻肝胆火。佐积实，消痞气火胀。佐花粉，解烦渴。使细辛，治口疮，止下血。各经泻火药得川连，其力愈猛。

泻心火，生用。火在上，酒炒。火在下，童便炒。火在中，姜汁炒。伏火，盐水炒。火在气分而痛，吴茱萸拌炒。食积成火，黄土炒。止泻，壁土炒。肝胆火，醋炒，或胆汁炒。热结于下，朴硝拌炒。血中伏火，干漆拌炒。虚热妄用，必致格阳。久服反化为热，不可食猪肉，恐令人作泻。

邪火横逆，非至苦至寒之品不能退其热势。然发热初起，邪火正欲攻击而出，投川连遏抑其火，则邪将盘结而不散，致内伤气血，热邪愈炎，所谓寒之益热也。又热久阴气大伤，胃液干枯，宜急救胃阴以制阳火，凉润之剂在所必需。若用苦燥者治其热，则愈燥而愈热。盖苦以降气，气降则阴不生。燥以耗血，血亡则津益竭。由是畏火起，与邪火交相攻击，其毙也，可立而待。

（清·严洁、施雯、洪炜《得配本草·卷二·草部山草类五十种》）

黄连味苦，性寒，无毒。禀天地清寒之气以生。可升可降，阴中阳也。入心经，兼入肝、胆、脾、胃、大肠五经。为清火除湿之品。胡黄连味苦，性寒，无毒。得天地清肃阴寒之气以生。降也，阴也。入肺、胃二经。为清湿除热之品。

（清·沈金鳌《要药分剂·卷六·泻剂上》）

黄连，味苦，寒，可升可降，阴也，无毒。入心与胞络。最泻火，亦能入肝。大约同引经之药俱能入之，而入心，尤专经也。止吐利吞酸，善解口渴。治火眼甚神，能安心，止梦遗，定狂躁，除痞满，去妇人阴户作肿。治小儿食土作疳，解暑热、湿热、郁热，实有专功。但亦臣使之药，而不可以为君，宜少用，而不宜多用，可治实热，而不可治虚热也。盖虚火宜补，则实火宜泻。以黄连泻火者，正治也；以肉桂治火者，从治也。故黄连、肉桂，寒热实相反，似乎不可并用，而实有并用而成功者。盖黄连入心，肉桂入肾也。凡人日夜之间，必心肾两交，而后水火始得既济，火水两分，而心肾不交矣。心不交于肾，则日不能寐；肾不交于心，则夜不能寐矣。黄连与肉桂同用，则心肾交于顷刻，又何梦之不安乎。

或问黄连止痢而厚肠胃，吾子略而不谈，何也？曰：此从前本草各书无不载之，无俟再言也。然而予之不谈者，又自有在。盖黄连非治痢之物、泻火之品也。痢疾湿热，用黄连性燥而凉，以解湿而除热似矣。殊不知黄连独用以治痢，而痢益甚，用之于人参之中，治噤口之痢最神，用之于白芍、当归之中，治红赤之痢最效，可借之以泻火，而非用之以止痢，予所以但言其泻火耳。况上文曾言止吐利吞酸，利即痢也，又未尝不合言之矣。至于厚肠胃之说，说者谓泻利日久，下多亡阴，刮去脂膜，肠胃必薄矣，黄连既止泻利，则肠胃之薄者可以重厚。嗟乎！此臆度之语，而非东垣之说也。夫黄连性燥而寒凉，可以暂用而不可久用。肠胃之脂膜既伤，安得一时遽厚哉？夫胃薄者，由于气血之衰；而肠薄者，由于精水之耗。黄连但能泻火，而不能生气血、精水，吾不知所谓厚者何以厚也。

或疑世人用黄连不比用黄柏、知母，先生辟黄柏、知母，何必于论黄连之后，而大张其文澜哉？嗟乎！是有说焉，不可不辨也。夫人生于火，不闻生于寒也。以泻火为生，必变生为死矣。从来脾胃喜温而不喜寒，用寒凉降火，虽降肾火也，然胃为肾之关门，肾寒则胃寒，胃寒则脾亦寒。脾胃既寒，又何以蒸腐水谷哉。下不能消，则上必至于不能受，上下交困，不死何待乎。又肺金之气必夜归于肾之中，肾火沸腾，则肺气不能归矣。然补其肾水而益其肺金，则肾足而肺气可复归于肾。倘肾寒则肾火不归，势必上腾于肺，而又因肾之寒不敢归于下，则肺且变热，而咳嗽之症生。肺热而肾寒，不死又何待乎。慨自虚火实火、正火邪火、君火相火之不明，所以治火之错也。夫黄连，泻实火也，补正火也，安君火也，不先将黄连之义罄加阐扬，则虚火、邪火、相火之道终不明于天下。吾所以于黄连门中痛攻黄柏、知母，使天下后世知治火之药不可乱用寒凉，实救其源也。

（清·陈士铎《本草新编·卷之二》）

黄连气寒，禀天冬寒之水气，入足少阴肾；味苦无毒，得地南方之火味，入手少阴心。气水而味火，一物同具，故能除水火相乱而为湿热之病。其云主热气者，除一切气分之热也。目痛、眦伤、泪出、不明，皆湿热在上之病；肠澼、腹痛、下利，皆湿热在中之病；妇人阴中肿痛，为湿热在下之病。黄连除湿热，所以主之。久服令人不忘者，苦入心即能补心也。然苦为火之本味，以其味之苦而补之，而寒能胜火，即以其气之寒而泻之，千古唯仲景得本经之秘。《金匮》治心气不足而吐血者，取之以补心；《伤寒》治寒热互结心下而痞满者，取之以泻心；厥阴之热气撞心者，合以乌梅；下利后重者，合以白头翁等法，真信而好古之圣人也。

（清·陈念祖《神农本草经读·卷一·上品》）

黄连清心火，为安危定乱之品，同瓜蒌、枳实泄胸痞如神。又为热痢要药，凡热邪入血分，非此不除。炒用厚肠胃，酒炒兼泻肺火。《温疫论》言其守而不走，亦与大黄对峙而言，泄痞何尝不走，惟不能逐有形之邪耳。苦从火化，久服反能生热，惟胸中有火、血分有热相宜，否则须佐补药，方为无弊。如同人参治噤口重痢，入六味汤治牙宣出血之类，其用不可枚举。

（清·黄凯钧《友渔斋医话·药笼小品一卷》）

黄连大苦大寒，治一切火证。酒炒泻上火，便炒泻下火，姜炒止火呕，盐炒除伏火，茱萸炒止火痛，壁土炒止火泻。同枳实消火胀，同花粉解渴烦，同木香行火滞及腹痛热痢，同茱萸治肝火吞酸胁痛。凡病因火而致者皆治之，假热无犯。

胡黄连大苦大寒，同于黄连。尤善凉肝明目，治骨蒸劳热、小儿肝热惊痫。浸人乳可点眼。

（清·张德裕《本草正义·卷下·苦寒类》）

黄连中品气味苦、寒，无毒。主热气，目痛眦伤泣出，明目，肠澼腹痛下利，妇人阴中肿痛。其根连珠弘景，有节色黄，中土之形制，心用之药也复。气水而味火，一物同具修园，而色象俱归中土，盖寒水不假黄婆，则何以得交于火？此天然妙理，离中裕坎，丁壬有合也若金。至苦而反至寒，能除水火相乱之病，水火相乱者，湿热是也灵胎。本寒水之化以入心，故能凉血若金、宁神嵩、泻心火也洁古。抑心之用，莫先于中土，而治热之郁，郁而化湿者，亦莫先于中土，正对待以奏功也若金。主热气者，水滋其火，阴济其阳也隐庵。目病泪出，皆湿热在上之病；肠澼下利修园、吞吐酸水，皆湿热在中之病嵩；妇人阴中肿痛，为湿热在下之病修园。苦能燥湿，寒能除热守真，降胃火之上冲孟英，莫神于此灵胎。为酒病之仙药仲淳。苦寒之剂，中病即止，久而不已，心火偏胜则热，所谓久而增气，物化之常也石顽。

胡黄连《开宝》，秉清肃阴寒之气仲淳，大伐脏腑、骨节、髓中邪热石顽，而疗小儿疳疾、祛果子积丹溪更有专功若金。皆伐肝肾邪气，与川者则效长于木土之交病。观先哲言补肝胆，其义可思若金。

（清·钱雅乐、钱敏捷、钱质和
《汤液本草经雅正·卷一·山草部》）

黄连味苦性寒，体阴质燥。能化心脾湿热，蕴留之痞满全消；可除痢疫虫疮，黏腻之热邪悉去。伏梁成积，可破可宣；目赤攀睛，能清能降。瘀郁火邪均解退，口疳鼻䶑尽蠲除。黄连，味极苦，性极寒，质极燥，专入心、脾。清有余之实火，而化湿邪。治上焦则酒炒，治中焦则姜汁炒，治下焦以盐水炒。欲其治何脏腑之湿火，则加各经引导之药。然苦降之性为多，即其治痢、治目、治痞等法，非有湿热实火者不可轻用。出川中雅州者更胜，气味俱厚。惟心、脾有湿热、瘀积者为宜。不特阳虚当禁，即阴虚有火邪者亦不宜用，恐苦燥之气反助火化耳。

胡黄连沉寒入肝胆有功，治湿热稽留、小儿疳积；苦燥与川连相似，理伤寒劳复，男子黄瘅。胡黄连，从胡地来，其性与川连相似，而苦寒无川连之盛。古人虽称其入肝、胆二经，然苦寒之品断无不及于心、脾者。观其治小儿疳热、大人劳复、黄疸等病，非脾之湿热而何？故用药不可执泥也。大抵川连之与胡黄连，亦如柴胡之与银柴胡。故银柴胡、胡黄连二物，每每并用。胡黄连其根外黄中黑，与黄连之纯黄者不同。故此入肝、胆之功，较川连为尤胜也。

（清·张秉成《本草便读·草部·山草类》）

本经黄连主腹痛，黄芩不主腹痛，显以黄连为足太阴药。《金匮》小柴胡汤腹中痛去黄芩，黄连汤腹中痛不去黄连，正与本经适合。然黄连汤是以干姜、人参治腹痛，黄连、半夏治呕吐，呕吐为胃病，而胃热必侵其脾，故腹痛亦非纯寒之证，兼有借于黄连。黄连所以标方名者，以病由胃中有邪气，明黄连之所独擅也。

诸泻心汤，大黄、黄芩或用或否，黄连则无不用。心痞固非黄连不治，与干姜并用，则为除胃热之心痞，倚任之重，厥由于是。乃大黄黄连泻心汤、附子泻心汤，名为泻心而加以大黄荡实，几令人疑，然而毋庸置疑也。二物同能泻心，同能除胃热。唯黄连燥而不走，协大黄则走。渍以麻沸汤而不煎，且须臾绞汁，不使药力得尽，正是攻风痞之妙法。他处用以荡实者，曾有是乎？尤在泾云：阳经之寒变为热，则归于气；阴经之寒变为热，则归于血。阳经之热，或有归于血者；阴经之热，则必不归于气。此即阴经之寒变热而以血药泄热者所谓气痞，盖血中之气也。心下若按之不濡，脉若不浮，不得谓之气痞，必不药渍而不煎。脉浮在关上，又即胃热用大黄、黄连之所以然。是方与论固两相针对矣。至附子泻心汤，寒热互治，人所易晓，独又加黄芩何耶？盖附子气药，浮中沉无所不至，刘河间所谓乌、附气暴能冲开道路者。以大黄、黄连攻痞而下泄，附子扶阳而上行，譬之剿匪，夹击之后，难保无有余匪之窜逸者，加黄芩所以除气热之由夹击而致者也。凡仲圣方计虑之周，类多如是，何见及者之鲜哉。

以大黄辅黄连之不逮，推其法以治滞下，变渍为煎，亦属大妙。张洁古制芍药汤，用黄连、木香于芍药、大黄之中，颇得仲圣之意。《直指》之香连丸则少逊矣，盖黄连苦燥，木香苦温，皆气味俱厚，二物并用，未足以相济而不免于实肠。刘氏甚赞此方，谓气虚而有热者，舍寒凉无以为治，但寒凉必益其虚，和以木香，则寒凉更得奏功。窃谓木香固能调气，然不能调气虚有热之气。即寒凉药，黄连与大黄亦殊不同，缪氏论木香云肺虚有热者慎毋犯之，刘氏何不审之甚。

昔人以芍药治腹痛为土中泻木，余主邹氏破阴结之说，独谓以木疏土。若黄连治腹痛，真乃土中泻木矣。夫肝与胆为表里，热必属胆，寒必属肝，热而不上冲，则为肝阳乘脾，腹乃作痛。左金丸治胁痛之方也，而以治腹痛极效，抑青丸亦然。一以吴茱萸一两，佐黄连六两，一以吴茱萸汤浸黄连一宿。盖肝主疏泄，二味合用，使肝热下泄而脾土得安，此固为土中泻木矣。即就黄连思之，黄为燥金，苦能达下，亦具有制木之义。第以吴茱萸佐之，更开其去路耳。

黄连之用见于仲圣方者，黄连阿胶汤、泻心汤，治心也；五泻心汤、黄连汤、干姜黄连黄芩人参汤，治胃也；黄连粉，治脾也；乌梅丸，治肝也；白头翁汤、葛根黄芩黄连汤，治肠也。其制剂之道，或配以大黄、芍药之泄，或配半夏、栝楼实之宣，或配以干姜、附子之温，或配以阿胶、鸡子黄之濡，或配以人参、甘草之补，因证制宜，所以能收苦燥之益而无苦燥之弊也。

（清·周岩《本草思辨录·卷一》）

黄连味大苦，性寒而燥。为苦为火之味，燥为火之性，故善入心以清热，心中之热清，则上焦之热皆清。其色纯黄，能入脾胃以除实热，使之进食，更由胃及肠，治肠澼下利脓血。为其性凉而燥，故治湿热郁于心下作痞满，女子阴中因湿热生炎溃烂。

（张锡纯《医学衷中参西录·药物》）

黄　柏

【本草原旨】

蘖木，味苦寒。主五脏、肠胃中结气热，黄疸，肠痔，止泄利，女子漏下赤白，阴阳蚀疮。一名檀桓。生山谷。

（西汉《神农本草经·上经》）

【各家集注】

黄蘗气寒味苦，治肾水膀胱不足，诸痿厥，腰脚无力，于黄芪汤中少加用之，使两足膝中气力涌出，痿软即时去矣。蜜炒此一味，为细末，治口疮如神，瘫痪必用之药也。《主治秘要》云：性寒味苦，气味俱厚，沉而降，阴也。其用有六：泻膀胱龙火一也；利小便热结二也；除下焦湿肿三也；治痢先见血四也；去脐下痛五也；补肾气不足，壮骨髓六也。二制则治上焦，单制则治中焦，不制则治下焦也。又云：苦厚微辛，阴中之阳，泻膀胱，利下窍。去皮用。

（金·张元素《医学启源·卷之下·用药备旨》）

黄柏气寒味苦，气味俱厚，无毒，沉也，阴也。盐水炒之，走少阴而泻肾火也。后人以为补肾者，误矣。盖肾家火旺，及两尺脉盛，而为身热目疼喉痹诸疾者，用之泻火，则肾亦坚固而无狂荡之患也，岂诚有补益之功哉？故肾家无火，及两尺脉微弱者，皆不宜用。若佐四物汤入鹿角胶用之，一则以生水，一则以泻火，是补其不足而去其有余，此天一生水之妙剂也，乳制为佳。佐黄芪，入牛膝，使足膝气力涌出，痿蹶即瘥。同苍术、独活，又能除腰膝以下至足分之风湿肿痛痈疽也。佐泽泻、茯苓，又能利小便之赤滞。解毒汤用之，取其引热毒下从膀胱经出也。与破故纸同用，治血崩大有奇功。与生蜂蜜同用，敷口疮极有神效。又治上焦实热，多制为良，取其缓也。中焦实热，单制为良，取其缓在中也。下焦实热，不制为良，取其速下也。或佐以三焦之药，亦无不可。

（明·杜文燮《药鉴·卷二》）

黄柏味苦微辛，气寒，阴中之阳，降也，无毒。入足少阴肾经，泻阴中之火；复入太阳膀胱，清下焦之湿，须用盐酒炒之。凡湿热不清，或腿足沉重步履艰难，胫膝疼痛，用此能清湿热也；凡阴火攻冲，或骨蒸劳热小腹作痛，用此能滋阴火也。若夫诸疮收敛，黄柏有长肌之功；诸疮疼痛，黄柏有止痛之验，皆因泻阴中之火以调血中之气也。是以阴虚不足，痿痹不行，非此不能济阴以健步；龙雷之火妄动于中，非此不能降火以益阴。又如下焦之火攻冲胃脘，哕因蛔出，是皆湿热之所致也，吾见黄柏可以清之；小便黄赤，大便干燥，亦皆内热之蕴蓄也，吾见黄柏可以除之。夫惟家秘之法，因其味苦以之而利下焦之湿，因其气寒以之而降下焦之火。设或血分之疼用之酒炒固妙，骨间之痛用之盐制若神。至于湿热不清而周身攻痛，瘫痪痿痓而动难挽仰，以此剂微炒可也；小腹急疾而癃闭淋沥，下焦蕴湿而小便带浊，以此剂生用可也；脚气攻冲而呕逆恶心，阴虚血弱而火起于足，以此剂盐酒炒令褐色，亦莫可加者也。治者识诸。

（明·方谷《本草纂要·卷之三·木部上》）

黄柏味苦微辛，气寒，阴中微阳，降也，善降三焦之火。制各以类，但其性多沉，尤专肝肾，故曰足少阴本经、足太阳、厥阴之引经也。清胃火、呕哕、蛔虫，除伏火、骨蒸、烦热，去肠风、热痢、下血，逐二便邪火结淋。上可解热渴口疮，喉痹痈疡；下可去足膝湿热，疼痛痿躄。此其性寒润降，去火最速。

（明·张介宾《景岳全书·卷之四十九大集·本草正下·竹木部》）

黄柏味苦、微辛，气寒，无毒，阴也，降也，足少阴、太阳药也。泻下焦隐伏之龙火，安上出虚哕之蛔虫，脐下痛单制而能除，肾不足生用而能补，痿厥除湿药不可缺。

（明·薛己《本草约言·卷之二木部五十六种》）

黄柏，属阴中有微阳，体皮干，色黄，气和，味大苦，性寒，能降，力清肾火，性气与味俱厚而燥，入肾与膀胱二经。黄柏树高数丈，其皮从上直下，味苦入骨，是以降火能自顶至踵，沦肤彻髓，无不周到。专泻肾与膀胱之火，盖肾属寒水，水少则渐消涸，竭则变热，若气从脐下起者，阴火也。《内经》曰：肾欲坚，以苦坚之。坚即为补。丹溪以此一味名大补丸。用盐水制，使盐以入肾，主降阴火，以救肾水；用蜜汤拌炒，取其恋膈而不骤下，治五心烦热、目痛口疮诸症。单炒褐色，治肠红痔漏、遗精白浊、湿热黄疸，及膀胱热、脐腹内痛，凡属相火用此抑之，肾自坚固，而无狂荡之患。因味苦能走骨，能沉下，用酒拌炒，四物汤调服，领入血分，治四肢骨节走痛、足膝酸疼无力、遍身恶疮，及脚气攻冲、呕逆恶心、阴虚血热、火起于足者。盖此一味名潜行散，能泻阴中之火，亦能安蛔虫，以苦降之之义也。

（明·贾所学撰，李延昰补订《药品化义·卷九·火药》）

黄柏气寒，禀天冬寒之水气，入足少阴肾经；味苦无毒，得地南方之火味，入手少阴心经。气味俱降，阴也。

五脏六腑，心为君主，心属火，结热，火气结也；味苦泄热，主之。黄疸，胃经湿热之证；肠痔，大肠火结之病；泄痢，大肠湿热之证。其主之者，黄柏入肾，肾者胃之关，大肠肾所主也，气寒能清，味苦能燥，故治以上诸症也。漏下赤白，胎漏下血及赤白带也，一因血热妄行，一因湿热下注；黄柏入肾，寒能清热，苦可燥湿，所以主之。阴阳蚀疮，阴户伤蚀成疮也。诸疮皆属心火，其主之者，苦寒泻火也。

（清·叶天士《本草经解·卷三·木部》）

黄柏极黄，得金之色，故能清热。其味极苦，苦属火，则又能燥湿。凡燥者未有不热，而寒者未有不湿，惟黄柏于清热之中而兼燥湿之效。盖黄色属金，阳明为燥金，故其治皆除阳明湿热之疾，气类相感也。

（清·徐大椿《神农本草经百种录·上品》）

川黄柏苦、寒，入足少阴经血分。泻下焦隐伏之火，除脏腑至阴之湿，溲便癃闭，水泻血痢，由湿热致者，宜此治之。得肉桂，治咽痛。配知母，降肺火。佐苍术，治湿痿。使细辛，泻脬火。治上酒制，治中蜜炙，治下盐水制。止崩带炒炭，涂疮乳调。脾胃虚泻、尺脉细弱，二者禁用。川柏补水，以其能清自下泛上之阴火，火清则水得坚凝，不补而补也。盖阴中邪火本非命门之真火，不妨用苦寒者除之。若肾中之真水不足，水中之真火虚浮于上，宜用二地以滋之，水足火自归藏也。如误投知、柏，水愈燥而火愈炎，反成孤阳飞越，莫可救矣。

又曰：命门之火安其位，为生生之少火，出其位即为烁阴食气之壮火，是畏火也，非急除之不可，川柏、丹皮在所必需。然少火出位，失水之源，用川柏之苦燥不若丹皮之辛润，为无伤于真阴也。

（清·严洁、施雯、洪炜《得配本草·卷七·木部乔木类二十七种》）

黄柏，味苦、微辛，气寒，阴中之阴，降也。无毒。乃足少阴妙药，又入足太阳。专能退火解热，消渴最效，去肠风，止血痢，逐膀胱结热，治赤带，泻肾中相火，亦能平肝明目，其余本草所载功效，俱不可尽信也。盖黄柏乃至阴之物，其性寒冷，止可暂用以降火而不可长用以退热。试思阴寒之地不生草木，岂阴寒之药反生精髓。黄柏有泻而无补，此可必信者也。如遇阴虚火动之人，用黄柏以泻火，不若用元参以降火也。万不得已而用黄柏，亦宜与肉桂同用，一寒一热，水火有相济之妙，庶不致为阴寒之气所逼，至于损胃而伤脾也。

或疑丹溪朱公，专以阴虚火动立论，其补阴，丹溪以黄柏、肉桂同用，未尝教人尽用黄柏、知母也。而吾子讥其太过，毋乃已甚乎？嗟乎！人生于火，原宜培火，不宜损火也。火之有余，实水之不足。因水之不足，乃现火之有余。火盛者，补水而火自息，不必去泻火也。自丹溪创阴虚火动之说，其立论为千古之不磨，而其立方不能无弊，用黄柏、知母于肉桂之中，不用熟地、山茱为君，乌可为训乎。

或疑黄柏苦寒泻火，是泻火有余而补水不足，入于大补阴之内少用之以退阴虚之火，不识亦可乎？曰：不可也。黄柏泻火而不补水也。惟是阴虚火大动，用黄柏于大补真阴之药，如熟地、山茱萸、北五味之类，可暂用以退火。倘阴虚而火微动者，亦断不可用。盖阴火之大盛者，退火而火少息；阴火之微动者，退火而火愈起。总之，虚火旺宜泻而虚火衰宜补也。

或问知母、黄柏，同是苦寒之药，用一味以泻虚火，未必无功，必要加用二味，与仲景张公并驾齐驱，反致误事，使后人讥之，是则丹溪之失也。嗟乎！虚火之沸腾乃真水之亏损，用六味以生水制火，尚恐水不能以遽生而火不可遽制。况用苦寒之黄柏、知母，使水之不生，又何以制火哉？在丹溪欲制火以生水，谁知制火而水愈不生耶！用知母、黄柏之一味，似乎轻于二味并用，然而，水一遇寒凉即不生，正不必二味之兼用也。

（清·陈士铎《本草新编·卷之四》）

檗皮上品气味苦、寒，无毒。主五脏、肠胃中结热，黄疸，肠痔，止泄痢，女子漏下赤白，阴阳蚀疮。檗，黄木也《说文》。剉檗染黄丝鲍照，即黄檗也弘景，俗作黄柏，省写之谬也时珍。鲜黄肉厚，冬不落叶隐庵。极黄，得金之色，能清五脏结热。味又极苦，燥湿灵胎坚阴秉衡。云肠胃者，以黄疸、肠痔、泄痢，皆阳明湿热之证天士，即漏下、阴蚀、遗精丹溪、梦泄大智、白带天士、淋浊杲，亦湿热下注天士，有补阴泻火之功丹溪。苦以坚肾杲，肾职得坚，则阴水不虞其泛溢。寒能清肃，秋令一至，龙火不致于奋扬，精液有不安其位者乎羽皇？根坚木高，苦极色深，故能自顶至踵，沦肤彻髓，因热结聚而发生诸病者，象形对待治之不远。至于湿热之治，首言五脏肠胃结热，盖水土合德以立地，肾热则热自结胃，胃热壅则湿土之阴气无从施化，还病于湿，则湿热之症多矣。即下焦若金痿丹溪厥明之疮蚀，未有不合中土之湿者若金。就其性而伏之丹溪，泻伏火，救肾水杲，非以肾阴得化于胃，更欲胃阳得化于肾也若金。观其主治，皆正气无亏，热毒内盛，下焦湿热隐庵。所谓毒者解之石顽，下者举之，结者散之，热者寒之，强者泻之，各安其气，必清必静，则病气衰去，归其所宗《经文》，皆有余之病也隐庵。

（清·钱雅乐、钱敏捷、钱质和

《汤液本草经雅正·卷六·乔木部》）

黄柏苦寒坚肾，泻相火以制阳光；辛燥入阴，除湿热而安下部。黄柏，其质虽皮，其气味皆苦寒沉降，故独入肾与膀胱，清泄下焦湿火而安肾水。至所以治口疮，清肺部上焦之热者，即用皮意，究非专治之药，虽清上而仍赖其降下耳。

（清·张秉成《本草便读·木部·乔木类》）

黄柏为五脏、肠胃清湿热之药，表里上下俱到。表有热可治，表不热而里热亦可治。色黄入肠胃，皮入肺，微辛亦入肺，气味俱厚，性寒而沉入肝肾，入胃则亦入脾，入肾则亦入心，本经所以主五脏、肠胃中结热也。性寒已热，燥则除湿，故本经所列黄疸、肠痔、泄痢、女子漏下赤白、阴伤蚀疮，皆属湿热之疴。《别录》又补出惊气在皮间、肌肤热赤起、目热赤痛、口疮，则所谓五脏、肠胃者悉备矣。大抵湿下溜而火上出，《别录》所主虽不属湿，而其因未始非湿。观仲圣栀子柏皮汤、大黄硝石汤治黄疸，为阳明病。白头翁汤治热痢，乌梅丸治呕吐久痢，为阳明兼厥阴病。《外台》大黄汤更治天行壮热，黄柏一味，实赅五脏肠胃，故其用颇广。若以治少阴与萸、地、知母为伍，则肾中不必有湿，否则如其分以施之，必得如二妙散为当。盖苦燥之物，无不劫阴，以黄柏为滋阴之剂者非也。

（清·周岩《本草思辨录·卷四》）

龙胆草

【本草原旨】

龙胆，味苦涩。主骨间寒热，惊痫邪气，续绝伤，定五脏，杀蛊毒。久服益智不忘，轻身耐老。一名陵游。生山谷。

（西汉《神农本草经·上经》）

【各家集注】

草龙胆气寒，味大苦，治两目赤肿睛胀，瘀肉高起，痛不可忍，以柴胡为主，龙胆为使，治眼中疾必用药也。《主治秘要》云：性寒味苦辛，气味俱厚，沉而降，阴也。其用有四：除下部风湿一也，除湿热二也，脐下以至足肿痛三也，寒湿脚气四也。其用与防己同。又云：苦，纯阳，酒浸上行。去芦用。

（金·张元素《医学启源·卷之下·用药备旨》）

草龙胆上品之上，君。气大寒，味苦涩，气味俱厚。阴也。无毒。

发明曰：此退肝经邪，兼除下焦湿，然益肝胆为专，故主惊痫邪气、小儿客忤、疳气、续绝伤，皆肝经之风药。又主骨间寒热、胃中伏热、热泄下痢、去肠中小虫、下焦湿及翳膜之湿，古方治疸病、黄肿、寒湿脚气、痈肿湿热、热病狂语、止烦及疮疥良，由苦寒除热、风以胜湿也。本经并不言治眼，今云明目，治目赤肿睛胀、瘀肉高起痛甚，酒浸佐柴胡，治眼必用之药，以目属肝，能退肝经热邪耳。纯阴，须酒浸上行及外行，其用与防己同。一云空腹勿服，令人溺遗。亦苦寒下泄之过。

（明·皇甫嵩《本草发明·卷之二·草部上》）

龙胆草，属纯阴有金水，体干，色灰带紫，气和，味大苦带涩，性寒，能沉，力泻肝火，性气与味俱厚，入肝、胆、胃三经。

胆草秋开花，得金令司权，金能制木，且味苦如胆，故专泻肝胆之火。主治目痛颈痛、两胁疼痛、惊痫邪气、小儿疳积，凡属肝经热邪为患，用之神妙。其气味厚重而沉下，善清下焦湿热。若囊痈，便毒下疳，及小便涩滞，男子阳挺肿胀，或光亮出脓，或茎中痒痛，女人阴𤻮作痛，或发痒生疮，以此入龙胆泻肝汤治之，皆苦寒胜热之力也。亦能除胃热，止蛔虫，盖蛔得苦即安耳。但脾胃虚者少用。

（明·贾所学撰，李延昰补订《药品化义·卷九·火药》）

龙胆用根。味苦，气寒。气味俱厚，沉而降，阴也。足厥阴、少阳经气分药也。除下焦湿热肿痛，脚气，泻膀胱火。下行之功与防己同，酒浸则能上行，外行以柴胡为主、龙胆为使。眼疾必用之药。相火寄在肝胆，有泻无补，故龙胆之益肝胆，正以其能泻肝胆之邪热也。但大苦大寒，过服恐伤胃中生发之气耳。

（清·王逊《药性纂要·卷二·草部·山草类》）

主骨间寒热，治肝邪犯肾之寒热。惊痫邪气，肝火犯心之邪。续绝伤，敛筋骨之气。定五脏，敛脏中之气。杀蛊毒。除热结之气。久服益智不忘，收敛心中之神气。轻身耐老，热邪去而正气归，故有此效。药之味涩者绝少，龙胆之功皆在于涩，此以味为主也。涩者，酸辛之变味，兼金木之性者也，故能清敛肝家之邪火。人身惟肝火最横，能下挟肾中之游火，上引包络之相火，相持为害。肝火清则诸火渐熄，而百体清宁矣。

（清·徐大椿《神农本草经百种录·上品》）

龙胆草大苦，大寒，入足少阳、厥阴经气分，泻二经之邪热，治下焦之湿肿，杀蛔虫，疗黄疸，通淋闭，愈惊痫，止泻痢，消疮痈，去喉痛，除目赤。得苍耳子，治耳病，湿热除也。得柴胡，治目疾。配防风，治小儿盗汗。佐大麦芽，治谷疸。和鸡子清，治伤寒发狂。拌猪胆汁，治病后盗汗。

甘草水浸一宿，曝干用。生用下行，酒炒上行，蜜炒中行。猪胆汁拌炒，降火愈速。空心禁服。大损胃气，无实火者禁用。

（清·严洁、施雯、洪炜《得配本草·卷二·草部山草类五十种》）

龙胆草，味苦涩，气大寒，阴也，无毒。其功专于利水消湿，除黄疸，其余治目、止痢、退热、却肿，皆推广之言也。但此种过于分利，未免耗气败血，水去血又去，湿消气又消。初起之水湿黄疸用之，不得不亟；久病之水湿黄疸用之，又不可不缓。正未可全恃之为利水神丹、消湿除痹之灵药也。

或谓龙胆草治湿热尤利，瘅病正湿热之病也，然用龙胆草以治黄疸多有不效者，何也？黄疸实不止湿热之一种也，有不热又成黄病者。龙胆草所能治也，龙胆草泻湿热，不能泻不热之湿也。

或疑龙胆草苦寒，虽为利湿热之要药，治黄之症不能舍之他求，然多服损胃，黄疸之病未必全消，元气已失用矣。曰：治湿热与治虚火大异。湿热乃热结膀胱，虚火乃火炎于肾脏。热结于膀胱，不用龙胆之苦寒，乃膀胱之热不能下泻。湿且流于肢体，火炎于肾脏，一用知、柏之苦寒，乃肾脏之火不能下归，寒且留于脾胃。予辟用黄柏、知母之失，遇大寒之药，不论其治病之有益无益，尽戒人之不用也，不几因噎废食乎。龙胆草治黄疸，余所以教人亟用，而不可缓用也。

或问龙胆草治黄疸，何以有效、有不效？先生谓龙胆草正治湿热之黄疸，非湿热者不能治，然实是湿热，仍不效，余不得其解也。夫湿热之不同也，久矣。湿热入肝者，其热易散；湿热入于胆者，其湿难祛。盖湿热之邪，无不从膀胱泻出也。胆主渗入而不主渗出，膀胱止可泻胆中已出之湿，不能泻胆中已入之湿热。故在肝者易见功，在胆者难收效耳。

或问龙胆草不能泻胆中之湿热，又用何药以收功？子曰：泻湿热不用龙胆草，余未见其可也。然专用龙胆草，又苦不能去病。惟有如柴胡舒其胆中之气，便湿热之邪仍从外渗出，庶几难于收功者变为易于收功乎，龙胆草正不必多用也。

或疑龙胆草利湿，利热中之湿也，不识又能利寒中之湿乎？曰：今人利湿，不问寒热，一见水症，尽用龙胆草以利湿。不知龙胆能泻湿热，又能泻湿寒，但消湿热其功速，消湿寒其功缓。速则去湿而元气不伤，缓乃未免有伤元气矣。盖速乃龙胆草不必多用，而缓乃龙胆草势不得不久用矣。故利湿热宜用龙胆草，湿寒不宜用龙胆草。

（清·陈士铎《本草新编·卷之三》）

龙胆草中品气味苦、涩，大寒，无毒。主骨间寒热，惊痫邪气，续绝伤，定五脏，杀蛊毒。龙乃东方之神，胆主少阳甲木。花开青碧，味极苦涩。秉东方木气，故有龙胆之名隐庵。药之味涩者绝少，兹品之功皆在于涩，涩者酸辛之变味，兼金木之性者也，故能清敛肝家之邪火灵胎。是少阳枢药，少阳气化属相火，用苦寒对待治之子由。然气大寒，味甚苦，是就水中大泄火热，故治肝胆火并湿中蓄热者若金。骨间寒热是指湿热而言，惊痫邪气是热极生风，以其专伐肝胆之邪气也石顽。续绝伤，敛筋骨之气，定五脏，敛脏中之气，则百体清宁灵胎而蛊毒自杀矣隐庵。

（清·钱雅乐、钱敏捷、钱质和
《汤液本草经雅正·卷一·山草部》）

龙胆草苦涩气寒，沉阴味劣，治淋治目，皆清肝胆之阳邪；消蛊消瘴，总退下焦之湿火。龙胆草，其味苦如胆汁，其性大寒，专清肝、胆一切有余之邪火。蛊因湿热而生，瘴属湿热所致。如因虚而致病者，不可用之。此药直泄下焦，如下虚之人误服，每致遗滑不禁。胃虚者服之，即生呕恶，伤阳败胃，慎之。

（清·张秉成《本草便读·草部·山草类》）

黄芩主少阳之经热，竹茹主少阳之腑热，龙胆则主由少阳入厥阴之热。其味苦中有涩，苦主发，涩主收，即发即收，其用在少阳者少，在厥阴者多，故用龙胆者皆取其泻肝。凡肝之热，有本脏挟胆而热者，有为胆所侵侮而热者。龙胆治胆侮肝之热，能内极于骨间，谓之治肝无愧。以其未全离少阳，故泻肝之气热，不泻肝之血热，龙胆之名所由来也。

（清·周岩《本草思辨录·卷一》）

地黄（生地黄、熟地黄）

【本草原旨】

干地黄，味甘寒。主折跌绝筋，伤中，逐血痹，填骨髓，长肌肉。作汤，除寒热积聚。除痹，生者尤良。久服轻身不老。一名地髓。生川泽。

（西汉《神农本草经·上经》）

地黄，生咸阳川泽，黄土地者佳。二月、八月采根，蒸三二日令烂，暴干，谓之熟地黄。阴干者，是生地黄。又治伤折金疮为最要之药。

（宋·苏颂《本草图经·草部上品之上卷第四》）

【各家集注】

熟地黄气寒味苦，酒瞰熏如乌金，假酒力则微温，补血虚不足，虚损血衰之人须用，善黑须发，忌萝卜。《主治秘要》云：性温味苦甘，气薄味厚，沉而降，阴也。其用有五：益肾水真阴一也，和产后气血二也，去脐腹急痛三也，养阴退阳四也，壮水之源五也。又云：苦，阴中之阳，治外治上、酒浸，锉细用。

生地黄气寒味苦，凉血补血，补肾水真阴不足，此药大寒，宜斟酌用之，恐损人胃气。《主治秘要》云：性寒味苦，气薄味厚，沉而降，阴也。其用有三：凉血一也，除皮肤燥二也，去诸湿热三也。又云：阴中微阳，酒浸上行。

（金·张元素《医学启源·卷之下·用药备旨》）

熟地黄气寒，味甘苦，无毒，气薄味厚，沉也，阴中阳也。惟其性寒泥滞，故用醇酒洗过，或姜汁炒过，或同附子用，不惟行滞，且能导引入肾。下元血虚者，必须用之。又能填骨髓，长肌肉。尺脉微者，桂、附相宜；尺脉旺者，宜用黄柏、知母，则滋阴降火补肾。善黑须发，佐鹿角胶极能补血。但此剂泥膈，不宜独用。若犯铁器，令人消肾。忌莱菔子，恐耗诸血。痘家匀气药中用之，便泄则禁。

生地黄气寒，味甘苦，无毒，气薄味厚，沉也，阴中阳也。性虽大寒，较熟地则犹宣通而不泥膈，故能凉心火之血热，泻脾土之湿热，止鼻中之衄热，除五心之烦热。其或虚而生热者，不可多用，以性大寒故也。惟劳倦伤脾热者当用，以脾经大络之血损也。女子崩中血不止，产后血上攻心，胎动下血，老人津液枯绝，大肠燥结不润者，皆当用之。又实脾药中用二三分以固脾气，使脾家永不受邪，但不可多用，以大寒恐倒脾气也。或用姜汁炒，或用醇酒洗，或用砂仁酒浸，皆制其寒性，免泥滞也。忌铁器。痘家血热之症宜用之，以凉血解毒。便滑者禁用。

（明·杜文燮《药鉴·卷二》）

地黄味苦、甘，气微寒，味厚气薄，阴中之阳，无毒。夫地黄有生有熟，生入少阴心经，凉血而生血；熟入少阴肾经，补肾而滋阴。所以呕吐、咯衄之症，非此不除；惊悸怔忡、烦热之症，非此不效，盖心肾之要药也。又入厥阴肝经，生则凉血而明目，熟则补肝而益胆。复入少阴肾经，为阴分之药，宜熟而不宜生者也。是以阴虚不足，胎前产后，血气有亏，非熟地不能补；又入太阳小肠，为阳分之药，宜生而不宜熟者也。是以崩漏淋带、便赤溺血，气有偏胜，非生地不能凉。大抵此剂，生则止血而长肌肉；熟则养血而填精髓。生则降火而凉虚热；熟则滋阴而补心肾。生则泻脾中湿热；熟则退血虚劳热。生则利大肠，故凡产后、老人、久病虚人，大便秘结而不行者，非此不通；熟则益气力，利耳目，大凡情欲斫丧而五劳七伤、精髓竭者，非此不补。愚按：生熟之剂与当归同用则能补血，与芍药同用则能生血，与芩、连同用则能凉血，与参、芪同用则能补气而补血，与姜、桂同用则能温经而行血，与地榆同用则能止血而固血，与童便同用则能养血而和血，此血家之神药也。但脾虚者不可用，恐动脾泄也；胃寒者不可用，恐滞阴寒也；气结者不可用，恐滞气不行也。若夫气症当用而不可缺者，则以姜制可也；血症当用而不可无者，则以酒制可也。

（明·方谷《本草纂要·卷之一·草部上》）

生地黄上品之上，君。气寒，味甘苦。气薄味厚，沉也，阴也，阴中微阳。无毒。入手少阴、手太阳、足少阴经。

发明曰：生地黄性寒，凉血为最。故本草主妇人血崩、吐衄血、溺血、便血、产后血薄上、心闷绝、伤身及胎动下血，皆多属热也。血热则妄行，须此以凉之。《药性》云：解诸热。东垣云：治手足心热。又云：凉心火血热。若心经血热，吐血、衄血及堕坠腕折瘀血、留血，属血分中热，如本草所云者，皆当加用，或捣汁饮之。但脾虚生热、劳倦伤脾作热者不可多用，恐气寒伤胃损脾气。若骨蒸劳热、五心烦热、惊悸、老人津枯、大肠燥结，皆不可缺。又养肝血，益胆气，能明目，补药中宜用之，亦不可多，此惟凉血为最耳。若补血不如用熟地黄，此较之熟地黄更宣通不滞，入手太阴、太阳经。故钱氏方泻小肠与木通同用，以导赤也。诸经血热随经，佐以他药治之。实脾药中用二三分，以生姜汁制之以固脾，永不受邪。故东垣言其泻脾土之湿热，本草有去寒热积聚、去胃中宿食之说，是也。必资酒浸，上达头脑，明目。外行润皮肤燥。又主齿痛，故清胃汤用之。

熟地黄上品之上，君。气寒微温，味甘、苦。味厚气薄，阴中阳也。无毒。入手少阴厥阴。日干者平，火干者温。

发明曰：此补肾之圣药。入手少阴，以心主血也；足厥阴，以肝藏血也。虽云补五脏内伤，要惟补肾之功居多。故凡滋阴补肾丸用之为君，盖肾主骨髓。本草云能填骨髓，助筋骨，生肌，跌绝筋骨伤皆疗之。补肾中元气精血，而劳伤、胞漏下血与腰痛、脐下痛等系肾气不足也，皆补之。云利耳者，肾之窍也。又入肝，助藏血之脏，故云明目，助胆气。若本草又谓破恶血、止吐衄溺血、除寒热积聚、利大小肠等，又不如生地之疏通不滞也。云安魂定魄惊悸者，又主入心经而言也。膈痰不利者，姜汁炒。或佐以附、桂能行滞而导引入肾。尺脉微者，桂、附相宜；尺脉旺者，知、柏无用。滋阴降火补肾。

（明·皇甫嵩《本草发明·卷之二·草部上》）

生地，属阴中有微阳，体濡润，色紫，气和，味甘带微苦，性凉，能浮，能沉，力清肝凉血，性气薄而味厚，入肝、心、肾、胆四经。生地味甘凉血，带苦益阴，色紫入肝，通彻诸经之血热。若吐血、衄血、便血、溺血、血崩、胎漏、血晕及疮疡诸毒、跌仆折伤，皆属血热，以此清热而凉血。若骨蒸劳怯、目痛头眩、五心烦热、大小肠燥、腰腿酸疼，皆属阴虚，以此滋阴而养血。如忧患焦思、文章苦志、为政劳神，三者未有不动心火，火动则耗血，以致心虚惊悸、头晕目昏、舌干口燥，宜取濡润清凉。同麦冬养神而生血，盖肝气热则胆虚，此独使肝清而胆受其荫，故有益胆之功。肝木旺则克土，此又使肝平而脾去其仇，更有助脾之功效。

熟地，属纯阴有水与土，体濡润，色黑，气微香，味甘，性制温，能沉，力补血，性气与味俱厚，入肝、肾、心、胆四经。熟地产于中州，独受中央戊土，土之色黄，故名地黄。藉酒蒸熟制黑，而为纯阴，味苦化甘，性凉变温，专入肝脏补血。因肝苦急，用甘缓之，兼主温胆；又心为肝之子，能益心血；取色黑走肾，更补肾水。凡内伤不足、苦志劳神、忧患伤血、纵欲耗精、调经胎产，皆宜用此。安五脏、和血脉、润肌肤、养心神、宁魂魄、滋补真阴、封填骨髓为圣药也，取其气味浓厚，为浊中浊品，以补肝肾。故凡生熟地黄、天麦门冬、炙龟板、当归身、山茱萸、枸杞、牛膝皆黏腻濡润之剂，用滋阴血，所谓阴不足者补之以味也。用怀庆大生地，酒蒸三次，日晒干，铜刀切片。南产者细小，气味不香，勿堪用。如有膈痰，姜汁拌加入。

（明·贾所学撰，李延昰补订《药品化义·卷三·肝药》）

地黄气寒，禀天冬寒之水气，入足少阴肾经；味甘无毒，得地中正之土味，入足太阴脾经。气味重浊，阴也。阴者中之守也，伤中者，守中真阴伤也；地黄甘寒，所以主之。痹者血虚不运，而风寒湿凑之，所以麻木也；地黄味甘益脾，脾血润则运动不滞，气寒益肾，肾气充则开合如式，血和邪解而痹瘳矣。肾主骨，气寒益肾，则水足而骨髓充；脾主肌肉，味甘润脾，则土滋而肌肉丰也。作汤除寒热积聚者，汤者荡也，或寒或热之积聚，汤能荡之也，盖味甘可以缓急，性滑可以去着也。其除痹者，血和则结者散，阴润则闭者通，皆补脾之功也。其疗折跌绝筋者，筋虽属肝，而养筋者脾血也，味甘益脾，脾血充足，则筋得养而自续也。

久服气寒益肾，肾气充所以身轻，味甘益脾，脾血旺则华面，所以不老，且先后二天交接，元气与谷气俱纳也。

（清·叶天士《本草经解·卷一·草部上》）

主折跌绝筋、伤中、逐血痹，行血之功。填骨髓，血足能化精，而色黑归肾也。长肌肉，脾统血，血充则肌肉亦满矣。作汤除寒热积聚，血充足而邪气散，血流动则凝滞消。除痹，血和利则经脉畅。生者尤良。血贵流行，不贵滋腻，故中古以前用熟地者甚少。久服轻身不老，补血之功。

地黄色与质皆类血，故入人身则专于补血，血补则阴气得和，而无枯燥拘牵之疾矣。古方只有干地黄、生地黄，从无用熟地黄者。熟地黄乃唐以后制法，以之加入温补肾经药中，颇为得宜。若于汤剂及养血凉血等方，甚属不合。盖地黄专取其性凉而滑利流通，熟则腻滞不凉，全失其本性矣。又仲景《伤寒》一百十三方，惟复脉用地黄，盖伤寒之病，邪从外入，最忌滋滞。即使用补，必兼疏拓之性者方可入剂，否则邪气向里必有遗害。今人一见所现之证稍涉虚象便以六味汤为常用之品，杀人如麻，可胜长叹。

（清·徐大椿《神农本草经百种录·上品》）

苦甘性寒，沉阴主降，入手足少阴、厥阴，兼入手太阳经。滋阴退热，凉血生血，调经安胎，利大小便，为阴虚挟热之专药。脾虚泄泻、胃虚食少者均忌。然亦有炒松、炒炭用者，盖炒松能去血中之湿，炒炭能止湿热伤阴之血也。小生地，功力甚薄，只宜血热之人。根生地，泻血中之热。均无滋阴益血之功，疮疡痘疹并宜之。

（清·徐大椿《药性切用·卷之一下·草部》）

生地甘凉，微苦，入手足少阴、厥阴及手太阳经血分。其生血以清阴火，举世皆知；能生气以行阳分，人多不晓。一切惊悸经枯、掌中热、劳劣痿厥、吐衄崩漏、便闭等症，均此治之。消谷食，实脾胃，亦奏其功。得元参，定精意。得竹茹，息惊气。麦冬为佐，复脉内之阴。当归为佐，和少阳之血。配地龙，治鼻衄交流。佐天门冬，引肺气入生精之处。使羚羊角，起阴气，固封蛰之本。使通草，导小肠郁热。调鸡子白，治胎动。调蜜酒，治热传心肺。君茯苓，除湿热伤脾。和车前汁，治血淋。鲜用则寒，干用则凉。上升酒炒，痰膈姜汁炒，入肾青盐水炒。阴火咳嗽，童便拌炒。犯铜铁器，令人肾消。胃气虚寒、阳气衰少、胸腹痞闷，三者禁用。

熟地黄甘、微温、微苦，入手足少阴、厥阴经血分。补真阴，填骨髓。凡阴虚火炎，水泛为痰，津枯无汗，烦躁不宁，耳目聋聩，神气散失，脂膏残薄，小水不利，大便不实，痿痹不仁，宿滞不化，真阳不回等症，非此不疗。得乌梅，引入骨髓。得砂仁，纳气归阴。得炒干姜，治产后血块。得丹皮，滋阴凉血。使元参，消阴火。合当归，治胎痛。加牛膝，治胫股腹痛。和牡蛎，消阴火之痰。痰多姜汁炒，行血酒炒，润肠人乳炒，纳气理气，砂仁炒。降火童便煮，摄精金樱子汁煮。补脾胃，炒炭存性。如煮熟，未经蒸晒九次，寒凉之性未除，只算得心经凉剂，损胃阳，伤胃气，不可妄用。若阴虚火动者，半生半熟之品适得其宜。

熟地味甘而滞，甘为脾之所悦，虽滋肾，实大益于土。经云，味过于甘，肾气为土所掩，而不上交于心，心亦不得下交于肾。肾气不冲而独沉，是有权而无衡也。宜用辛凉者为之使，甘合辛而发散，则内气常通，心肾交结，自无喘满之患。且肾气动而不滞，精升而化气，金气亦从水中生矣，肺气亦归于肾。补敛之剂，何妨略加理气之味一二分，或五六分，俾补剂更为有力耶。

（清·严洁、施雯、洪炜《得配本草·卷三·草部隰草类七十一种》）

生地黄，禀仲冬之气，故凉血有功，阴血赖养，新生瘀去，血受补则筋受荣，肾得之而骨强力壮矣。胎产、劳伤皆血之愆，血得其养，证因以痊。肾开窍于二阴，血主濡之，二便所以利也。湿热盛，则食不化，地黄去湿热，以安脾胃，宿滞乃消。掌中应心主，痿躄乃脾热，奉君主而清仓廪，两证可瘳矣。实脾药中用二三分，使脾家永不受邪。大抵病人虚而多热者，宜用以滋阴退阳，虚寒禁用。

熟地黄为补血上剂。男子多阴虚宜熟，女子多血热宜生。生地黄能生精血，天门冬引入所生之处；熟地黄能补精血，麦门冬引入所补之处。八味丸以之为首，天一所生之源也。四物疗藏血之脏，以之为君，癸乙同归一治也。脐下痛，属肾经，非熟地不能除，乃通肾之要药也。尺脉微者，佐以桂、附，则填精补髓；尺脉旺者，佐以知、柏，则滋阴降火。若痰多气郁人，恐窒碍胸膈，当斟酌用之。

（清·闵钺《本草详节·卷之一·草部》）

生地，味苦甘，气寒，沉也，阴也。入手少阴及手太阴。凉头面之火，清肺肝之热，亦君药也。其功专于凉血止血，又善疗金疮，安胎气，通经，止漏崩，俱有神功。但性寒、脾胃冷者不宜多用。夫生地既善凉血，热血妄行，或吐血，或衄血，或下血，宜用之为君，而加入荆芥以归其经，加入三七根末以止其路，又何热之不除而血之不止哉。然而此味可多用而不可频用，可暂用而不可久用也。当血之来也，其势甚急，不得已重用生地，以凉血而止血。若血一止，即宜改用温补之剂，不当仍以生地再进也。

或问生地凉血以止血，是生地实救死妙药也。吾见世人服生地以止血，不敢再用，改用他药，而仍然吐血，一服生地而血又即止，安在生地之不宜久服乎？曰：服生地止血之后，改用他药而仍吐血者，非不用生地之故，乃改用他药不得其宜之故耳。夫止血之后不可不补血，然而补血实难。补血之药未有不温者，而吐血之后又最忌温，恐温热之性引沸其血也；补血之药又未有不动者，而吐血之后又最忌动，恐浮动之气又催迫其血也。然则用生地止血，当用何药以善其后乎？六味地黄汤加五味、麦冬，则平而不热，静而不动，服之则水升火降，永无再犯之忧，又安在生地之必宜服哉。

或疑生地寒凉，可以止血，以血得寒而止乎，抑血得补而止乎？夫生地凉中有补，血得凉而止，亦得补而止也。盖血非凉则无以遏其上炎之势，非补亦无以投其既济之欢，故生地止血建功实神者，正以凉中有补也。

熟地，味甘，性温，沉也，阴中之阳，无毒。入肝、肾二经。生血益精，长骨中脑中之髓。真阴之气非此不生，虚火之焰非此不降。洵夺命之神品，延龄之妙味也。

或问熟地既是君药，亦可单用一味以奏功乎？夫熟地虽是君药，不可独用之以取胜。盖阳药可以奇用，而阴药必须耦用也。况熟地乃至阴之品，性又至纯，非佐之偏胜之药断断不能成功，此四物汤补血所以必益之当归、白芍、川芎也。推之而与人参同用，可以补心肾之既济；与白术同用，可以补脾肾之有亏；与麦冬、五味同用，可以滋肺肾之将枯；与白芍同用，可以益肝肾之将绝；与肉桂同用，可以助命门之火衰；与枣仁同用，可以安膻中之火沸；与地榆同用，可以清大肠之血；与沙参同用，可以凉胃中之炎；与元参同用，可以泻阳明之焰。

或问产前必用熟地以补血，不识产后亦可重用乎？曰：产后正宜重用也。产妇血大亏，不用熟地以生新血，用何药乎？虽佛手散乃产后圣药，然能加入熟地，则生血尤奇。凡产后血晕诸病，同人参、当归并用，必建殊功，不特产后脐腹急痛者始可用之也。夫肾中元气为后天之祖，熟地禀先天之气而生，产妇亏损血室，元气大耗，后天之血既不能速生，正藉先天之气以生之。用熟地以助后天，实有妙理，非泛论也。

或问熟地腻膈生痰，世人以姜汁砂仁制之可乎？顾熟地何尝腻膈也。熟地味甘而性温，味甘为脾胃所喜，性温为脾胃所宜，脾胃既不相忤，又何所忌而腻膈哉！况熟地乃阴分之药，不留胃中即留肾中。胃为肾之关门，胃见肾经之味，有不引导至肾者乎？腻膈之说，起于不知医理之人，而不可惑深知医理之士也。虽姜汁开胃，砂仁苏脾，无碍于熟地，而终不可谓熟地之腻膈生痰耳。

或疑肾虚者宜用熟地，以阴补阴也，何以补胃者亦用之，补胆者亦用之耶？此固古人权宜之法，然亦至当之法也。夫胃为肾之关门，肾虚则胃亦虚，补肾正所以补胃也。胆虽附于肝，而胆之汁必得肾之液渗入始无枯涸之忧。肾虚则胆亦虚，补肾正所以补胆也。倘见胃之虚而徒用补胃之药，则香燥之品愈烁其肾水之干；见胆之虚而止用补胆之味，则酸涩之剂愈耗其肾水之竭。肾水既虚，而胃胆愈弱矣。惟用熟地以补肾，而胃与胆取给于肾而有余，自然燥者不燥而枯者不枯，谁谓阳症不宜补阴哉。

（清·陈士铎著《本草新编·卷之一》）

生地黄味苦、甘，气寒，气薄味厚，沉也，阴也，阴中之阳，无毒。日干者平，火干者温。生者平而宣，熟者温而补。入手少阴心及手太阳小肠经。犯铁器者消肾，食萝卜者发白。得麦门冬善为引导，拌姜汁炒不致泥痰。如欲上补头脑之虚、外润皮肤之燥，必资酒浸，其效方速。凉心经血热，泻脾土湿热，止血溢吐衄，疗伤折金疮。又治妇人月经闭绝，产血攻心，妊娠漏胎，崩中下血。脉洪多热最宜，脾胃有寒切忌。实与根同，花名地髓。大抵生地性寒，胃虚者恐其妨食，宜醇酒炒之。熟地性滞，痰多者恐其泥膈，宜姜汁炒之。更须佐以砂仁、沉香，二味皆纳气归肾，又能疏地黄之滞，此用药之机权也。

熟地黄用酒蒸黑。其性微温。入心、肾及胞络、肝经。

大补血衰，倍滋肾水，增气力，利耳目，填骨髓，益真阴。伤寒后胫股酸痛者殊功，新产后脐腹急疼者立效。仲景八味丸为君，取天一生水之源，专补肾中元气。东垣四物汤作主，演癸乙同源之治，兼疗脏血之经。久久服之，明目益寿。

按：丹溪云气病补血，虽不中病，亦无害也，读之不无疑焉。夫补血之剂，莫如当归、地黄。若服过多，其性缠滞，每于胃气有损。当见胃气虚弱，不能运行，血越上窍者，用四物汤，以为凉血补血之剂多服反致胸膈痞闷，饮食少进，上吐下泻，气喘呕血，日减危迫，去死几近。此因血药，伤其冲和胃气，安得谓无害耶？大抵血病，固不可专补其气，气病亦不可专补其血。所贵认症的真，量病制剂耳。

（清·佚名《本草明览·卷一·草部》）

干地黄上品气味甘、寒，无毒。主伤中，逐血痹，填骨髓，长肌肉。作汤除寒热积聚，除痹，疗折跌绝筋。生者尤良。苄，一名地黄，怀庆出者，秉北方纯阴陶朱公。黄乃土之正色景岳，入土最深，性惟下行小陶。苄字从下，亦趋下之义《尔雅翼》。一名芑，阴土已也时泰。又名地髓，取精于土者最专若金。兼少阴寒水之气化隐庵，故气味甘寒而微苦，归于主血之心也若金。中土之德，大地含膏李日华。其用在于脂液，能荣养筋骸经脉，干者、枯者，皆能使之润泽也润安。心紫通心，中黄入脾，皮黑归肾石顽。主伤中者，补中焦之精汁也隐庵。逐血痹者，取其性凉而滑利流通。色质皆类血，故专于补血。血补则阴气得和，而无枯燥拘挛之疾也灵胎。血中有痹，则骨髓不满，肌肉不长，筋脉断绝，均谓之伤中。若由填满生长而接续，皆克成血液流通，是以逐者即俾其流通之义也。性惟润下子由。借汤饮则上行外达，故曰作汤隐庵。汤者，荡也天士，除寒热积聚，正以疗水不济火之病若金。至阳盛则地气不足《内经》，必用此地气精专之味若金，以滋少阴水，主水盛，可以伏火耳韵伯。至于中土，握升降之枢而行化育，亦本由阴生阳之元，并畅其由阳归阴之用若金，所以能发血中之表鞠通，下血之热瘀载安，益真阴之不足若金。凉血生血元素，凉则热毒消，补则新血生。蕴积者行，而自大便出扬俊。横纹似络脉隐庵，清阴络之热鞠通，功能复脉润安。属骨《淮南子》，主折跌绝筋，盖肝藏血而主筋，肝无留滞则营血调而结散矣石顽。其功力到时，当以二便通利为外征子由。

熟则微温元素。以丁火、丙火合炼鞠通，能补肾中元气好古。从阴发阳，从阳达阴，阳畅于阴中而阴乃化，故益阴尤胜若金。生者尤良一语，指江浙鲜者而言石顽。受南方阳气，质性光润陶朱公，其性甘凉，上中焦用以退热存津鞠通。细软无力，仅可清热，不入补剂石顽。瘀血、蓄血、鼻衄、吐血，皆捣饮之弘景。功专散血石顽，泻丙火仲淳，清燥金，平血逆热毒，肠胃如焚，大热大渴讱庵，并用鲜者作汤石顽。虽主治证同，而凉血补血之功稍异时珍。

（清·钱雅乐、钱敏捷、钱质和《汤液本草经雅正·卷二·隰草部》）

地黄生者甘寒入肾，凉血补阴；熟则温厚培元，填精益髓；细生地柔细和营，在外证可以养阴不腻；鲜生地新鲜散血，虽壮水实则清胃偏长。地黄，其根长四五寸，外赤内黄，得土之正气，状如胡萝卜之形，晒之则干而黑。今之所用生地黄，已得丙火煅炼，其寒性已退，养阴益血之功，不寒不腻，洵为上品。细者，即旁生小枝，功虽相似，而无腻滞之性，有流动之机，故一切痘疹、疮疡皆用之。生地未经蒸晒，即今之所谓鲜生地，色黄，味甘，性寒，专入脾、胃，散血清热，凡热邪内干营分，胃阴告竭者，颇属相宜。熟地即生地蒸晒极熟，色黑如漆，味如甘饴，寒转为温，自能独入肾家，填精补血，为培助下元之首药。如脾虚有湿者，不宜用耳。

（清·张秉成《本草便读·草部·隰草类》）

牡丹皮

【本草原旨】

牡丹，味辛寒。主寒热中风、瘛疭、痉、惊痫邪气，除癥坚瘀血留舍肠胃，安五脏，治痈疮。一名鹿韭，一名鼠姑。生山谷。

（西汉《神农本草经·中经》）

【各家集注】

牡丹皮气寒味苦，治肠胃积血，及衄血、吐血必用之药，是犀角地黄汤中一味也。《主治秘要》云：辛苦，阴中之阳，凉骨热。锉用。

（金·张元素《医学启源·卷之下·用药备旨》）

牡丹皮治血中伏火，能升发陷伏之邪外散，故主治寒热中风、瘛疭惊痫等证。癥瘕坚聚，瘀血留舍肠胃、五脏，阴虚吐血、衄血，并无汗骨蒸必用之。

（元·滑寿《麻疹全书·各种药物逐细详注》）

牡丹皮中品之下，臣。寒。气味苦、辛。无毒。阴中微阳。入手厥阴、足少阴经。

发明曰：牡丹皮苦寒，泻阴中之火，能养真血而去坏血；

苦而无辛，能固真气而行结气。盖血之所患者火也，惟能泻阴火，故本草治吐衄血为必用之药，所谓养真血也；去瘀血留舍于肠胃者，去坏血也，坏血去而真血自生矣。又云：中风瘛疭、痉、惊痫风噤、寒热邪气、头痛癥瘕、痈疮五劳、骨热腰痛，又女子经闭、血沥腰痛，皆荣中血少而热，气郁结，真气日耗也。今苦以泄火，辛以散邪，则结气行而真气亦固矣。要之，滋阴养血必用之药也。此能治无汗之骨蒸，地骨皮除有汗之骨蒸也。易老治神志不足。神属心，志属肾，故天王补心丸用之补心，八味丸中用之补心肾也。采用根上皮。

（明·皇甫嵩《本草发明·卷之二·草部上》）

牡丹皮，属阴中有微阳，体皮干，色紫，气辛香，味微苦略辛，性微凉云寒、云温，皆非，能降，力疏肝清血，性气薄而味厚，入肝、肾、胞络三经。牡丹钟天地之精，群花之首，发于冬而盛于春。特取其皮，入肝泻阴中之火，因味苦则补阴，辛能散结，以此疏畅肝气，使血清和，所妙在微苦略辛，味厚可降，故能降火而不推荡，益血而不腻滞。若肝有余则火盛，血逆血热妄行，以其微苦，下行降火，兼以辛散阳，用治吐血、衄血，通经逐瘀；若肝不足则荣中血少，热气郁结，以其略辛，散结止痛，兼以苦益阴，用治牙痛、腰痛、赤淋、白带。以此清热疏郁，使阴血不受火烁，不患阻滞，推陈致新，滋阴养血，为调经产后必用要药。胎前忌之。以能去血中之热，故痘疮壮热烦红用为良剂，取其皮能降火散表。以丹皮治无汗骨蒸，地骨皮除有汗骨蒸，大有殊功。川丹皮内外俱紫，气香甚，味重，治肝之有余；亳州丹皮外紫内白，气和味轻，治肝之不足。通取皮厚实而粗大者佳。去心，酒洗用。

（明·贾所学撰，李延昰补订《药品化义·卷三·肝药》）

牡丹皮色赤，气味辛寒，血分之药也。不缘子生，故名曰牡。阴中之阳，升也。其味辛，故主发散中风寒热邪气，除癥坚瘀血，寒能凉血，故主瘛疭惊痫。凡骨蒸劳热、痈肿疮疡，丹皮为要药。若吐血衄血，大非所宜，以其上升故也。元如曰：若因风寒而衄血者宜之，如阴火上炎者大忌。

（清·张志聪《侣山堂类辩·卷下》）

丹皮气寒，禀天冬寒之水气，入手太阳寒水小肠经；味辛无毒，得地西方之金味，入手太阴肺经。气味降多于升，阴也。寒水太阳经行身之表而为外藩者也，太阳阴虚则皮毛不密而外藩不固，表邪外入而寒热矣；其主之者，气寒可以清热，味辛可以散寒解表也。肝者风木之脏也，肺经不能制肝，肝风挟浊火上逆，中风、瘛疭、惊痫之症生矣；丹皮辛寒，益肺平肝，肝不升而肺气降，诸症平矣。小肠者受盛之官，与心为表里，心主血，血热下注，留舍小肠，瘀积成瘕，形坚可征；丹皮寒可清热，辛可散结，所以入小肠而除瘕也。五脏藏阴者也，辛寒清血，血清阴足而藏安也。荣血逆于肉里，乃生痈疮；丹皮辛寒，可以散血热，所以和荣而疗痈疮也。

（清·叶天士《本草经解·卷二·草部下》）

主寒热、中风瘛疭、痉、惊痫邪气，皆肝气所发之疾。除癥坚、瘀血留舍肠胃，色赤走血，气香能消散也。安五脏，五脏皆血气所留止，血气和则无不利矣。疗痈疮，清血家之毒火。牡丹为花中之王，乃木气之最荣泽者，故能疏养肝气、和通经脉，与芍药功颇近。但芍药微主敛而牡丹微主散，则以芍药味胜，牡丹气胜，味属阴而气属阳也。

（清·徐大椿《神农本草经百种录·中品》）

丹皮虽非热药，而气香味辛，为血中气药，专于行血破瘀，故能堕胎消癖。所谓能止血者，瘀去则新血自安，非丹皮真能止血也。血虚而感风寒者，可用以发汗。若无瘀而血热妄行，及血虚而无外感者，皆不可用。惟入于养阴剂中，则阴药藉以宣行而不滞，并可收其凉血之功。故阴虚人热入血分而患赤痢者，最为妙品。然气香而浊，极易作呕，胃弱者服之即吐，诸家本草皆未言及，用者审之。

（清·王学权《重庆堂随笔·卷下·论药性》）

牡丹皮辛苦，微寒，入手足少阴厥阴经血分。泻心包伏火，清膻中正气，除血中内热，退无汗骨蒸，下胞胎，治惊痫，除瘛疭，疗痈肿，行瘀血。配防风，治癞疝偏坠。入辛凉药，领清气以达外窍。入滋肾药，使精神互藏其宅。川生者，内外俱紫，治肝之有余。亳州生者，外紫内白，治肝之不足。胃虚者，酒拌蒸。实热者，生用。胃气虚寒，相火衰者，勿用。牡丹皮，清神中之火以凉心。地骨皮，清志中之火以安肾。丹皮治无汗之骨蒸，地骨皮治有汗之骨蒸。

丹皮、川柏，皆除水中之火。然一清燥火，一降邪火，判不相合。盖肾恶燥，燥则水不归元，宜用辛以润之，凉以清之，丹皮为力。肾欲坚，以火伤之则不坚，宜从其性以补之，川柏为使，故川柏退邪火之胜剂。勿得以丹皮为稳于川柏，而置川柏于无用也。

（清·严洁、施雯、洪炜《得配本草·卷二·草部芳草类三十种》）

牡丹皮，入包络、肾经，治无汗骨蒸，与地骨皮入肾、三焦经，治有汗骨蒸稍异。神不足者心，志不足者肾，故肾气丸用之。又治肠胃积血及吐血、衄血，故犀角地黄汤用之。若血分伏火，即心与包络、肝、肾之相火也，世但治以知、柏，而不知牡丹皮之功更胜。但妇人血崩及经行过期不净，并忌与行血药同用。

（清·闵钺《本草详节·卷之一·草部》）

牡丹皮，味辛、苦，气微寒，阴中微阳，无毒。种分赤、白，性味却同。入肾、肝二经，兼入心包络。凉骨蒸之热，止吐血、衄血、呕血、咯血，兼消瘀血，除癥坚，定神志，更善调经，止惊搐，疗痈肿，排脓住痛。亦臣、佐、使之药，而不可为君也。仲景张夫子入之八味丸中，所以治汉武帝消渴之症也。消渴，本是热症，方中加入桂、附，以火治火，奇矣。盖此火乃相火，而非火。相火者，虚火也。实火可泻，虚火必须滋补；阳火可以水折，阴火必须火引。地黄汤中既用熟地、山药以滋阴，不用桂、附以引火，则火不归源，而渴终不可止。但既用桂、附以引火，而火归于下焦，而上焦余热何能顿清。吾恐命门之火已归于肾宫，心包之火仍炎于心位，热必余焰尚存，而渴仍不止也。故方中又加入牡丹皮，调和于心、肝、肾之际，滋肾而清其肝中之木，使木不助心包之火。而牡丹皮又自能直入于膻中以凉其热，下火既安，而上火亦静，火宅之中不成为清凉之境乎。此仲景夫子制方之神，而亦牡丹皮之功，实有如是者也。不特此也，牡丹皮在六味地黄丸中更有奇议。肾有补无泻，用熟地、山药以补肾，又何必用牡丹皮以滋其骨中之髓耶？若云泻火，则已有泽泻矣；若云健脾，则已用茯苓矣；若云涩精，则已用山萸矣。然则何所取，而又用牡丹皮哉？不知牡丹皮所以佐五味之不足也。补阴之药过于寒，则阴不能生，而过于热，则阴亦不能生。六味丸中不寒不热，全赖牡丹皮之力，调和于心、肝、脾、肾之中，使骨中之髓温和，而后精闭于肾内，火泻于膀胱，水湿化于小便，肺气清肃，脾气健旺，而阴愈生矣。

或问牡丹皮阴中微阳，又入于群阴之内，恐阳气更微，虽各药亦有兼于阳者，毕竟阴重而阳微也。不知他药如茯苓、泽泻、山药之类入于群阴之中，全忘乎其为阳矣。惟牡丹皮虽在阴药之中而阳之气不绝，子试将六味丸嗅之，牡丹皮之气未尝全消，不可以悟其微阳之独存，不为群阴所夺之明验乎。惟牡丹皮于群阴之中独全其微，且能使茯苓、泽泻、山茱萸、熟地、山药之阳气不散，以助其生阴之速。故牡丹皮用之于地黄丸中，尤非无意也。

或问牡丹皮能退骨蒸之虚热，是亦地骨皮之流亚也，乃先生誉地骨皮之解骨蒸而不及牡丹皮，岂别有意欤？夫牡丹皮之解骨蒸，虽同于地骨皮而微有异者，非解有汗与无汗也。牡丹皮之解骨蒸，解骨中之髓热也；地骨皮之解骨蒸，解骨中之血热也。骨中不止髓，髓之外必有血以裹之。骨中之髓热，必耗其骨中之血矣；骨外之血热，必烁其骨中之髓矣。故治骨蒸者，二味必须兼用，不可以有汗用地骨皮、无汗用牡丹皮也。髓中有血，斯亦何奇。余尝见人骨折者，骨中流血，与髓俱出，非明验乎。独是地骨皮凉骨中之血，牡丹皮凉骨中之髓，无人证吾言耳。

（清·陈士铎《本草新编·卷之三》）

牡丹中品气味辛、寒，无毒。主寒热、中风瘛疭、惊痫邪气，除癥坚瘀血留舍肠胃，安五脏，治痈疮。根皮外色红紫，内色粉白，命名曰牡丹隐庵。心为牡脏经文，色赤入血讱庵，乃心主血脉之药也。气味辛寒，秉金水相生之气化隐庵。经主寒热中风、惊痫邪气，皆厥阴所发之疾灵胎。以其秉金气，而治血脉之风隐庵。凉心清火韵伯，和通经脉灵胎，开发陷伏之邪石硕。虽凉血而气香走泄，为血中气药。味辛可以发汗，入于养阴剂中，则阴药借以宣行而不滞，并可收其秉衡养肝灵胎凉血之功秉衡，以世称花王也涵芬。惟血热而有瘀血者宜之孟英。中秋栽植，根屈则死涵芬。专于行血破瘀，故能堕胎消癖。所谓能止血者，瘀祛则新血自安，非真能止血也秉衡。其所散所泄，乃血中之戾气时泰。清血分之热，则主血之心、藏血之肝不为火铄惟详，退无汗之骨蒸明之，故即为除瘀和血也时泰。肠胃积热明之，血热下注天士，则留舍肠胃，逆于肉理乃生痈疮《内经》，取其破积生新石硕，泻血中伏火时珍，乃和血、生血、凉血之要药也仲淳。故阴虚人热入血分而患赤痢者，最为妙品。然气香而浊，极易作呕，用者审诸秉衡。

（清·钱雅乐、钱敏捷、钱质和
《汤液本草经雅正·卷二·芳草部》）

心为牡脏主血脉，牡丹色丹属心。气味辛寒，故能通血脉，除血热。辛寒兼苦，直抵下焦，故又泻肾脏阴中之火及肝热之由肾而致者。本经除癥坚瘀血留舍肠胃，盖丹皮非肠胃药，而肠胃有癥坚瘀血留舍则治之，义至精而至确也。

丹皮与大黄、桃仁、芒硝，皆能治下焦血分之病。而仲圣方或四物并用，或有大黄、桃仁、芒硝而无丹皮，或有丹皮而无大黄、桃仁、芒硝，或有丹皮、桃仁而无大黄、芒硝，或有大黄、桃仁而无丹皮、芒硝，用舍之间，讵无深意？窃尝玩索而得之矣。大黄、桃仁、芒硝，是治客热传入之血结，病之骤得者；丹皮是治阴虚生热之血结，病之渐致者。大黄、芒硝、丹皮并涤血热，而大黄下夺而厉，芒硝咸降而濡，丹皮去瘀生新而养阴，堪入于补剂。桃仁独不凉血，而破由气入血之闭滞。此四物功用之同而不同也。大黄牡丹汤，痈脓在大肠，丹皮、冬瓜仁乃治此证之专药；大黄、桃仁、芒硝则因发热恶寒，必其始有外邪入里，用以下夺而加之，故四物皆不可少。桃核承气汤，表证未解而热结膀胱，宜大黄、桃仁、芒硝亟攻其邪，而毋庸丹皮之养阴。温经汤，病属带下而血瘀少腹，治以化气调经为主，丹皮兼疏其瘀，而无取大黄、桃仁、芒硝之伤正。桂枝茯苓丸，大意与温经汤无异，而下癥以止漏，下癥为重，故用丹皮又加桃仁，二物性皆柔缓，不伤胎气，若大黄、芒硝之咸苦下泄则非所宜也。下瘀血汤，产妇有瘀血著脐下，非阴虚血热之比，无需乎丹皮、芒硝，既服枳实芍药散而不愈，自非大黄不能下夺，桃仁、䗪虫逐瘀而不峻，于产妇最宜，虽用大黄而蜜丸酒煮，用缓其性，仍所以顾产后之虚也，知此五方用舍之道，而余如鳖甲煎丸、肾气丸可类推矣。

（清·周岩《本草思辨录·卷一》）

大　黄

【本草原旨】

大黄，味苦寒。主下瘀血、血闭、寒热，破癥瘕积聚、留饮宿食，荡涤肠胃，推陈致新，通利水谷，调中化食，安和五脏。生山谷。

（西汉《神农本草经·下经》）

【各家集注】

大黄味苦气寒，其性走而不守，泻诸实热不通，下大便，荡涤肠胃中热，专治不大便。《主治秘要》云：性寒味苦，气味俱厚，沉而降，阴也。其用有四：去实热一也，除下焦湿二也，推陈致新三也，消宿食四也。用之须酒浸煨熟，寒因热用也。又云：苦，纯阴，热淫所胜，以苦泻之。酒浸入太阳，酒洗入阳明，余经不用。去皮锉用。

（金·张元素《医学启源·卷之下·用药备旨》）

大黄属水属火，苦寒而善泄。仲景用之以心气不足而吐衄者，名曰泻心汤，正是因少阴经不足，本经之阳亢甚无辅，以致血妄行飞越，故用大黄泄去亢甚之火，使之平和，则血归经而自安。夫心之阴气不足，非一日矣。肺与肝俱各受火而病作，故芩救肺、连救肝。故肺者阴之主，肝者心之母、血之舍也。肝肺之火既退，宜其阴血复其旧。《衍义》不明说，而曰邪热因不足而客之，何以明仲景之意，开后人之妄聩也？

（元·朱丹溪《本草衍义补遗·凡一百五十三种》）

大黄气寒味苦，气味俱厚，无毒，沉也，阴中阴也。属水与火，入手足阳明经，酒浸入太阳，酒洗入阳明。通闭结灵丹，驱邪实效方。与桃仁同用，则导瘀血。与枳壳同用，则除积气。入痰火药，更能滚痰。入消食药，即能推陈。生用则通肠胃壅结热，熟用则治诸毒疮疡、久不收口。盖以诸毒疮疡皆属心火，大黄熟用则能泻心火，且宣气消肿，而除结热之在上者。其性沉而不浮，其用走而不守，有推陈致新之功，有斩关夺将之能，故名之曰将军。仲景用之以心气不足而吐衄者，名泻心汤，正是因肾经不足，而本经之阳亢甚无辅，以至血妄行飞越，故用大黄泄去亢甚之火，使之和平，则血归经而自安矣。夫心之阴气不足，非一日矣，肺与肝俱各受火邪而病作，故芩救肺，连救肝，肺者阴之主，肝者心之母，血之舍也，肝肺之火既退，宜其阴血自复矣。《衍义》不明说，而曰邪热因不足而客之，何以明仲景之意，开后人之盲也。大都寒能冷肠胃，苦能泄实热，必须肠胃有实邪者方可用之。

（明·杜文燮《药鉴·卷二》）

大黄下品上，佐使。气大寒，味苦。无毒。味厚阴也，降也。入手足阳明经酒浸，入太阳经酒洗，入阳明余经不用酒。

发明曰：大黄沉寒走下，泻诸实热结滞不通，尽其用矣。故本草主肠间结热、心腹胀满、积聚癥瘕、留饮宿食、痰实、便闭、瘀血、女子血闭、小腹痛、诸老血留结，又泄壅滞水气、调血脉、利关节等，皆火热淫结，滞于肠胃而然，用此苦寒荡涤之，正本经所谓推陈致新，通利水谷，调中化食，则胃气平而脏腑安和，故云戡祸乱而定太平者也。仲景治心气虚吐血衄血泻心汤用之，夫心气既虚，不用补而用泻，何也？此因少阴经阴气不足，而本脏之阳气亢甚，热邪乘客致阴血不宁，妄行吐衄。今以苦泻其热使之和平，即以苦补其心，则血归经而自安矣。一举两得，有是症者用之辄效，在量其人之虚实可也。生用速通肠胃壅塞结热；熟用性缓，润肠；酒浸引之上至巅顶，入太阳经，以舟楫载之可浮胸中。若用于下，不用酒浸洗。得芍药、黄芩、牡蛎、细辛、茯苓，疗惊恚怒、心下悸气；得硝石、紫石英、桃仁，治女子血闭。按大黄极寒，硫黄极热，气味悬绝，何得并称将军？盖硫黄至阳之精，能破邪归正，挺出阳精；大黄至阴之精，能推陈致新，戡定祸乱，故均得称将军之号也。然极寒极热之药，用之者戒之、慎之！

（明·皇甫嵩《本草发明·卷之三·草部下》）

大黄味苦，气大寒，无毒，味极厚，阴中之阴。其性走而不守，入手、足阳明经。通肠胃诸物之壅塞，泄脏腑结热之熏蒸。荡涤峻快，推陈致新，故曰夺土郁而无壅塞，定祸乱以致太平。苦寒而决泄者也。生用则通肠胃壅塞结热，熟用能治诸毒疮疽久不收口。盖以诸毒疮疡皆属心火，大黄熟用则能泻心，抑且宣气消痈而除结热也。酒浸入太阳经，酒洗入阳明经，余经不用。有实邪者二三剂亦可，虚弱者一剂亦须慎之。仲景治心气不足、吐血衄血、泻心用大黄、黄芩、黄连，夫心气既虚，不用补而用泻，何也？此因少阴经阴气不足，而本脏之阳气尤甚，热邪乘虚而客入，致阴血不宁，妄行吐衄。今以苦泄其热，使之和平，即以苦补其心，则血归经而自安矣，一举两得。有是症者，用之辄效，在量其人之虚实可也。

（明·薛己《本草约言·卷之一草部一百三十四种》）

大黄，属纯阴有土与水，体润，色黄，气雄而香，味大苦带辛，性大寒，能沉，力泻实热，性气与味俱重浊，入胃与大小肠、胞络、膀胱五经。大黄苦重能沉，带辛散结，气味重浊，直降下行，走而不守，有斩关夺门之力，故号为将军，专攻心腹胀满、肠胃蓄热、积聚痰实、便结瘀血、女人经闭。盖热淫内结用此，开导阳邪，宣通涩滞，奏功独胜。如积热结久，大便坚实闭固，难以取下，又藉芒硝味咸软坚，两者相须而用。凡内外伤感，郁久皆变成燥，燥甚为热，热极为火，三者属阳邪，销铄肠胃最烈而速，遂使浊阴不降，清阳不升，诸症蜂起，若用硝、黄如开门放贼，急须驱逐。宜以生用，则能速通肠胃；制熟以酒，性味俱减，仅能缓以润肠。勿畏而不用，亦勿轻而误施，全在对证，用药贵乎多少合宜，斯为神乎。

（明·贾所学撰，李延昰补订《药品化义·卷九·火药》）

大黄气寒，禀天冬寒之水气，入手太阳寒水小肠经；味苦无毒，得地南方之火味，入手少阴心经、手少阳相火三焦经。气味俱降，阴也。浊阴归六腑，味厚则泄，兼入足阳明胃经、手阳明大肠经，为荡涤之品也。味厚为阴，则入阴分，血者阴也，心主者也，血凝则瘀；大黄入心，味苦下泄，故下瘀血。血结则闭，阴不和阳，故寒热生焉；大黄味苦下泄，则闭者通，阴和于阳而寒热止矣。癥瘕积聚皆有形之实邪，大黄所至荡平，故能破之。

小肠为受盛之官，无物不受，传化失职则饮留食积矣；大黄入小肠而下泄，所以主留饮宿食也。味厚则泄，浊阴归腑；大黄味厚为阴，故入胃与大肠而有荡涤之功也。消积下血，则陈者去而新者进，所以又有推陈致新之功焉；其推陈致新者，以滑润而能通利水谷，不使阻碍肠胃中也。肠胃无碍，则阳明胃与太阴脾调和，而食消化矣。饮食消化则阴之所生，本自五味，五脏主藏阴，阴生而藏安和矣。

（清·叶天士《本草经解·卷二·草部下》）

主下瘀血、血闭，除血中热结之滞。寒热，血中积滞之寒热。破癥瘕积聚，凡腹中邪气之积无不除之。留饮宿食，荡涤肠胃，推陈致新，凡腹中饮食之积无不除之。通利水谷，调中化食，助肠胃运化之力。安和五脏，邪积既去，则正气自和。大黄色正黄而气香，得土之正气、正色，故专主脾胃之疾。凡香者无不燥而上升，大黄极滋润达下，故能入肠胃之中，攻涤其凝结之邪而使之下降，乃驱逐停滞之良药也。

（清·徐大椿《神农本草经百种录·下品》）

大黄，黄芩为之使，恶干漆，忌冷水。苦，大寒。入足太阴、手足阳明、厥阴经血分。性沉而不浮，用走而不守。荡涤肠胃之邪结，祛除经络之瘀血。滚顽痰，散热毒。痘初起，血中热毒盛者宜之。得杏仁，疗损伤瘀血。得生地汁，治吐血刺痛。得牡蛎、僵蚕，治时疫疙瘩恶症。配桃仁，疗女子血闭。合芒硝，治伤寒发黄。同川连，治伤寒痞满。欲速行下行，生用。欲缓行，煎熟用。欲上行，酒浸炒用。破瘀血，韭汁炒。加僵蚕，姜糊丸，蜜汤下，治大头瘟。血枯经闭，血虚便秘，病在气分、不在血分者禁用。

仲景百劳丸，用大黄以理劳伤。盖内热既久，瘀血停于经络，必得将军开豁其路，则肝脾通畅，推陈而致新，清升而浊降，骨蒸自除，痨症自愈也。然须蒸熟，入滋补之剂以治之。庶几通者通，补者补，两收其效。

（清·严洁、施雯、洪炜《得配本草·卷三·草部毒草类二十七种》）

大黄，味苦，气大寒，阴中之阴，降也，无毒。入胃与大肠。然有佐使，各经皆达也。其性甚速，走而不守，善荡涤积滞，调中化食，通利水谷，推陈致新，导瘀血，滚痰涎，破癥结，散坚聚，止疼痛，败痈疽热毒，消肿胀，俱各如神。欲其上升，须加酒制；欲其下行，须入芒硝；欲其速驰，生用为佳；欲其平调，熟煎尤妙；欲其少留，用甘草能缓也。此药有勇往直前之迅利，有推坚荡积之神功，真定安奠乱之品，祛邪救死之剂也。但用之必须看症甚清，而后下药甚效，否则，杀人于眉睫也。夫大黄乃君主之药，故号将军。然而将军无参赞之贤，不剿抚并用，亦勇而不仁。所以，承气汤中必加人参、当归以助之，其他用大黄者未有不益之补气、补血之味也。然而，补气之药未可重加，而补血之药断宜大用。盖肠胃燥结，而后瘀滞不行，徒用大黄以祛除，而肠中干涸，无水以通舟楫。大黄虽勇，岂能荡陆地之舟哉。故凡有闭结，必须多用补剂，使之生血以出陈、败瘀以致新也。至于补气之药，似乎可止，不知血必得气而易生，况大黄以祛除，未免损伤肠胃之气。吾先用参、芪以补之，气既不伤，且助大黄之力易于推送，邪去而正又不伤，不必已下之后再去挽回矣。但气药可以少用者，恐过助其气以固肠胃，则大黄有掣肘之虞。然而虚弱气怯之人当大黄必用之时，万不可执可用之说，减去参、芪，又虞有气脱之虑。总之，补气者，防其气脱；补血者，防其亡阴。要在临症察之，而不便先为悬度之也。

或问大黄用之于承气汤中，少若差错，下喉立亡，何利而用之乎？夫承气汤乃夺命之药也，不善用之，夺命变为丧命矣，非大黄之过也。且子亦知大黄之功乎？当少腹之硬痛也，求生不得，求死不能，一用大黄泻之，苦楚之境忽易为快乐之场，不特腹中安然，而身躯手足疼痛解热冤，其功之大为何如乎。倘用芒硝、厚朴、枳实而不用大黄，虽亦能逐邪荡硬，然必不能如是之功速而效神也，可疑其无利而不用乎？

或疑大黄逐瘀，而气弱之人往往随下而辄亡，独不可用人参以扶其气乎？曰：吾前言大黄未尝不宜人参者，正言气弱之人也。邪在于大肠之中，结燥屎而作痛，非大黄之猛利，何以迅逐其邪而兼去其燥屎乎？倘其人为虚弱之人，似宜和解为得。然而邪已下趋大肠，和其中焦，而下焦更为急迫，其痛必甚，势必下之为快。然而下之而气亦随下而俱脱也，苟不用人参以急补其气，则气脱又何救乎？然而与其下之气脱，而后救之以人参，何不先用人参于大黄之中，未下而先防其脱乎？况人参、大黄同用，则人参助大黄以奏功，大黄亦得人参而缓力，但去其燥屎之邪，而不崩其虚弱之气，是两用之而得宜也。

或问大黄性猛，过于迅速，似乎熟用尚非所宜，何以古人不尚熟而尚生乎？夫大黄过煮，则气味全散，攻毒不勇，攻邪不急，有用而化为无用矣。大黄之妙，全在生用为佳。将群药煎成再投大黄，略煎一沸即服，功速而效大，正取其迅速之气而用之也。不可畏其猛烈，过煎煮以去其峻利也。

（清·陈士铎《本草新编·卷之三》）

大黄下品气味苦、寒，无毒。主下瘀血血闭、寒热，破癥瘕积聚、留饮宿食，荡涤肠胃，推陈致新，通利水谷，调中化食，安和五脏。大黄，其色也弘景。将军勘定祸乱明之，荡涤邪寇，除祛不平，将军之功也无已。行泄太迅，下瘀破积，抑阳退阴，使邪速祛而五脏安和，故一名黄良小陶。色正黄而气香，得土之正气正色灵胎。秉地之阴气独厚，得乎天之寒气亦深仲淳。而炎上作苦《洪范》，苦而走下，不有炎上者反乎？盖五行之体以克为用，其润下者正炎上之用不远。味厚则发泄《内经》，故其性猛利，所至荡平，略无阻碍仲淳。味厚者为阴《内经》，故于血分之病，奏绩殊多仲淳。首主下瘀血血闭，固谓厥功专于血分，凡阳邪留伏于阴中，留而不去，是即血分之热结，惟此可以若金直捣其巢，倾其窟穴，散气之结于血者润安。吐血衄血《金匮》，因阳亢致血妄行，用此泻祛亢甚之火使之平和，则血归经而自安丹溪。肠胃绞榨，其黏滑液夺，又其漏泄分利，此如推挽清水直。凡血瘀而闭，则为寒热修园。或肠胃之间，心腹之分，夏气热火之郁，神情血脉之结，瘀闭宿留，致成癥瘕积聚，变生寒热胀满者，皆心用之不行也不远。得此攻下，皆能已之修园。夫留饮宿食，在于肠胃陈垢不清，故又曰荡涤肠胃，推陈致新隐庵。色黄入肠胃之中，攻涤其灵胎实热时珍、湿热元素、结热、留结弘景之邪，而使之下降，乃驱逐停滞之良品灵胎。性寒能清邪热虚谷，调其肠胃使之下泄也小陶。味苦而能化湿虚谷，小肠火腑非苦不通也天士。通利水谷，是功在修园泻脾胃之湿热也石顽。调中化食，香能解秽开胃虚谷逐疫楚材，胃开则秽垢祛而化食隐庵，化食即所以调中也。末一句是总结上文，申其奇效，意谓五脏秉气于胃，胃得此运化之力而安和，而五脏亦的安和矣，此黄良之所以名也修园。

酒浸，引上至高之分，驱热而下。如物在高颠，必射以取之也明之。

（清·钱雅乐、钱敏捷、钱质和《汤液本草经雅正·卷四·毒草部》）

大黄色正黄而臭香，得土之正气正色，故专主脾胃之病。其气味苦寒，故主下泄。凡血瘀而闭则为寒热，腹中结块，有形可征曰癥，忽聚忽散曰瘕，五脏为积，六腑为聚，以及留饮宿食，得大黄攻下，皆能已之。自“荡涤肠胃”下五句，是申明大黄之效，末一句是总结上四句，又大申大黄之奇效也。意谓人只知大黄荡涤肠胃，功在推陈，抑知推陈即所以致新乎？人知大黄通利水谷，功在化食，抑知化食即所以调中乎？且五脏皆禀气于胃，胃得大黄运化之力而安和，而五脏亦得安和矣，此本经所以有黄良之名也。有生用，有用清酒洗者。

（清·陈念祖《神农本草经读·卷四·下品》）

大黄沉降下行，苦寒有毒；通肠涤胃，泻实热之稽留；破积行瘀，荡诸邪之闭结；制炒偏通于小便，分消善导乎州都。大黄，苦寒沉降，气味俱厚，入脾、胃、大肠血分。能荡涤瘀留结热之实邪，长驱直下，破坚积，除癥瘕。若寒滞积结，有温下之法；虚人挟积，有补泻并行之法。故温药、补药皆可相辅而行，相机而用。若经酒制、蒸炒，则专行小肠、膀胱，治湿热癃闭等证。故生熟异用耳。

（清·张秉成《本草便读·草部·毒草类》）

大黄色黄臭香，性与土比，故用于脾胃病极合。其能行火用上下表里咸到，则人多忽之，然有一言可以蔽之者，曰荡实涤热而已。热与实兼者，如大、小承气汤下燥屎，大陷胸汤丸治结胸，抵当汤丸下瘀血，大黄附子汤治胁下偏痛；其但热不实者，如苓甘五味加姜辛半杏大黄汤治面热如醉，茵陈蒿汤治谷疸，泻心汤治心气不足。此二者之显有区别者。推是以求，则如鳖甲煎丸治癥瘕，大黄䗪虫丸治虚劳羸瘦，大黄牡丹汤治肠痈，大黄黄连泻心汤治气痞，非热实而同于热实，亦唯假荡涤之性功，扩神奇之妙用。而仲圣制剂之道，抑更有进者焉。己椒苈黄丸，曰肠间有水气，水者虚软之物，大黄能荡实不能捣虚，且泻水已有己、椒、葶苈，更益以大黄何为？或谓泄血闭而下热，或谓从大便而分消，皆意为揣摩，未足征信。盖防己纹如车辐，内黄外白，有从脾肺斡旋三焦水道之能；椒目温肾以蒸发其脾阳，除腹满而利水，犹肾气丸之有附、桂，如是而三焦之故道可复矣。肠间之水，将遂施大黄以下夺乎，抑未也？夫大肠者糟粕所居，大肠有水，下即与糟粕俱下，虽非燥屎，大黄固与有责；特其所司全在肠胃，力不及肺。肺合大肠，非肺出治节不能使水食俱下。葶苈为从肺至脾之药，利水道兼破积聚，故加之以辅大黄之不逮。且椒得大黄，庶寒温相济，而肠胃之疾亦必火用行而后已，此大黄之治肠间水气，有如此曲折微义，不可不知者也。

夫大黄之为物有定，而用大黄之法无定。不得仲圣之法，则大黄不得尽其才而负大黄实多，否则为大黄所误而大黄之被诬亦多。仲圣则正本此旨以制方，而不容以一端测焉。大黄气味俱厚，本峻下之物，因其峻下而微变其性以用之，则如大承气、抵当汤之大黄酒洗酒浸，以兼除太阳余邪也；大黄黄连泻心汤之大黄，以麻沸汤渍之而不煮，欲其留恋心下也；大黄附子汤大黄与附子并用，则变寒下为温下；茵陈蒿汤大黄与茵陈、栀子并用，则不走大便而走小便。大黄用法之不同也如是。更以方剂言之，尤氏谓小承气无芒硝而但有枳、朴，下趋之势缓，故曰小。不知小承气虽有枳、朴，无芒硝，而枳、朴分量亦较大承气甚少，此制之大小，即承气大小所由名，岂在芒硝有无之别。且芒硝并不专取其下趋，调胃承气芒硝与甘草并用则能调胃，大陷胸芒硝与甘遂并用则能陷胸；大承气芒硝止三合，而调胃承气、大陷胸转用至半升、一升；调胃、陷胸有芒硝，而抵当汤丸转无芒硝。芒硝之功，不专在下趋亦明矣。柯韵伯谓药之生者气锐而先行，熟者气纯而和缓，故大承气以芒硝专化燥屎，大黄继通地道，而后枳、朴除其痞满。邹氏韪之，其实似是而非也。芒硝之不取乎速下，上已言之。夫多煮者味厚，少煮者味薄；味厚则下之早，味薄则下之迟。枳、朴先煮，欲其径下；硝、黄则兼资以涤热，非故操之不可，故大黄后内，芒硝只一两沸。小承气所以同煮者，枳、朴既少，又无芒硝。且大承气以水一斗煮枳、朴取五升，内大黄后尚取二升；小承气则仅水四升煮取一升二合，大黄虽与枳、朴同煮，力亦不厚，何必再分先后。邹氏谓大陷胸汤用甘遂、芒硝之锐，犹恐其暂通复闭，故大黄先煮，使当善后之任。置全方配合之道不讲，而但于先后煮讨消息。不知芒硝、甘遂，专治胸间热结水结，故芒硝止一两沸，甘遂内末而不煮；大黄本肠胃药，用以为消遂前驱，故先煮之。邹氏又谓茵陈蒿汤大黄、栀子为前茅，茵陈为后劲。不知茵陈发扬芳郁，禀太阳寒水之气，善解肌表之湿热，欲其驱邪由小便而去，必得多煮以厚其力，与桂枝利小便非多用不可，正复相同。大黄止住二两而又后煮，则与茵陈走肌表之气相挟，且能促之使下也。茵陈、栀子皆走小便，大黄自亦不走大便矣。此仲圣制方之意，与《素问》相印合也。可执一说而不究其所以然哉？

（清·周岩《本草思辨录·卷二》）

大黄味苦，气香，性凉。能入血分，破一切瘀血。为其气香故兼入气分，少用之亦能调气，治气郁作疼。其力沉而不浮，以攻决为用，下一切癥瘕积聚。能开心下热痰以愈疯狂，降肠胃热实以通燥结，其香窜透窍之力又兼利小便。性虽趋下而又善清在上之热，故目疼齿疼，用之皆为要药。又善解疮疡热毒，以治疔毒尤为特效之药。其性能降胃热，并能引胃气下行，故善止吐衄，仲景治吐血、衄血有泻心汤，大黄与黄连、黄芩并用。《神农本草经》谓其能推陈致新，因有黄良之名。仲景治血痹虚劳，有大黄䗪虫丸，有百劳丸，方中皆用大黄，是真能深悟推陈致新之旨者也。

凡气味俱厚之药皆忌久煎，而大黄尤甚，且其质经水泡即软，煎一两沸药力皆出，与他药同煎宜后入，若单用之开水浸服即可，若轧作散服之，一钱之力可抵煎汤者四钱。大黄之力虽猛，然有病则病当之，恒有多用不妨者。盖用药以胜病为准，不如此则不能胜病，不得不放胆多用也。

（张锡纯《医学衷中参西录·药物》）

茯苓（茯苓皮、茯神）

【本草原旨】

茯苓，味甘平。主胸胁逆气，忧恚惊邪，恐悸，心下结痛，寒热烦满，咳逆，口焦舌干，利小便。久服安魂魄养神，不饥延年。一名茯菟。生山谷。

（西汉《神农本草经·上经》）

【各家集注】

茯苓气平味甘，止消渴，利小便，除湿益燥，利腰脐间血，和中益气为主。治小便不通、溺黄或赤而不利，如小便利，或数服之，则损人目；如汗多人服之，损元气，夭人寿。医言赤泻白补，上古无此说。《主治秘要》云：性温味淡，气味俱薄，浮而升，阳也。其用有五：止泻一也，利小便二也，开腠理三也，除虚热四也，生津液五也。刮皮，捣细用。

（金·张元素《医学启源·卷之下·用药备旨》）

茯苓气平，味甘淡，气味俱薄，无毒，降也，阳中之阴也。主治膈中痰火，驱水肿，除淋结，开胃腑，调脏气，伐肾邪，和中益气，利窍宁心。除湿之圣药也。经曰：赤者向丙丁，白者向壬癸。又曰：赤者能利水，白者能补脾。是知赤者泻小肠之火而利水矣，不知白者润肺生津而能分利也。此剂皆主分利，但不如用白为良。大都淡能利窍，甘能助阳，《衍义》《补遗》以为阴虚，未为相宜，以其淡渗也。孰知气重者主气，味重者助血，茯苓虽曰淡渗，然味尚甘美，于阴虚者亦无妨也。臣升、芪而上行，固能补气，兼当归、枣仁，又养心血；佐参、术而下行，亦能补血，加枸杞、仙茅，又固肾气。四君汤用之以补气，地黄丸用之以补血。

（明·杜文燮《药鉴·卷二》）

茯苓味甘、淡，气平，阳也，无毒。入太阴脾经，复入太阳膀胱、少阴心经，坚固荣卫，分理阴阳，疏通渗泄，利水实脾，化膀胱之源，宁心肾之气者也。故镇惊定志非茯苓不能除，清血化气非茯苓不能疗。若夫健脾之剂多用茯苓，盖脾喜燥而恶湿，茯苓淡渗以实脾也；镇惊之剂亦用茯苓，惊乃气之虚，茯苓气之实，今借气之实而壮气之虚也。膀胱湿热不清，水道蕴蓄不利，茯苓能清化源也；脏腑癥瘕积聚，小便癃闭淋沥，茯苓能清血化气也。本草云：气虚之人不可用，因其淡渗有泄下也；自汗之症不可用，因其发汗不可利小便也。又云：茯苓能生津液。殊不知津为济渡之处，液之往来乃曰津液。茯苓生津因其利窍利水而活动其液，非若人参而真能生液也。元虚之人还宜忌之，故产后多禁用。

（明·方谷《本草纂要·卷之三·木部上》）

茯苓上品，君。气平，味甘淡。属金，降也，阳中阴也。无毒。白者入手太阴，足太阳、少阳；赤者入足太阴，手太阳、少阴。

发明曰：茯苓淡而能渗，甘而能补，除湿圣药也。惟能渗，故能行水利小便；惟能补，故能和中益脾。自其渗中焦之水。本草所谓胸胁逆气、忧恚惊悸、心下结痛、寒热烦满、咳逆、膈中痰水，皆水饮停心下湿热所致也。能渗泄之，则以上诸症悉除，中气自和，脾脏自益而津液亦生矣，又何口焦舌干烦渴之有哉？自其渗下焦之水，本草所云大腹淋沥、水肿淋结、溺黄赤、腰脐不利，皆由邪水停下部湿淫所胜也。此渗利之，则以上诸症悉除，邪水去，肾家真水得养，腰脐血亦利，津道自行，所谓长阴益气力、保神守中、开心益智、安胎、安魂魄、延年者，安之渗之，即所以补之也。赤者清心热而泻小肠之火，能制水；白者润肺，助阳长阴，生津而能分利也。上古无赤泻白补之说，今补剂中多用白者。《衍义补遗》以为阴虚者未宜，汗多阴虚禁用。然味淡中有甘，若与参、芪、归、芍等兼用何妨？又云：小便素利者，过服助燥损明。若兼补阴之剂，所谓小便多而能止也。但不宜入燥剂中用耳，非比猪苓一味诚为淡渗，阴虚者当忌之。

茯神，气味与茯苓同而功用稍异，专理心经，补心气，安神定志，开心益智，安魂魄，养精神，止恍惚惊悸，除忿恚健忘，又辟不祥，疗风眩风湿、五劳口干、心下急痛坚满等。

（明·皇甫嵩《本草发明·卷之四·木部上》）

茯苓味甘、淡，气平，无毒，阳中之阴，降也。白者入手太阴，足太阳、少阳经；赤者入手少阳、少阴，足太阴经。利小便有除留饮之效，伐肾邪有生新血之功，故除口舌之干燥、神志之怔忡。赤者破结血而泻火，白者调脾气而和中。淡利窍，甘助阳，乃除湿行水之圣药也。又赤者能利水，白者能补脾，是知赤泻小肠之火，固能分利，不知白者润肺生津，亦能分利也，故此剂以分利为主，莫如用白。或谓阴虚未为相宜，以其渗淡也，不知气重者主气，味重者助血，茯苓虽渗淡，而其味尚甘，于阴虚者亦无害也。况佐人参等补剂下行，亦能补虚而固肾矣。特猪苓一剂诚为渗淡，而阴虚者为当忌也。通便不走精气，功并车前；利血仅在腰脐，效同白术。暴病有余相宜，久病不足切禁。如小便利数者服之，大损人目；汗多人服之，则损元气，夭人寿。

（明·薛己《本草约言·卷之二木部五十六种》）

茯神，属阳，体重实而坚，色白，气和，味甘淡，性微温，能守，能定，力补心气，性气薄而味重，入心、脾二经。茯神生于枯松根下，因无枝叶，上升津气，向下抱根附结，得松之神气而成，不离于本，有依守之义，故名茯神。特取此镇伏心神，能中守而不移，以其体沉重，重可去怯。其性温补，补可去弱。戴人曰：心本热，虚则寒，如心气虚怯、神不守舍、惊悸怔忡、魂魄恍惚、劳怯健忘，俱宜温养心神。非此不能也。抱木而生者为茯神，无木者另名茯苓。

（明·贾所学撰，李延昰补订《药品化义·卷四·心药》）

白茯苓，属阳有土与金，体重而实，色白，气和，味甘而淡，性平，能升，能降，力补脾肺，性气薄而味厚，入脾、肺、肾、膀胱四经。茯苓，苓字世俗讹传，《史记》及《仙经》皆名茯灵。假松之真液而生，受松之灵气而结，秉坤阴最厚。味独甘淡，甘则能补，淡则能渗，甘淡属土，用补脾阴，土旺生金，兼益肺气。主治脾胃不和、泄泻、腹胀、胸胁逆气、忧思烦满、胎气少安、魂魄惊跳、膈间痰气。盖甘补则脾脏受益，中气既和则津液自生，口焦舌干烦渴亦解。又治下部湿热，淋沥、水肿、便溺黄赤、腰脐不利、停蓄邪水，盖淡渗则膀胱得养，肾气既旺，则腰脐间血自利，津道流行，益肺于上源，补脾于中部，令脾肺之气从上顺下，通调水道以输膀胱，故小便多而能止，涩而能利，惟痘疮起胀时禁用，恐渗泻不能贯浆。其赤茯苓淡赤微黄，但不堪入肺，若助脾行痰与白者同功，因松种不一，故分赤白，原无白补赤泻之分。

（明·贾所学撰，李延昰补订《药品化义·卷五·脾药》）

茯苓气平，禀天秋降之金气，入手太阴肺经；味甘无毒，得地中正之土味，入足太阴脾经；气平味和，降中有升，阴也。胸者肺之分也，胁者肝之分也，肝主升而肺主降，肺金不足则气不降，肝木有余则气上逆，逆于肝肺之分，故在胸胁间也；茯苓入肺，气平则降，味甘可以缓肝，所以主之。脾为土，肺为金，脾肺上下相交，则五脏皆和，位一身之天地矣，若脾肺失中和之德，则忧恚惊邪恐悸，七情乖戾于胸，发不中节而为病；茯苓味甘和脾，气平和肺，脾肺和平，七情调矣。

心下脾之分也，湿热在脾则结痛，湿热不除，则流入太阳而发寒热，郁于太阴而烦满，湿乘肺金而咳逆；茯苓甘平淡渗，所以能燥脾伐水清金，治以上诸症也。人身水道不通则火无制，而口焦舌干矣；茯苓入肺，以通水道，下输膀胱，则火有去路，故止口舌干焦。水道通，所以又利小便也。肝者魂之居也，而随魂往来者神也。久服茯苓则肺清肃，故肝木和平而魂神安养也。不饥延年者，脾为后天之本，肺为元气之腑，脾健则不饥，气足则延年也。

气平，味甘，无毒。主辟不祥，疗风眩风虚、五劳口干，止惊悸、多恚怒、善忘，开心益智，安魂魄，养精神。茯神气平，禀天秋平之金气，入手太阴肺经；味甘无毒，得地中正之土味，入足太阴脾经。气平味和，降中有升，阴也。茯神味甘气平，得中正之气味，和脾肺，位一身之天地，所以能辟不祥也。诸风皆属肝木，木虚则风动而眩；其主之者，味甘性缓，可以益肝伤，气平清金，可以定风木也。五劳，五脏劳伤其神也，五劳神伤，则阴火动而口干矣；茯神甘平安神，故止口干。惊悸、多恚怒、善忘，皆心肾不交而肝木不宁之症；茯神气平益肺，肺气下降则心亦下交，味甘益脾，脾气上升则肾亦上交。盖天地位则水火宁，土金实则风木定，五行相制之道也。其开心益智者，皆气平益肺之功，肺益则水道通而心火有制，所以心神开朗而光明。肺益则金生肾水，所以伎巧出而智益也。肝者魂之居，肺者魄之处；茯神气平益肺，肺宁肝和，故安魂魄。精者阴之华，神者阳之灵；茯神味甘益脾，脾和则饮食纳，而精神得所养也。

（清·叶天士《本草经解·卷三·木部》）

古注茯苓，皆云松脂入地所结，无苗叶花实。今之茯苓，皆有蔓可种，疑古今有异同也。味甘，平。主胸胁逆气、忧恚、惊邪、恐悸、心下结痛、寒热烦满、咳逆，皆脾虚不能化水，痰饮留结诸经之疾。口焦舌干，胸有饮，则水下聚而津液不升。利小便，淡渗利水道。久服安魂养神、不饥延年，心脾和通之效。

茯苓生山谷之中，得松柏之余气，其味极淡，故为调补脾阴之药。凡人邪气郁结，津液不行，则为痰为饮。痰浓稠为火之所结，饮清稀为水之所停，故治痰则咸以降之，治饮则淡以利之。若投以重剂，反拒而不相入。惟茯苓极轻淡，属土，土胜水能疏之涤之，令从膀胱以出，病渐去而不觉也。观仲景猪苓汤、五苓散等方，义自见矣。

（清·徐大椿《神农本草经百种录·上品》）

茯苓，淡、平，生松下而不相附，然枝根皆注向，是神气所凝聚，犹松之精魄也。宁心益肺，定魄安魂，渗湿通窍，去热固精。心常苦散，得此凝聚则神安矣。心下有邪湿则神不安，得淡以渗湿则心安矣。火妄则金不安，心安则肺亦安矣。又白色入肺，赤色入心。魄藏于肺，魂藏于肝，魂以依魄为安。此为松之魄，是魂依于魄也。凡湿积成热成痰，淡渗湿，故去热行痰。湿热妄行，则精恒不固；湿热邪除，则精固矣，不必以虚寒为虑也。小肠，心之表，渗胸膈之水，则小便利；小肠清，则膀胱津液之腑亦清。余若治痞膈、烦满、通淋、定呕，其功用可类推也。白入肺，赤入心推类审用。忌醋。

（清·汪绂《医学纂要探源·卷二·果部》）

白茯苓甘淡、平，入手足少阴、太阴、太阳经气分。性上行而下降，通心气以交肾，开腠理，益脾胃，除呕逆，止泄泻，消水肿，利小便，除心下结痛，烦满口干，去胞中积热，腰膝痹痛，及遗精淋浊，遗尿，带下，概可治之。以其能利三阴之枢纽，故治无不宜。得人参，通胃阳。得白术，逐脾水。得艾叶，止心汗。得半夏，治痰饮。得木香，治泄痢不止。配黄蜡，治浊遗带下。君川连、花粉，治上盛下虚之消渴。加朱砂，镇心惊。去皮。补阴，人乳拌蒸。利水，生用。补脾，炒用。研细入水，浮者是其筋膜，误服之损目。上热阳虚，气虚下陷，心肾虚寒，汗多血虚，水涸口干，阴虚下陷，痘疹贯浆俱禁用。

皮专行水，治水肿肤胀。配椒目，治水肿尿涩。

茯神主治与茯苓同，但茯神入心之用多。治心虚健忘，疗虚眩，安魂魄，较茯苓之淡渗稍差。然总属渗泄之物，心无火而口干者不宜轻用。得灯草，退心火。配金银，镇惊悸。配竹茹，利惊痰。佐沉香，消阴气。使远志，逐心邪。使菖蒲，散心气。去皮木用。恐燥，人乳拌蒸。

（清·严洁、施雯、洪炜《得配本草·卷七·木部寓木类九种》）

茯苓，味甘、淡，气平，降也，阳中阴也，无毒。有赤、白二种，白者佳，亦可用入心、脾、肺、肝、肾五脏，兼入膀胱、大小肠、膻中、胃经。助阳，利窍通便，不走精气，利血仅在腰脐，除湿行水，养神益智，生津液，暖脾，去痰火，益肺，和魂炼魄，开胃厚肠，却惊痫，安胎孕，久服耐老延年。

茯神，即茯苓之一种。但茯神抱松木之根而生者也，犹有顾本之义，故善补心气，止恍惚惊悸，尤治善忘，其余功用与茯苓相同。此二种，利中有补，久暂俱可用也，可君可臣，而又可佐使。惟轻重之宜分，无损益之可论。或谓汗多而阴虚者宜忌，少用之何损哉！或言小便素利者勿服，恐助燥损阴，微用之何妨！初病与久病相殊，而健脾正宜于久病，何必尽去夫茯苓也！丹溪曰：茯苓有行水之能，久服损人。八味丸用之，亦不过接引诸药，归就肾经，去胞中积陈，而以为搬运之功也。夫八味丸有桂、附、熟地、山萸之直入于肾，何藉茯苓之引经耶！仲景张夫子用茯苓于八味丸中大有深意，以熟地纯阴而性过于腻滞，虽泽泻利水，熟地之滋润已足相制，然而泽泻过于利水，未必健脾以去湿，故亦用茯苓以佐之，利腰脐而又不走气，使泽泻亦不过于渗泄，则泻中有补，助熟地、山药、山茱速于生阴，实非徒为接引而用之也。

或疑茯苓、泽泻同是利水之物，而或言过于利水，或言未能健脾，皆是与人相反，谓先生不好奇得乎？曰：非好奇也。二味实各有功用，不得不分言之耳。泽泻，泻之中有补，表其补之功，则其泻正可用也；茯苓，补中有泻，论其泻之益，则其补亦可用也。凡药有功有过，明辨功过于胸中，自然临症无差也。

或问六味丸中阐发已尽，不识茯苓于前说之外，尚有异论乎？前说不足以尽茯苓之义也。仲景夫子用茯苓于六味丸中也，岂特泻肾中之邪水以补肾中之真水哉。茯苓更能入肾，以通肾中之火气。肾中火气，上通胃而下通膀胱二经。苟无肾火之气以相通，则上水不能入而下水不能出矣。上水不能入者，非不能饮也，饮水而水之气不消；下水不能出者，非不能容，而水之气不泄不消，而水势必奔迫于中焦，而不能化矣。惟有火气以相通，而上下之水始周流而无滞。六味补肾中之水而不补肾中之火，则火不能自通于胃与膀胱矣。得茯苓代为宣化，而上下之水得行，何致有不消不泄之虑哉。茯苓用之于六味丸中者，尚有如此妙义也。

又问茯苓用之于都气丸中亦未见出奇，必得肉桂而后泻水，安在入肾气丸中即能出奇乎？曰：肾气丸之妙，全在茯苓。茯苓利水，人人知之。利水之中，得群阴之助，更能于补水中以行其利水之权；得二阳之助，更能于补火之中以全其化水之神。止利其邪水而不使波涛泛溢，又不损其真水而转使热气熏蒸，通上下三焦，消内外二湿，皆茯苓为君之功也。倘以茯苓为臣而君以熟地，势必中焦阻滞，水积于皮肤而不得直入于膀胱矣，又何以泻之哉。

（清·陈士铎《本草新编·卷之四》）

茯苓上品气味甘、平，无毒。主胸胁逆气，忧恚惊邪恐悸，心下结痛，寒热烦满咳逆，口焦舌干，利小便。安魂养神。松之余气丹溪，藏伏地中西池，借土气而结成隐庵。苓，令也，号令之令也。通行津液无已，有土位中央而枢机旋转之功隐庵，专为号令者，苓之功也无已。其味极淡灵胎，然淡本于甘，则阴阳相含之真气已入土中，而神其清浊之升降若金。凡人邪气郁结，津液不行则为饮，饮乃水之所停灵胎。逆于肺肝之分，故胸胁逆气天士。心下为水邪所停，则悸而结痛修园。留结于经为寒热灵胎，水气不化则烦满，上凌于肺则咳逆修园。胸有饮，则津液不升而口干舌焦，皆脾虚不能化水，痰饮留结之疾。此极清淡，属土，土胜水，能疏之涤之，令从膀胱以出，病自去也。一曰茯灵《史记》，得松之神灵之气伏结而成时珍，故善安心神权，即主忧恚惊邪之谓若金。惊伤心，恐伤肾。推之，凡有伤于心者，皆可作惊观也；有伤于肾者，皆可作恐观也。盖以心肾之气本自交通，然肾处于下，与肝相通，肝肾之气，并善上逆修园，如奔豚《金匮》、肾积好古、呕逆、善忘弘景，皆心肾不交、肝木不宣之症天士。惟此感太和之气斗保，降阴中之火西池，克伐肾邪弘景，其功皆在于利小便一语，小便一利，则水行而气修园自治，譬之导流归海而横逆自平礼丰，诸症俱愈矣修园。神潜伏于根，能归伏心神令韶，故曰伏神。似于补心养胃较切，而安神为最，以心主脉、脉舍神也若金。

皮，治水肿肤胀，开水道腠理，治湿热时珍，以诸皮皆凉天士，以皮行皮也鞠通。

（清·钱雅乐、钱敏捷、钱质和《汤液本草经雅正·卷六·寓木部》）

茯苓气平入肺，味甘入脾。肺能通调，脾能转输，其功皆在于利小便一语。胸为肺之部位，胁为肝之部位，其气上逆则忧恚惊邪恐悸，七情之用因而弗调。心下为太阳之部位，水邪停留则结痛，水气不化则烦满，凌于太阴则咳逆，客于营卫则发热恶寒，内有宿饮则津液不升，为口焦舌干，惟得小便一利，则水行而气化，诸疾俱愈矣。久服安魂养神、不饥延年者，以肺金为天，脾土为地，位一身之天地，而明其上下交和之效也。

（清·陈念祖《神农本草经读·卷二·上品》）

茯苓结于土中，久而不变，宜其得阴气多，与猪苓埒矣。二苓、泽泻之治渴，是治饮水而小便不利之渴。以其水为渟潴之水，不受胃变则呕，格其肾阴则渴，故得以泄水利小便而愈。若是痰饮，胃亦赖之以养；其浓厚者，且无走小便之理。将毋水能致渴，饮不能致渴耶！？而仲圣谓：呕家本渴反不渴者，心下有支饮。又谓：胸中有留饮，其人短气而渴。二说相反，曷故？夫饮而曰支，谓其如支流不正出也。不正出则肾阴犹得以上潮，故不渴。留饮是正留于胸中，气焉得不短而渴焉得不作，是则痰与饮宜分者也。水与饮有分、有不分者也，以渴不渴定茯苓与猪、泽之去取可矣。

茯苓以泄水奏绩者，又于仲圣方得三事焉：曰眩，曰悸，曰咳。水停心下而眩者，亦水停心下而悸。眩在外，悸在内，唯派别而源同，故眩定者悸亦定。心下悸者水侵其心，脐下悸者水发自肾，似不能悉主以茯苓矣。然上中下之水应皆从小便出者，舍茯苓其奚属？且始而脐下悸者，后必心下亦悸，所谓水在肾、心下悸也。其悸非茯苓得治者，如小建中汤、桂枝甘草汤、炙甘草汤，非温养中气、补益心阳不可。茯苓淡渗，适伤其正，故摈之也。

咳之因亦致多矣，茯苓所司为痰饮之咳。然有痰饮而不宜者：半夏麻黄汤，有痰饮而悸，以麻黄发心阳而泄之于表，徐忠可谓之老痰，老痰非渗得去；甘遂半夏汤，有留饮而利，以甘遂、甘草加白芍，就其利而下之，必欲使走小便则谬。此外有痰饮而宜辛散、宜苦降者无论矣。夫咳者肺病，茯苓下渗，则肺邪不解，故咳证用之颇鲜。唯咳而冲气挟痰饮而上，胸满由痰饮而得者，以茯苓下之泄之，厥效甚捷。然则茯苓非能治咳，治痰饮耳；非能治痰，实治饮耳。苓桂术甘汤治痰饮如神，而其推茯苓为君也，在使微饮从小便去也，痰饮之有需于茯苓可知矣。

抑其治饮治水，能使上中下统泄之于小便者有故。茯苓甘淡，为胃之正药。色白而纯，则兼入肺。肺主皮毛而太阳为之应，故又入太阳。淡渗则又从皮毛而入太阳之府，肺胃职司下降，膀胱气化则出，其利小便，盖有高屋建瓴之势焉。仲圣于小便不利而必曰加茯苓者，职是故也。

（清·周岩《本草思辨录·卷四》）

茯苓气味俱淡，性平。善理脾胃，因脾胃属土，土之味原淡，是以《内经》谓淡气归胃，而《慎柔五书》上述《内经》之旨，亦谓味淡能养脾阴。盖其性能化胃中痰饮为水液，引之输于脾而达于肺，复下循三焦水道以归膀胱，为渗湿利痰之主药。然其性纯良，泻中有补，虽为渗利之品，实能培土生金，有益于脾胃及肺。且以其得松根有余之气，伏藏地中不外透生苗，故又善敛心气之浮越以安魂定魄，兼能泻心下之水饮以除惊悸，又为心经要药。且其伏藏之性，又能敛抑外越之水气转而下注，不使作汗透出，兼为止汗之要药也。其抱根而生者为茯神，养心之力较胜于茯苓。茯苓若入煎剂，其切作块者，终日煎之不透，必须切薄片或捣为末方能煎透。

（张锡纯《医学衷中参西录·药物》）

薏苡仁

【本草原旨】

薏苡仁，味甘微寒。主筋急拘挛，不可屈伸，风湿痹，下气。久服轻身益气。其根下三虫。一名解蠡。生平泽及田野。

（西汉《神农本草经·上经》）

【各家集注】

薏苡仁寒则筋急，热则筋缩。急因于坚强，缩因于短促。若受湿则弛，弛因于宽而长。然寒与湿未尝不挟热，三者皆因于湿热。外湿非内湿，有以启之，不能成病。故湿之病，因湿面为多，而鱼与肉继以成之者，甘滑、陈久、烧炙、辛香、干硬皆致湿之因，宜戒哉。丹溪先生详矣。又若《素问》言，因寒则筋急，不可更用此也。凡用之须倍于他药。引物力势和缓，须倍用即见效。盖受寒使人筋急，受热使人筋挛，若但热而不曾受寒，亦能使人筋缓，受湿则又引而长无力也。

（元·朱丹溪《本草衍义补遗·凡一百五十三种》）

薏苡仁上品之上，君。气微寒，味甘。无毒。

发明曰：薏苡仁，古方用治心肺。本草专主除湿健脾，不及于肺，然益肺之功在其中矣。故本草主风湿痹、筋急拘挛不可屈伸、筋骨邪气不仁，利肠胃，消水肿，进食，久服轻身益气，此除湿健脾之功也。脾土健则肺金滋，其化养不为湿热所伤，故肺气自益。凡痰唾、咳嗽、上气、肺痿、肺痈、吐脓血方中多用之，良有以也。又去五溪毒肿、干湿脚气者，能消湿热也；主消渴者，益肺生津也。参苓白术散与卫生汤用之以健脾，其为肺气之助亦多矣。按筋急拘挛有两等。《素问注》曰：大筋受热则短缩，故挛急不伸，此因热也，宜用薏苡；若因寒，筋急者不可用。盖受寒能使人筋急，受热使人筋挛，但热而不受寒，亦能使人筋缓，受湿则又引长无力。今云筋急拘挛，乃因热也。薏苡清湿热力势和缓，用之须倍于他药即效。

（明·皇甫嵩《本草发明·卷之二·草部上》）

薏米云仁，非，属阳有土与金，体干，色白，气和，味甘，性干温，能沉，力补脾，性气薄而味厚，入脾、胃、肺三经。

薏米味甘气和，清中浊品，能健脾阴，大益肠胃。主治脾虚泄泻，致成水肿；风湿筋缓，致成手足无力，不能屈伸。盖因湿胜则土败，土胜则气复，肿自消而力自生也。取其色白入肺，滋养化元，用治上焦消渴，肺痈肠痈。又取其味厚沉下，培植下部，用治脚气肿痛，肠红崩漏。若咳血久而食少者，假其气和力缓，倍用，无不神效。但孕妇忌之。

（明·贾所学撰，李延昰补订《药品化义·卷五·脾药》）

苡仁气微寒，禀天秋金之燥气，入手太阴肺经；味甘无毒，得地中平之土味，入足太阴脾经。气降味和，阴也。经云，湿热不攘，则大筋软短而拘挛。苡仁气微寒，清热利湿，所以主筋急拘挛不可屈伸也。久风，长久之风也，风淫则末疾，所以手足麻木而湿痹生焉。苡仁甘寒，其主之者，甘以行之、寒以清之也。微寒，禀秋金之燥气而益肺，肺气治则下行，故主下气。久服轻身益气者，湿行则脾健而身轻，金清则肺实而气益也。

（清·叶天士《本草经解·卷一·草部上》）

主筋急拘挛不可屈伸、风湿痹，专除阳明之湿热。下气，直达下焦。久服轻身益气，阳明气利则体强而气充也。其根下三虫，除阳明湿热所生之虫。薏苡仁甘淡冲和，质类米谷，又体重力厚，故能补益胃气，舒筋除湿；中虚，故又能通降湿热，使下行。盖凡筋急痹痛等疾皆痿证之类，《内经》治痿独取阳明，薏苡为阳明之药，故能已诸疾也。

（清·徐大椿《神农本草经百种录·上品》）

薏苡味甘，气香。入足太阴脾、足阳明胃经。燥土清金，利水泻湿，补己土之精，化戊土之气，润辛金之燥渴，通壬水之淋沥。最泻经络风湿，善开胸膈痹痛。水非气清则不利，气非土燥则不清，土非水利则不燥。欲燥其土，必利其水；欲利其水，必清其气；欲清其气，必燥其土。土居气水之交，握其生化之权，而司其清浊之任者也。薏苡一物而三善备焉，上以清气而利水，下以利水而燥土，中以燥土而清气。盖气化于精而水化于气，薏苡精液浓厚，化气最清；气秉清肃，化水最捷。以清肃之气而行降洒之令，千支万派，尽赴溪壑，水注川渎而大泽不涸，则土处沃衍而神洲不沉，湿消而气爽，露零而木荣矣。麻杏薏苡甘草汤以治风湿之病。推之凡筋挛骨痛、水胀气鼓、肺痈肠疽、消渴淋痛之类，无不因湿，则薏苡之治效，固当不一而足也。百病之来，湿居十九，悉缘于太阴脾土之阳衰也。泻湿而燥土者，未必益气清金；而利水者，未必补中。能清能燥，兼补兼泻，具抑阴扶阳之功，擅去浊还清之长，未可得于凡草常木之中也。

（清・黄元御《长沙药解・卷一》）

薏苡仁，味甘，气微寒，无毒。入脾、肾二经，兼入肺。疗湿痹有神，舒筋骨拘挛，止骨中疼痛，消肿胀，利小便，开胃气，亦治肺痈。但必须用至一二两始易有功，少亦须用五钱之外，否则，力薄味单耳。薏仁最善利水，又不损耗真阴之气。凡湿感在下身者，最宜用之。视病之轻重，准用药之多寡，则阴阳不伤而湿病易去。人见用药之多，动生物议，原未知药性，无怪其然。余今特为阐明，原世人勿再疑也。凡利水之药，俱宜多用，但多用利水之药，必损真阴之气，水未利而阴且虚矣，所以他利水之药不敢多用。惟薏仁利水而又不损真阴之气，诸利水药所不及者也。可以多用而反不用，与不可多用而反大用者，安得有利乎？故凡遇水湿之症，用薏仁一二两为君，而佐之健脾去湿之味，未有不速于奏效者也。倘薄其气味之平和而轻用之，无益也。

或问薏仁有取之酿酒者，亦可藉为利湿之需乎？夫薏仁性善利湿，似乎所酿之酒亦可以利湿也。然用薏酒以治湿而湿不能去，非特湿不能去而湿且更重，其故何哉？酒性大热，薏仁既化为酒，则薏仁之气味亦化为热矣，既化为热，独不可化为湿乎？湿热以治湿热，又何宜哉？此薏仁之酒断不可取之以治湿热之病也。

或问薏仁得地之燥气，兼禀乎天之秋气，似与治痿相宜，何子忘之也？亦未曾忘也。经曰：治痿独取阳明。阳明者，胃与大肠也。二经湿热则成痿，湿去则热亦随解。故治痿者，必去湿也。吾前言用薏仁至一二两者，正言治痿病也。天下惟痿病最难治，非多用薏仁则水不易消，水不消则热不能解，故治痿病断须多用耳。推之而凡有诸湿之症，无不宜多用，正不可因铎之未言即疑而不用也。

或问薏仁功用甚薄，何不用猪苓、泽泻，可以少用见功，而必多用薏仁，何为乎？不知利水之药必多耗气，薏仁妙在利水而又不耗真气，故可重用之耳。

（清·陈士铎《本草新编·卷之二》）

薏苡米上品气味甘、微寒，无毒。主筋急拘挛不可屈伸，风湿痹，下气。根，下三虫。色白甘淡，气凉性降，意其以湿热下行。盖秉秋金之全体，养肺气以肃清，凡湿热之邪客于肺者非此不为功也，故名薏苡也润安。秉金气则能制风修园，扶土所以抑木讱庵。肝为风脏而主筋，故治筋之缓急、拘挛不可屈伸、风湿痹修园，乃湿热不攘，大筋软短，小筋弛张，软短为拘，弛张为痿也《内经》。凡筋急痹痛皆痿症之类，此甘淡冲和，质类米谷，体重味厚灵胎，故能健脾益胃，祛风清热，除湿时珍舒筋，乃治痿独取阳明也。既能通降湿热，性专直达下焦，故主下气灵胎。湿行则脾健，金清则肺治天士，从天气以达地气，即此可参金气为土用之义若金。然治肺痈肠痈、胸痹仲景、脚气诜、水肿弘景、转筋便泻孟英、五淋疝气时珍，以其功专利水，湿祛则脾胃健而筋骨利，痹愈则拘挛退而脚膝安矣石顽。根，除阳明湿热之虫灵胎，治蛔虫心痛梅卧。又肺痈初起可消，已溃可敛，屡效石顽。

（清·钱雅乐、钱敏捷、钱质和《汤液本草经雅正·卷十·谷部》）

猪 苓

【本草原旨】

猪苓，味甘平。主痎疟，解毒、蛊疰不祥，利水道。久服轻身耐老。一名豭猪矢。生山谷。

（西汉《神农本草经·中经》）

【各家集注】

猪苓气平味甘，大燥除湿，比诸淡渗药，大燥亡津液，无湿证勿服。《主治秘要》云：性平味淡，气味俱薄，升而微降，阳也。其用与茯苓同。又云：甘苦，纯阳，去心中懊憹。去黑皮，里白者佳。

（金·张元素《医学启源·卷之下·用药备旨》）

猪苓气微温，味甘淡，无毒，气味俱薄，降也，阳中阴也。一于淡渗利水而已。其曰止遗精者，盖以脾家有湿热流入膀胱，因而用制于渗湿药中遂能中病，岂可为止遗精之常法哉？其曰消渴利水除肿，固矣，然亦不可用为主剂，宜少用之，以佐泽泻也。又渴与肿，若肾虚所致者，皆不可用。

（明·杜文燮《药鉴·卷二》）

猪苓中品，臣。气平，味淡、微甘、苦。降也，阳也。入足太阳经、少阴经药也。

发明曰：猪苓一于淡渗，能利水而已。故本草主利水道，通淋消肿，除湿，此其专功；又主痎疟，解毒蛊疰不祥，解伤寒，温疫大热，发汗，盖取淡以利窍，气薄则发泄耳。诸药性皆曰甘能助阳，岂真味甘而有助益哉？又云止遗精者，以脾湿流于肾经，用以渗下焦邪水，而精气益固，非真能补肾也。然其利水除湿，不可主剂，但佐以泽泻。若多服、久服，大能燥亡津液，无湿症勿轻用。仲景猪苓治少阴消渴，若渴与肿属肾虚所致不可用，虚其虚也。久服损肾昏目，以其渗泄真水故耳。用去黑皮。

（明·皇甫嵩《本草发明·卷之四·木部上》）

猪苓，属阳，体干，色肉白皮黑，气和，味淡云微苦，非，性平云燥，非，能降，力淡渗，性气与味俱轻，入脾、膀胱二经。

猪苓味淡，淡主于渗，入脾以利水道，用治水泻、湿泻，通淋除湿，消水肿，疗黄疸，独此为最捷。故云与琥珀同功，但不能为主剂，助补药以实脾，领泄药以理脾，佐温药以暖脾，同凉药以清脾。凡脾虚甚者恐泄元气，慎之。车前、木通、猪苓、泽泻四品，不专利水，亦通气药。又不专主脾经，但实脾以利水为先，因列于此。凡利水道治在上焦，使水上行，非下部药也，特为拈出。

（明·贾所学撰，李延昰补订《药品化义·卷五·脾药》）

猪苓气平，禀天秋凉之金气，入手太阴肺经，味甘无毒，得地中正之土味，入足太阴脾经。气味降多于升，阴也。其主痎疟者，盖主太阴呕吐之湿疟也；猪苓入脾肺以化气，则湿行而疟止也。蛊疰不祥，皆湿热之毒；甘平渗利，所以主之。肺主气，气平益肺，肺气化及州都则水道利，所以利水。久服则味甘益脾，脾统血，血旺故耐老。气平益肺，肺主气，气和故身轻也。

（清·叶天士《本草经解·卷三·木部》）

猪苓淡苦，入足少阴、太阳经。去心中水湿之懊侬，分疟疾阴阳之交并。能于阳中降阴。目昏、无湿而渴，二者禁用，泻水故也。王损庵治疟，每加猪苓于汤药中，以阴阳上下交争，遂致寒热更作。用升、柴升阴中之阳，用知、苓降阳中之阴，外加猪苓一味，理上焦而开腠理，使邪气外达也。

（清·严洁、施雯、洪炜《得配本草·卷七·木部寓木类九种》）

猪苓，味苦、甘、淡，气平。降也，阳也。无毒。入肾与膀胱经。通淋消肿满，除湿利小便泄滞，助阳利窍。功专于行水，凡水湿在肠胃、膀胱、肢体、皮肤者，必须猪苓以利之。然而水湿之症有阳、有阴、有虚、有实，未可一概利之也。倘阴虚之症，轻用猪苓以泻其水，水去，阴亦消亡，必有口干舌燥之症。况原无水湿之症，利之则重亡津液，阴愈虚矣。甚则有利小便，欲行点滴而不可得者，非误利之明验乎。虽然水湿之邪既在人身，岂可以阴虚难治，竟置于不治哉？用猪苓利水之药仍入之阴药中，阴既不虚，而湿亦自利，安在猪苓之不可用乎。

或问猪苓利水，胡为利水而水不通，且多急闷而不可解，何也？此火蓄膀胱，而上焦之气不升，肺金清肃之令不行于下焦之故也。夫膀胱泻水也，然必得肺金之气清肃下行，而乃水走于阴器而出。猪苓但利水，而不能升上焦之气，上焦有火，过抑肺金，清肃之令不能行于下焦，不用降火之品，而唯从事于利水。所以，用猪苓而不效，非猪苓之不能利水也。

或问猪苓导水，使火邪从小便而出，是引火邪之下出也，然仲景张公往往用猪苓汤以散邪，何也？盖猪苓之性，不特下走于阴窍，而且兼走于皮毛之窍，仲景夫子用猪苓汤者，恶邪不走膀胱而走皮肤，虑亡阳之症，所以用之，即引火邪从皮毛而外出也。然则猪苓不特引水下泄，而亦能引火外泻也。

或问猪苓利水，何能解口之不渴也？夫小便数而口不渴者，火蓄于膀胱也。火蓄则熬干其水，水沸而为热，所以作渴。用猪苓以利水，实所以泻火，火泻而水独存，则津液通而上润于口舌之间矣。然则猪苓非利水之药，乃生津之药也。

或疑猪苓为生津之药，终不可为训。曰：猪苓利水尽则口益干，而欲其口舌之生津，难矣。所谓生津者，止能生于多水之症，而不能生于无水之症。无水之症，泻水则水涸而火起；多水之症，泻水则火降而水升。水既升矣，而津液有不润于口齿者乎？是猪苓之生津，生于利水以去火，而非概生于利水也。

或疑猪苓、泽泻，同是利水之物，而吾子偏分出功用之不同，非好奇耶？曰：猪苓、泽泻用既不同，义自各别，有异言异，有同言同，何好奇之有！

（清·陈士铎《本草新编·卷之四》）

猪苓中品气味甘、平，无毒。主痎疟，解毒蛊疰不祥，利水道。形如猪屎，故以名之弘景，其块零落而下时珍。猪，水畜《内经》。苓，令也，使治节令行，则水可从令而下心兰。是木、枫之余气所结时珍。新出土时，其味带甘，苓主淡渗，故曰甘平。痎疟隐庵必由暑，暑必兼湿遵程，邪留膜原为疟，久则为痎疟，即似疟非疟，皆在此例修园。而膜原为交界之处虚谷，但得通利水道修园，分隔阴阳，使阳不复陷阴中肯堂，水行气化，则营卫和而邪解修园。得土之精气而解毒，遇雷雨则暗长，秉雷精则解蛊疰不详也隐庵。小便不利，咳呕而渴仲景，肿胀腹满权，淋浊泻利，总于利水道中布达太阳之气修园。治鼓荡之水不从阴化者，又使起阴气以和阳化水，譬之枫叶已丹，遂能即落也润安。

（清·钱雅乐、钱敏捷、钱质和《汤液本草经雅正·卷六·寓木部》）

本经猪苓利水道，不云止消渴；而仲圣以猪苓名方者，必渴而后与之，恶得无故？邹氏谓：猪苓起阴气以和阳化水，譬之枫叶已丹，遂能即落。虽本经、《别录》无起阴之文，然考《尔雅正义》《述异记》《一统志》《南方草木状》《物类相感志》、荀伯子《临川记》，所载枫树诸灵异，确与阴气相感。猪苓生枫树下，其皮至黑，气味俱薄，未必不能起阴。况水道既利，三焦得通，肾气之由三焦而上者，自亦滋溉于其胸《释名》：消渴者，肾气不周于胸也，消渴奚能不止？此与泽泻之止消渴有相侔之处，然有不如泽泻者焉。泽泻形圆，一茎直上，能起极下之阴以济极上之阳，平极上之阳淫。猪苓甘淡，不能直上至头，故泽泻汤治冒眩而猪苓不与。然猪苓之阴，阴中有阳，能开腠理达表，与茯苓为伯仲而泽泻亦不与。五苓散、猪苓汤所以治脉浮发热者，以其有猪苓、茯苓也。夫以猪苓视茯苓，所同者为太阳、阳明药耳，猪苓究何足与茯苓比烈？茯苓结于土中，猪苓亦结于土中，茯苓肉白，猪苓亦肉白；茯苓甘淡，猪苓亦甘淡。而茯苓之白，光洁而纯；猪苓之白，幽暗而犷。茯苓甘淡，得土味之正；猪苓甘淡，得土味之偏。此茯苓所以主治广，猪苓所以主治狭也。

（清·周岩《本草思辨录·卷四》）

泽 泻

【本草原旨】

泽泻，味甘、寒。主风寒湿痹，乳难，消水，养五脏，益气力，肥健。久服耳目聪明，不饥，延年轻身，面生光，能行水上。一名水泻，一名芒芋，一名鹄泻。生池泽。

（西汉《神农本草经·上经》）

【各家集注】

泽泻气平味甘，除湿之圣药也。治小便淋沥，去阴间汗，无此疾服之，令人目盲。《主治秘要》云：味咸性寒，气味俱厚，沉而降，阴也。其用有四：入肾经一也，去旧水、养新水二也，利小便三也，消肿疮四也，又云：咸，阴中微阳，渗泄止渴。捣细用。

（金·张元素《医学启源·卷之下·用药备旨》）

泽泻气寒，味甘、咸，无毒，气味俱厚，降也，阳中阴也。主分利小水之捷药也。又能除湿，通淋止渴。又治水肿，止泻痢，佐以猪苓。真有此症者用之，否则令人目病。盖以眼中真水下通于肾，若过于分利，则肾水涸而火生矣，故下虚之人宜禁服之。仲景八味丸用之，亦不过接引诸药归于肾经耳。其曰止阴汗、生新水、止泄精、补阴不足者，皆非也。又淋渴水肿因肾虚所致者，皆不可用。

（明·杜文燮《药鉴·卷二》）

泽泻上品之上，君。气寒，味甘、咸。无毒。阴也，降也，阴中微阳。入足太阳、足少阴。猪苓佐之治水肿泻利。

发明曰：泽泻咸入肾、膀胱，利水道，通淋，除湿之捷药也。故本草主风寒湿痹、乳难，养五脏，益气力，补虚损五劳，除五脏痞满，起阴气，止泄精、消渴淋沥，逐膀胱三焦停水。又主劳伤、头眩耳虚鸣、筋骨挛缩等。必下焦有停水湿热为患者，令逐去邪水，则真水得养，而湿热痞满等亦除，脾气亦健，五脏得养矣。久服耳目聪明、延年轻身，岂此渗泄之剂真能补哉？不过引补药入肾经为之佐使耳，故肾气丸中用之。扁鹊云：多服病眼。盖目中神水属肾膀，过于分利则真水耗而虚火上升，凡服之未有小便不多者，肾气焉得复实？下虚人与淋、渴、水肿、肾虚所致者皆忌。若下焦湿热致精泄者用之当。

仲景治心下支饮苦冒，泽泻佐以术服之。《素问》曰：身热解惰，汗出如浴，恶风少气，名酒风，治以泽泻、术十分，鹿衔五分，合末服之。

（明·皇甫嵩《本草发明·卷之二·草部上》）

泽泻，属阴，体干，色白，气和，味微咸略苦云甘酸，非，性平云寒，非，能降，力利水，性气薄而味稍厚，入脾、肺、肾、小肠、膀胱五经。泽泻色白，微苦入肺，味咸以利膀胱，凡属泻病，小水必短数，以此清润肺气，通调水道，下输膀胱，主治水泻、湿泻，使大便得实，则脾气自健也。因能利水道，令邪水去则真水得养，故消渴能止。又能除湿热，通淋沥，分消痞满，逐三焦蓄热停水，此为利水第一良品。金为肾水之母，故云水出高源，此能引肺气从上顺下，如雨露之膏泽，故名泽泻。所以六味丸中同茯苓、山药补肺金，导引于上源降下而生肾水，用疗精泄，退阴汗，去虚烦，又有熟地、山茱、丹皮补肝木以生心火，上下相生，阴阳交互，取易理地天泰、水火济之义。如斯玄妙，非达造化之微者，孰能制此良方？昧者误为泄肾减之，若小便不通而口渴者，热在上焦气分，宜用泽泻、茯苓以清肺气，滋水之上源也。如口不渴者，热在下焦血分，则用知母、黄柏以泻膀胱，滋水之下元也，须分别而用。

（明·贾所学撰，李延昰补订《药品化义·卷五·脾药》）

泽泻气寒，禀天冬寒之水气，入足太阳寒水膀胱经；味甘无毒，得地中正之土味，入足太阴脾经。气降味和，阴也。其主风寒湿痹者，风寒湿三者合而成痹，痹则血闭而肌肉麻木也；泽泻味甘益脾，脾湿去，则血行而肌肉活，痹症瘳矣。其主乳难者，脾统血，血不化，乳所以难也；味甘益脾，脾湿行则血运而乳通也。其主养五脏益气力肥健者，盖五脏藏阴者也，而脾为之原，脾主肌肉而性恶湿；泽泻泻湿，湿去则脾健，脾乃后天之本，所以肌肉长而气力益。阴血充而五脏得所养也，其消水者，入膀胱气寒下泄也。

久服耳目聪明，不饥，延年轻身者，肾与膀胱为表里，膀胱水道通则肾之精道固，精足则气充，肾开窍于耳，所以耳聪；水之精为目瞳子，所以明目。肾者胃之关，关门固所以不饥；肾气纳，所以延年轻身也。其言面生光能行水上者，脾为湿土，湿则重，燥则轻，轻则能行水上，脾统血，血充则面有光彩也，盖表其利水有固肾之功，燥湿有健脾之效也。

（清·叶天士《本草经解·卷二·草部下》）

主风寒湿痹，凡挟水气之疾，皆能除之。乳难，乳亦水类，故能通乳也。消水，使水归于膀胱。养五脏，益气力，水气除则脏安而气生也。肥健，脾恶湿，脾气燥则肌肉充而肥健也。久服耳目聪明，不饥，延年轻身，面生光，皆涤水除湿之功。能行水上，水气尽，则身轻而入水不没矣。泽泻乃通利脾胃之药，以其淡渗能利土中之水，水去则土燥而气充，脾恶湿故也。但湿气必自膀胱而出，泽泻能下达膀胱，故又为膀胱之药。

（清·徐大椿《神农本草经百种录·上品》）

泽泻甘淡，微咸，入足太阳、少阴经气分。走膀胱，开气化之源。通水道，降肺金之气。去脬垢，疗尿血，止淋沥，收阴汗，消肿胀，除泻痢。凡痘疮、小便赤涩者，用此为宜。配白术，治支饮。配薇衔、白术，治酒风。健脾生用，或酒炒用。滋阴利水，盐水炒。多服昏目。肾虚者禁用。小便不通，用泽泻之类利之。岂知膀胱癃秘，有不一而治者。如肺气虚，虚则气上逆，逆则溺短而涩，病在上焦气分，用茯苓、泽泻、车前理水之上源，则下便自利。若火邪烁于肺金，心火移于小肠而小水不利，宜黄芩、麦冬之品清之。有膀胱本寒，虚则为热，病在下焦血分，而尿水不通，宜用知、柏，去膀胱之热，桂心开水道之窍。有肾水亏而阴火下降，尿管涩，茎中痛者，宜二地、二冬滋阴补肾以利之。再有宿垢结于大肠，大便不通致小便不行者，但当通其大便，则小水不治而自利。泽泻、车前更为不宜，淡渗之剂宁容概施乎。

（清·严洁、施雯、洪炜《得配本草·卷四·草部水草类七种》）

或问泽泻，既是利水消湿之物，宜乎水去湿干，津液自少，胡为反能止渴？岂知泽泻不独利水消湿，原善滋阴。如肾中有水湿之气，乃所食水谷不化精而化火，此火非命门之真火，乃湿热之邪火。邪火不去，则真火不生，真火不生，乃真水不生也。泽泻善泻肾中邪火，泻邪火，即所以补真水也。苟非补肾火，六味丸中，仲景夫子何以用泽泻耶？夫肾有补无泻，泽泻补肾非泻肾，断断无差。不然，何以泻水而口不渴，非泻邪水耶？所以生真水之明验乎。所以五苓散利膀胱，而津液自润也。

或问泽泻用于六味丸中，乃泻中有补，不识用于八味丸中何意？曰：有深意也。夫肾中无火，故用八味地黄丸，于水中补火也。然而火性炎上，不用药以引其下行，乃龙雷之火未必不随火而沸腾。而用下行之药，但有泻无补，又恐补火，而火仍随水而下泄，又复徒然。使下行，但有补无泻，又恐补火，而火不随水而下泄，乃补火大旺，必有强阳不倒之虞。妙在泽泻性既利水，而泻中又复有补，引火下行，泻火之有余而不损火之不足，辅桂、附以成其既济之功，谁谓仲景公用泽泻于八味丸中，竟漫无妙义哉。

或问泽泻举世皆以为泻，先生独言泻中有补，且各尽宣其异义，不识八味、六味、五苓之外，更有何说以广鄙见乎？夫泽泻之义，于三方可悟其微，三方最未尽其妙。泽泻不特泻火之有余，而且泻水之有余；不特不损火之不足，而且不损水之不足。此泻中有补，前文尽宣。然而，功不止此。泽泻更能入于水之中，以补火之不足；入于火之中，以泻水之有余。虚寒之人，夜多遗溺，此火之不足也，势必用益智仁、山茱萸、五味子之类补以收涩其遗矣。然徒用酸收之味，不加咸甘之品于其中，乃愈涩而愈遗。泽泻正咸甘之味也，入于益智、山茱萸、五味子之内，遗溺顿痊。若非利中补火，不更助其遗乎？虚热之人，口必大渴，此水之不足也，势必用元参、生地黄、沙参、地骨皮、甘菊之类泻火，滋润其渴矣。然徒用苦寒之味，不加甘咸之品于其中，乃愈止而愈渴。泽泻正甘咸之味也，入之于元参、生地、沙参、地骨皮、菊花之内，口渴自愈。若非利中补水，不益增其渴乎？此泽泻之微义又如此矣。

（清·陈士铎《本草新编·卷之三》）

泽泻气寒，水之气也；味甘无毒，土之味也。生于水而上升，能启水阴之气上滋中土也。其主风、寒、湿痹者，三气以湿为主，此能启水气上行而复下，其痹即从水气而化矣。其主乳难者，能滋水精于中土而为汁也。其主养五脏、益气力、肥健等句，以五脏主藏阴，而脾为五脏之原，一得水精之气则能灌溉四旁，俾五脏循环而受益，不特肥健消水不饥见本脏之功。而肺得水精之气而气益，心得水精之气而力益，肝得水精之气而目明，肾得水精之气而耳聪，且形得水精之气而全体轻，色得水精之气而面生光泽，一生得水精之气而延年，所以然者，久服之功，能行在下之水而使之上也。此物形圆，一茎直上，无下行之性，故其功效如此。今人以盐水拌炒，则反掣其肘矣。

（清·陈念祖《神农本草经读·卷一上品》）

泽泻上品气味甘、寒，无毒。主风寒湿痹，乳难，消水，养五脏，益气力，肥健，耳目聪明。生于水中弘景，得水阴之气而能利水，一茎直上，能从下而上，同气相求，领水阴之气下走修园，如泽气之上升为云，而复下降为雨隐庵。气味甘寒，能利土中之水，水祛则土燥而气充灵胎。风寒湿痹，即化水气而化也修园。乳难者，性专利窍石顽，血运而乳通也天士。消水者，以人身有真水、有凡水，真水能化元气，元气能化凡水，凡水不能化液以为病，是亦病于真水不能化元气，故凡行水除湿若金，必自膀胱而出灵胎。此治膀胱中浑浊之水液，肾热即水湿浑浊，泻其腑正所以安其脏也，补肾水乃滋其润泽之气。先天之癸水也，若有形之壬水，须流行不蓄，否则泛溢为灾，即不浑浊亦须导西池。泻有余之旧水忠可，则脏安而气生，肉充而肥健灵胎。盖泽者，泽其不足之水；泻者，泻其有余之火，故聪耳明目绮石。

（清·钱雅乐、钱敏捷、钱质和《汤液本草经雅正·卷三·水草部》）

猪苓、茯苓、泽泻，三者皆淡渗之物，其用全在利水。仲圣五苓散、猪苓汤，三物并用而不嫌于复，此其故愚盖得之本经与《内经》矣。本经猪苓利水道，茯苓利小便，泽泻消水。《内经》三焦为水道，膀胱为水府，肾为三焦、膀胱之主。合二者观之，得非猪苓利三焦水、茯苓利膀胱水、泽泻利肾水乎？猪苓者，枫之余气所结，枫至秋杪，叶赤如火，其无风自动，天雨则止，遇暴雨则暗长二三尺，作用与少阳相火正复无异。膀胱藏津液，非气化不出，茯苓色白入肺，能行肺气以化之。凡水草石草皆属肾，泽泻生浅水而味咸，入肾何疑？三物利水，有一气输泻之妙。水与热结之证，如五苓散、猪苓汤，若非三物并投，水未必去，水不去则热不除，热不除则渴不止，小便不通，其能一举而收全效哉？

消渴上中焦皆有之，或阴虚津亏而渴，或津被热烁而渴，或热与水结而渴。三物第利水以除热，何尝如人参、栝楼根有生津补阴之能。李氏谓：淡渗之物，其能去水，必先上行而后下降。以仲圣用三物稽之，正不必过高其论也。

虽然，于三物中求止渴，唯泽泻其庶几耳。何则？本经无泽泻起阴气之文，而《别录》固有之。泽泻起阴，虽不及葛根挹胃汁以注心肺，而得气化于水，独茎直上，即能以生气朝于极上，仲圣又不啻明告我矣。凡眩悸颠眩，多归功于茯苓，而泽泻汤治冒眩，偏无茯苓。冒眩者，支饮格于心下，下之阴不得济其上之阳，于是阳淫于上如复冒而眩以生。泽泻不特逐饮，且能起阴气以召上冒之阳复返于本。白术崇土，第以资臂助耳。《大明》之主头眩耳鸣，殆得仲圣此旨也。又肾气丸治消渴皆肾药，虽用茯苓，亦只借以协桂、附化肾阳，萸、地益阴而不能升阴。肾阴不周于胸，则渴犹不止，此猪苓可不加，而泽泻不得不加。故曰止渴，唯泽泻为庶几也。

（清·周岩《本草思辨录·卷二》）

附　子

【本草原旨】

附子，味辛温。主风寒咳逆邪气，温中，金创，破癥坚积聚，血瘕寒湿，踒躄拘挛，膝痛不能行步。生山谷。

（西汉《神农本草经·下经》）

【各家集注】

黑附子气热，味大辛，其性走而不守，亦能除肾中寒甚，以白术为佐，谓之术附汤，除寒湿之圣药也。治湿药中宜少加之，通行诸经，引用药也。及治经闭。《主治秘要》云：辛，纯阳，治脾中大寒。又云：性大热，味辛甘，气厚味薄，轻重得宜，可升可降，阳也。其用有三：去脏腑沉寒一也，补助阳气不足二也，温暖脾胃三也。然不可多用。慢火炮制用。

（金·张元素《医学启源·卷之下·用药备旨》）

附子味辛性热，有大毒，气味俱厚，浮也，阳中之阴也。其性浮而不沉，其用走而不守。除六腑之沉寒，补三阴之厥逆。仲景八味丸用为少阴之向导，正取其健悍走下之性，以行地黄之滞，人以为补，则误矣。血药用之，行经而能补血。气药用之，行经而能补气。非大虚寒之症不可轻用。孕妇勿用。

（明·杜文燮《药鉴·卷二》）

黑附子下品上，佐使。气大热，味辛、甘，温。有大毒。性浮，阳中之阳也。入手少阳三焦、命门之剂，通行诸经。

发明曰：附子大辛热，除六腑沉寒，回三阳厥逆。悍烈之性，浮中有沉，行而不守，能行诸经而走下，引用药浮、中、沉无所不至。本草谓主风寒咳逆邪气、温中、金疮、破积聚癥瘕、心腹冷痛、霍乱转筋、下利赤白、强阴回阳，皆辛热之用也。又主寒湿踒躄拘挛、脚膝腰脊痛冷弱、不能行步、坚筋骨、堕胎，为百药之长，以其行经走下之力也。以上诸症，必属沉寒痼冷、身冷、四肢厥逆、脉微迟欲脱之候，方宜用，以势能回阳。炮制为补阴之向导，非真能补耳，所谓壮火食气故也。俗医误用为温补，不分冷热，祸不旋踵。

白术为佐，除寒湿之圣药。治肾寒脾湿尤宜。治经闭慢火煨之，气脱阳绝佐参、芪、甘草，而补助之功莫大。

（明·皇甫嵩《本草发明·卷之三·草部下》）

附子，属纯阳，体重而大实，色肉微黄皮黑，气雄壮，味辛，性大热而烈，能浮，能沉，力温经散寒，性气与味俱厚，通行诸经。附子味大辛，气雄壮，性悍烈，善走而不守，流通十二经，无不周到。主治身不热，头不痛，只一怕寒，四肢厥逆，或心腹冷痛，或吐泻，或口流冷涎，脉来沉迟，或脉微欲脱，此大寒直中阴经，宜生用以回阳，有起死呼吸之功；如肾虚脾损，腰膝软弱，滑泻无度，及真元不足，头晕气喘而短，自汗勿止，炮用以行经络，入补药中少为引导，有扶元再造之力；如腰重脚肿，小便不利，或肚腹肿胀，或喘急痰盛，已成蛊症，以此入济生肾气丸，其功验妙不能述。此乃气虚阳分之药，入阴虚内热者服之，祸不旋踵。怀孕禁用。

（明·贾所学撰，李延昰补订《药品化义·卷十三·寒药》）

附子气温大热，温则禀天春和之木气，入足厥阴肝经；大热则禀天纯阳炎烈之火气，入足少阴肾经；补助真阳，味辛而有大毒，得地西方燥酷之金味，入手太阴肺经。气味俱厚，阳也。其主风寒咳逆邪气者，肺受风寒之邪气，则金失下降之性，邪壅于肺，咳而气逆也；附子入肺，辛热可解风寒也。寒湿之气，地气也，感则害人皮肉筋骨，而大筋软短、小筋舒长，拘挛痿躄之症成焉；附子入肝，肝主筋，辛可散湿，热可祛寒，寒湿散，而拘挛痿躄之症愈矣。膝痛不能行步者，肝肾阳虚，而湿流关节也；温热益阳，辛毒行湿，所以主之。癥坚积聚血瘕者，凡物阳则轻松，阴则坚实，坚者皆寒凝而血滞之症也；附子热可软坚，辛可散结，温可行滞也。金疮寒则不合，附子温肺，肺主皮毛，皮毛暖则疮口合也。

（清·叶天士《本草经解·卷一·草部上》）

主风寒咳逆邪气，寒邪逆在上焦。温中，除中焦之寒。金疮，血肉得暖而合。破癥坚、积聚、血瘕，寒气凝结、血滞于中，得热乃行也。寒湿踒躄、拘挛、膝痛不能行步，此寒邪之下焦筋骨间者。凡有毒之药，性寒者少，性热者多。寒性和缓，热性峻速，入于血气之中，刚暴驳烈，性发不支。脏腑娇柔之物，岂能无害？故须审慎用之。但热之有毒者速而易见，而寒之有毒者缓而难察，尤所当慎也。

（清·徐大椿《神农本草经百种录·下品》）

附子大辛、大热，有大毒，入手少阳经。通行十二经络。主六腑沉寒，回三阳厥逆。雄壮悍烈之性，斩关夺门之气。非大寒直中阴经，及真阳虚散几脱，不宜轻用。引补气药，追复失散之元阳。引补血药，滋养不足之真阴。引发散药，驱逐在表之风寒。引温暖药，祛除在里之冷湿。得蜀椒、食盐，下达命门。配干姜，治中寒昏困。配黑山栀，治寒疝诸痛。配生姜，治肾厥头痛。配肉果粥丸，治脏寒脾泄。配白术，治寒湿。配半夏、生姜，治胃中冷痰。配泽泻、灯心，治小便虚闭。配煅石膏，等分为末，入麝香少许，茶酒任下，治头痛。合荆芥，治产后瘛疭。合肉桂，补命门相火。

童便浸，粗纸包煨熟。去皮脐，切块，再用川连、甘草、黑豆、童便煎汤，乘热浸透，晒干用。或三味煎浓汁，去渣，入附子煮透用。回阳童便制。壮表面裹煨，亦是一法。或蜜炙用，或蜜煎用。中其毒者，生甘草、犀角、川连，煎汤服之可解。

（清·严洁、施雯、洪炜《得配本草·卷三·草部毒草类二十七种》）

附子，浮、中、沉无所不至，能引补气药行十二经，追复散失之元阳；引补血药入血分，滋养不足之真阴；引发散药开腠理，驱逐在表之风寒；引温暖药直达下焦，祛在里之冷湿。又须知热因寒用之法，热药冷饮，下咽之后，冷体既消，热性自发，而拒格之患免矣。又须知急用之法，伤寒直中三阴，或过服寒药变阴，或杂病中寒，外虽显有假热之症，但脉沉细无力，急须用之，若迟疑日久，阴极阳竭，用亦无及矣。然附子有斩关夺命之能，性但走而不守，得干姜则热而守也；补药多滞，少加附子引导则不滞也。用者见确心灵，百发百中矣。

（清·闵钺《本草详节·卷之一·草部》）

或问附子有毒，用之得当，可以一服即回阳，有毒者固如是乎？附子之妙，正取其有毒也。斩关而入，夺门而进，非藉其刚烈之毒气，何能祛除阴寒之毒哉。夫天下至热者，阳毒也，至寒者，阴毒也。人感阴寒之气，往往至手足一身之青黑而死，正感阴毒之深也。阴毒非阳毒不能祛，而阳毒非附子不胜任。以毒治毒，而毒不留，故一祛寒而阳回，是附子正有毒以祛毒，非无毒以治有毒也。

或问参附汤之治阴寒直中，又救一时之垂绝者，何以又不用生附子耶？夫熟附子之治直中阴寒也，欲救其回阳也。阴寒入于至阴之肾中，祛命门之火出外，而不敢归宫，真火越出，而阴寒乘势祛逐，元阳几无可藏之地，此时而不大用人参，则元阳飞出于躯壳之外矣。然而徒用人参，不佐之以附子，则阴寒大盛，人参何能直入于腹中以生元阳于无何有之乡？既用附子，而不制其猛悍之气，则过逐阴寒，一往不顾，未必乘胜长驱，随阴寒而尽散热，必元阳无可归，而气又遽亡。故必须用熟者同入于人参之中，既能逐阴寒之外出，又且引元阳之内归，得附子之益，去附子之损，所谓大勇而成其大仁也。

或问附子阳药，宜随阳药以祛除，何以偏用之阴药以滋补乎？盖附子大热之品也，入于阳药之中者，所以救一时之急；入于阴药之中者，所以治久滞之疴。凡阳虚之症，宜用阳药救之，故附子可多用以出奇；阴虚之病，宜用阳药养之，故附子可少用以济胜。阳得阴而功速，阴得阳而功迟，各有妙用也。

或疑附子之功，有以少而成功者，又是何故？夫急症宜多而缓症宜少，此用附子之法也。但古人有用附子止一片而成功，非藉其斩关夺门之神也。盖附子无经不达，得其气而不必得其味，入于经而不必留于脏，转能补气以生气，助补血而生血，而不至有增火增热之虞，反成其健土关胃之效也。

或问附子何以必得人参以成功，岂他药独不可制之乎？夫人参得附子则直前，无坚不破；附子得人参则功成，血脉不伤。至于他药，未尝不可兼投。然终不知人参与附子，实有水乳之合也。

（清·陈士铎《本草新编·卷之三》）

附子下品气味辛、温，有大毒。主风寒咳逆邪气，温中，金疮，破癥坚积聚血瘕，寒湿痿躄，拘挛膝痛，不能行步。此草初种为乌头，附乌头而生者为附子，如子附母也时珍。肾者，人之子宫也灵胎，有两脏，左为肾，右为命门《难经》，附乎脏，遂不以腑名灵胎。此全秉地中火土之气，而得乎天之热气仲淳，因象命名时珍。乃入命门，益相火之上剂仲淳。“气味辛温有大毒”七字，即于此可悟出大功用。温得东方木气，辛为西方金味，而物性之偏处则毒，偏而至于无可加处则大毒，因“大毒”二字，知其温为至极，辛为至极也修园。毒药攻邪《内经》，是回生妙药修园。夫攻祛邪气，而元气自复子和，是攻之即所以补之隐庵。味辛气温，火性迅发，无所不到，故为回阳救逆第一妙品。取西方秋收之气，保复元阳，则有大封大固之妙修园。乃气化之物，而复能化气，绝无一点阴翳，惟可对待有形阴寒一段真阳，真有另辟乾坤，贞下起元之意不远。云主风寒咳逆邪气，是寒邪逆在上焦灵胎，此能开腠理，逐风寒天民，补气之阳，由肺以达于肾，故阳虚肺气喘急咳逆上气者，服之即止惟详。温中、金疮，以中寒得暖而温修园，血肉得暖而合灵胎。破癥坚积聚血瘕，乃阳气虚而寒气内凝，阴血聚为癥瘕隐庵，得热乃行也灵胎。寒湿痿躄拘挛、膝痛不能行，血肉筋骨荣卫，因寒湿而病修园，总不出于阳虚若金、气虚者，寒也《内经》。湿即寒之化时泰，温经散寒绶，温即所以除湿，是即消阴翳而补虚散壅者也若金。即阳气不足，寒邪内生，大汗、大泻、大喘、中风、猝倒等证修园，其补真阳也。使阳之虚而上浮者，即于极上收之若金，如肾厥头痛叔微、虚阳浮越之类石山；使阳之虚而下脱者，即于极下固之若金，如暴泻脱阳之类仲景；又主阳虚而筋节缓机关弛者，即于筋节机关而强之坚之若金，如风湿、麻痹、肿满时珍。取其走皮中逐水气仲景，益火之源，以消阴翳也冰。亡阳厥逆，太阳之标阳外呈而发热，使之交于少阴而热已，少阴之神机病，能使之自下而上而脉生，周行通达而厥愈修园。又治腰脚冷弱弘景，种种功效，总本君火，而返于所始之命门，以建殊功耳若金。凡用须生姜相配，正制其毒也弘景。熟则峻补时珍，散失之元阳天民，量其材而用之可也宗奭。

（清·钱雅乐、钱敏捷、钱质和《汤液本草经雅正·卷四·毒草部》）

本经附子主风寒咳逆邪气，后世缘此多以为治风之药，其实经文深奥，义别有在也。夫风有伤与中之分，伤者伤于营卫，中者中于经络、脏腑。伤营卫者，寒郁于表而易化热，宜麻、桂，绝不宜附子；中经络、脏腑者，寒根于里而阳本虚，用麻、桂又贵用附子。附子非风药，而本经之主风寒，盖指中风之风寒言，非指伤风之风寒言也。

用附子于中风风寒，原可不过分，故三生饮无风药，以阳气一充而邪即自消也。若他风寒证，则定须分治。邹氏亦颇以附子与表药对举，暗中逗出，足见附子外尚有表药，其所引桂枝加附子汤等八方皆是也。唯其中桂枝附子、白术附子、甘草附子，则为治风湿之方；桂甘姜枣麻辛附子，则为治气分之方。夫风为阳邪，附子阳药，以其人阳虚而寒重，非扶阳则风不能以徒驱，故扶阳与驱风并行。寒为阴邪，湿亦为阴邪，风湿之风与伤风之风亦致不同，非阳虚不尔，故亦需附子。气分者，水寒之气结于心下，证由少阴阳虚而来，故麻辛附子温少阴而发汗，桂甘姜枣化上焦之阳而开结，此从表解。枳术汤则从中泄，病同而治不同。“水饮所作”四字，赵氏本上下条皆有之，极是。又麻黄附子汤，以麻黄发表而少阴脉沉用之，正赖有附子温少阴也，否则脉沉无发汗之理矣。

附子为温少阴专药，凡少阴病之宜温者，固取效甚捷。然如理中汤治腹满、黄土汤治下血、附子泻心汤治心痞，甚至薏苡附子败酱散治肠痈，如此之类，亦无往不利。唯其挟纯阳之性，奋至大之力，而阴寒遇之辄解，无他道也。

（清·周岩《本草思辨录·卷二》）

橘皮（青皮、橘核、橘络）

【本草原旨】

橘柚，味辛温。主胸中瘕热逆气，利水谷。久服去臭，下气通神。一名橘皮。生川谷。

（西汉《神农本草经·上经》）

【各家集注】

橘皮气温味苦，能益气。加青皮减半，去滞气，推陈致新。若补脾胃，不去白；若理胸中滞气，去白。《主治秘要》云：性寒味辛，气薄味厚，浮而升，阳也。其用有三：去胸中寒邪一也，破滞气二也，益脾胃三也。少用同白术则益脾胃；其多及独用则损人。又云：苦辛，益气利肺，有甘草则补肺，无则泻肺。

青皮气温味辛，主气滞，消食破积。《主治秘要》云：性寒味苦，气味俱厚，沉而降，阴也。其用有五：足厥阴、少阳之分，有病则用之一也；破坚癖二也；散滞气三也；去下焦诸湿四也；治左胁有积气五也。

（金·张元素《医学启源·卷之下·用药备旨》）

陈皮气温，味辛微苦，气薄味厚，无毒，可升可降，阳中之阴也。必须年久者为美。去白性热，能除寒发表；存白性温，能补胃和中。与白术、半夏同用，则渗湿而健胃；与甘草、白术同用，则补脾而益胃。有白术则补脾胃，无白术则泻脾胃。有甘草则补肺，无甘草则泻肺。故补中汤用之以益气，平胃散用之以消谷，二陈汤用之以除痰，干葛汤用之以醒酒。

青皮气寒，味苦辛，气味俱厚，无毒，沉也，阴也。足厥阴引药也。破滞气，愈低而愈效。削坚积，愈下而愈良。引诸药至厥阴之分，下饮食入太阴之仓。又少阴经下药也。陈皮治高气，青皮治低气。佐柴胡，能治两胁刺痛，醋炒为佳。君芍药，又伏胆家动火，胆制为良。劫疝疏肝，消食宽胃。惊家诸药，用一二分为妙。

（明·杜文燮《药鉴·卷二》）

青皮，味苦、酸，气微寒，入厥阴肝经伐肝平木，入太阴脾经安脾助胃。主胁痛呕吐、腹痛急疾、疝痛弦气，或肝火盛而目痛眼赤，或怒气郁而胸胁胀满，或痰涎不利而七情内结，得此之症者，皆由肝木之邪盛，脾土之气衰，土被木克，木来侮土之意也。必须药用青皮之苦酸，以酸入肝，以苦治邪。又有微寒之气止痛开结而引入厥阴以伐肝平木，又安有脾土之气衰，肝木之邪盛，土被木克之意乎？

（明·方谷《本草纂要·卷之三·木部上》）

橘皮上品。气温，味辛、苦。味厚，阴也。无毒。入药用陈久者良，故名陈皮。

发明曰：陈皮辛散苦泄而气温兼补，顾监用之药。何如？本草主除胸中痰热、逆气冲胸，消谷，止呕吐、咳逆、霍乱，解酒毒，是气辛而能散也；利水谷，除膀胱留热、停水五淋，利小便，下气，去寸白，是其苦而能泄也。不去白则补胃和中，兼白术、甘草则补脾，佐甘草则补肺，与白术、半夏同用则渗湿健胃，是皆温而能补也；若去白则消痰泄滞。又云：去白性热能除寒发表，与苍术、厚朴同用，去中脘以上至胸膈之邪而平胃气，加葱白、麻黄之类能散肉分皮表有余之邪。若无白术、甘草而多用、独用则泄肺损脾。加青皮减半去滞气推陈致新。大略能散能泄之用居多。同竹茹治呃逆因热，同干姜治呃逆因寒。

青皮上品。气温，味辛、苦，性寒味厚。沉也，阴也，阴中之阳。无毒。足厥阴引经药，又入手少阳经。

发明曰：青皮破滞气而消癖积，故逐气滞下食，破积结及膈气，温疟热盛而结癖尤宜。厥阴肝经引经药，故除小腹痛及疝气痛；醋炒治胁下痛，疏肝气。又入少阳三焦胆腑，故伏胆家火惊症，药用二三分可也。陈皮治高气，青皮治低气。有滞气用之，中病即止。无滞气及过服损真气也，气虚弱者忌用。

（明·皇甫嵩《本草发明·卷之四·果部》）

陈皮，属阳中有阴，体干大而轻，色皮黄肉白，气香细，味辛苦，性温，能升，能降，力理肺脾，性气薄而味厚，入肺、脾兼走诸经。

陈皮留白，取其色白入肺，气香入脾。因体大而缓，缓则迟下，故主二部而和中；味辛则散，散则分解，故泄逆气而快膈。用治膈痰呕逆、谷食酒毒，功在苏梗、枳壳之上。以其性温能补肺脾，须藉监制之药用之。助参、苓暖胃，佐白术健脾，和甘草益肺，同半夏渗湿，合青皮去滞，参竹茹治呃。且辛香泄气，如目痛、胁胀、盛怒动气，俱忌用之。因主至高之分，故曰陈皮治高气，青皮治低气，此言大略，然亦通用。用广产者佳，取其陈久，燥气全消，温中而不燥，行气而不峻，故名陈皮。

青皮，属阴中有阳，体干而小，色青，气香而膻，味苦辛，性凉而锐云温、云寒，皆非，能浮，能沉，力疏肝气，性气与味俱厚，入肝、胆、三焦三经。

青皮色青，味苦而辛，专疏肝气。因体质小，则性锐烈而直下，善导郁滞，有推陈致新之力，故主下部以治水分；因味辛重，用之削坚，疗小腹间积痛，治疟疾，散疝气，理胁下痛，解郁平怒，莫胜于此也。用三四分入胆腑，能伏惊气。其气味最厚，最能发汗，若表虚禁用。青皮即橘之小者未能熟而自落，皮紧厚，破裂四瓣者佳，醋炒治胁痛，炒黑入血分。

（明·贾所学撰，李延昰补订《药品化义·卷二·气药》）

橘红，属阳中有微阴，体干，色黄，气雄，微香，味辛带苦，性温，能升，能降，力散结利气，性气重而味清，入肺、脾二经。

橘红味辛带苦，辛能横行散结，苦能直行降下，为利气要药。盖治痰须理气，气利痰自愈。故用入肺脾，主一切痰病，功居诸痰药之上。佐竹茹以疗热呃，助青皮以导滞气，同苍术、厚朴平胃中之实，合葱白、麻黄表寒湿之邪。消谷气，解酒毒，止呕吐，开胸膈痞塞，能推陈致新，皆辛散苦降之力也。橘红即广陈皮去白，功用各别，取其力胜故也。

（明·贾所学撰，李延昰补订《药品化义·卷八·痰药》）

陈皮气温，禀天春升之木气，入足厥阴肝经；味苦辛无毒，得地南西火金之味，入手少阴心经、手太阴肺经。气味升多于降，阳也。胸中者肺之分也，肺主气，气常则顺，气变则滞，滞则一切有形血食痰涎皆假滞气而成瘕，瘕成则肺气不降而热生焉。陈皮辛能散、苦能泄，可以破瘕清热也；苦辛降气，又主逆气。饮食入胃，散精于肝；温辛疏散，肝能散精，水谷自下也。肺主降，苦辛下泄，则肺金行下降之令，而下焦臭浊之气无由上升，所以去臭而下气也。心为君主，神明出焉；味苦清心，味辛能通，所以通神也。

青皮气温，禀天春和之木气，入足厥阴肝经；味辛苦无毒，得地西南金火之味，入手太阴肺经、手少阴心经。气味升多于降，阳也。其主气滞者，味辛入肺，肺主气，而辛温能通也。下食者，饮食入胃，散精于肝，气温入肝，肝能散精，食自下也。辛能散，温能行，积者破而结者解矣。肝主升，肺主降，升而不降，气膈于右，降而不升，气膈于左；温可达肝，辛苦泄肺，则升降如而膈气平矣。

（清·叶天士《本草经解·卷三·果部》）

陈皮味甘辛酸苦，性温无毒，味薄气厚，降多升少，阳中阴也。入手、足太阴二经，足阳明经。能理气温寒，宽中行滞，健运肠胃，畅利脏腑，为脾胃之圣药也。若霍乱呕吐，气之逆也，陈皮可以顺之；泄泻下利，气之寒也，陈皮可以温之；关格中满，气之闭也，陈皮可以开之；食积痰涎，气之滞也，陈皮可以行之；风寒暑湿，气之抟也，陈皮可以散之；七情六郁，气之结也，陈皮可以舒之。其为用也，去白开痰，留白和脾。味辛若故能开气行痰，气温亦可以和脾健胃。夫人以脾胃为主，而治病以调气为先，故欲调气健脾者，陈皮之功居多焉。然以佐理诸药，则又随用而异效者。君白术则益脾，单用则损脾；佐甘草则和气，否则泻气。同竹茹、芩、连治呃逆，因热也；同干姜、桂、附治呃逆，因寒也。补中用之以益气，二陈用之以消痰。同干葛用之以清胃解酲，平胃用之以消食去湿。陈皮之功，大率如此。而又有他症不宜用者，在亡液之症不可用，因其辛以散之也；自汗之症不可用，因其辛不能敛也；元虚之人不可用，因其辛不能守也；吐血之症不可用，因其辛散微燥，恐其错经妄行也。审此数者，用不谬矣。

青皮味苦辛酸，气温，性微寒无毒，气味俱厚，沉而降，阴也。入手、足厥阴，伐肝气，入足太阴，清脾胃，平敦阜，又入手、足少阳经。乃消坚积、破滞气之药也。凡怒恚气逆而胁肋刺痛，或疝气冲筑而小腹牵弦，或目痛赤肿而眵结昏涩，三者皆肝气之病，青皮之酸可以入肝而疏之也；或温疟邪气而寒热不清，或痢下痛甚而小腹胀满，或小儿食疳积聚而肚大肢瘦，三者乃脾之积病，青皮之苦可以入脾而导之也。大抵此剂，其性沉而不浮，其味苦而善下，所以破滞气，愈低而愈效，削坚积，愈下而愈良。

（清·佚名《灵兰社稿·锦囊药性赋卷一·行气之剂》）

橘核苦、平，入足厥阴经。治㿗疝。得杜仲炒，研末，盐汤下，治腰胁痛。配荔枝、川楝、山楂、茴香诸核，治下焦积块。去壳炒用。

陈皮即黄橘皮，一名红皮，年久者曰陈皮，产广中者曰广皮，尤良。辛、苦，温，入手足太阴经气分。导滞消痰，调中快膈，运胃气，利水谷，止呕逆，通五淋，除膀胱留热，去寸白虫蛊，解鱼腥毒。得川连、猪胆，治小儿疳瘦。得麝香，治乳痈。配干姜，治寒呃。配竹茹，治热呃。配白术，补脾。配人参，补肺。配花粉，治咳嗽。配炙甘草、盐，治痰气。配藿香，治霍乱。配槟榔，治气胀。佐桃仁，治大肠血秘。佐杏仁，治大肠气秘。合生姜、半夏，治呕哕厥冷。去白名橘红，消痰下气，发表邪，理肺经血分之郁。留白和中气，理脾胃气分之滞。治痰姜汁炒，下气童便炒，理下焦盐水炒。虚人气滞，生甘草、乌梅汁煮炒。汗家、血家、痘疹灌浆时，俱禁用。

青皮辛、苦，温，入足厥阴、少阳经气分。破坚癖，散滞气，消积食，除疝瘕。柴胡疏上焦肝气，青皮理下焦肝气。配厚朴、槟榔，达膜原之邪。配枳壳、肉桂，治胁痛。佐人参、鳖甲，消疟母。和酒服，治乳内结核。橘未黄而青色者，醋炒黑用，能入血分。最能发汗，气虚及有汗者禁用。

（清·严洁、施雯、洪炜《得配本草·卷六·果部山果类二十五种》）

橘皮，味辛、苦，气温，沉也，阴中之阳，无毒。陈皮治高，青皮治低，亦以功力大小不同也。入少阳三焦、胆腑，又入厥阴肝脏、太阴脾脏。

青皮，消坚辟，消瘟疟滞气，尤胁下郁怒痛甚者须投，却疝疏肝，消食宽胃。橘红名陈皮，气味相同，而功用少缓，和中消痰，宽胁利膈，用之补，则佐补以健脾；用之攻，则尚攻以损肺。宜于补药同行，忌于攻剂共用。倘欲一味出奇，未有不倒戈而自败者也。

或问陈皮留白为补，去白为攻，然乎？此齐东之语也。陈皮与青皮，同为消痰利气之药，但青皮味厚于陈皮，不可谓陈皮是补而青皮是泻也。

或问陈皮即橘红也，子何以取陈皮而不取橘红？夫陈皮之妙，全在用白，用白则宽中消气，若去白而用红，与青皮何异哉？此世所以“留白为补，去白为攻”之误也。其实，留白非补，和解则有之耳。

或问世人竟尚法制陈皮，不知吾子亦有奇方否？曰：陈皮制之得法，实可消痰，兼生津液，更能顺气以化饮食。市上贸易者非佳，惟姑苏尤胜。然又过于多制，惟取生津而不能顺气。余有方更妙，用陈皮一斤，切不可去白，清水净洗，去其陈秽即取起。用生姜一两，煎汤一碗，拌陈皮晒干。又用白芥子一两，煮汤一碗，拌陈皮晒干，饭锅蒸熟，又晒干。又用甘草、薄荷一两三钱，煎汤，拌陈皮，又晒干，又蒸熟晒干。又用五味子三钱、百合一两，煎汤二碗，拌匀又蒸晒。又用青盐五钱、白矾二钱，滚水半碗拌匀，又蒸熟晒干。又用人参三钱，煎汤二碗，拌匀蒸熟晒干。又用麦门冬、橄榄各一两煎汤，照前晒干，收藏于磁器内。此方含在口中，津液自生，饮食自化，气自平而痰自消，咳嗽顿除矣。修合时，切忌行经妇人矣。

或问陈皮用之于补中益气汤中，前人虽有发明，然非定论，不识先生之可发其奇否？夫补中益气汤中用陈皮也，实有妙义，非取其能宽中也。气陷至阴，得升麻、柴胡以提之矣。然提出于至阴之上，而参、芪、归、术未免尽助其阳，而反不能遽受。得陈皮，以分消于其间，则补不绝补，而气转得益。东垣以益气名汤者，谓陈皮而非谓参、芪、归、术也。

（清·陈士铎《本草新编·卷之五》）

橘皮气温，禀春气而入肝，味苦入心，味辛入肺。胸中为肺之部位，惟其入肺，所以主胸中之瘕热逆气；疏泄为肝之专长，惟其入肝，所以能利水谷；心为君主之官，惟其入心，则君火明而浊阴之臭气自去。又推其所以得效之神者，皆其下气之功也。

又曰：橘皮筋膜似脉络，皮形似肌肉，宗眼似毛孔。人之伤寒咳嗽，不外肺经。肺主皮毛，风之伤人，先于皮毛，次入经络而渐深。治以橘皮之苦以降气，辛以发散，俾从脾胃之大络而外转于肌肉毛孔之外，微微从汗而解也。若削去筋膜，只留外皮，名橘红，意欲解肌止嗽，不知汗本由内而外，岂能离肌肉经络而直走于外？雷敩去白、留白之分，东垣因之，何不通之甚也！

（清·陈念祖《神农本草经读·卷二·上品》）

橘上品气味辛、温，无毒。主胸中瘕热逆气，利水谷，久服祛臭，下气通神。橘从矞，谐声也。又云五色为庆，二色为矞。矞云外赤内黄，非烟非雾，郁郁纷纷之象。橘实外赤内黄，剖之香雾纷郁，有似矞云，又取此义耳时珍。秉东南阳气而生石顽，其皮气味苦辛，性主温散，筋膜似络脉，皮形若肌肉，宗眼如毛孔隐庵，通体皆香灵胎，乃利气通滞之药时珍。胸中者，肺之分也，肺主气，气常则顺，气变则滞，滞则一切有形血食痰涎皆假滞气而成瘕，瘕成则肺气不降而热生焉天士。辛能散，温能和，苦能泄能燥时珍。苦辛降气，又主逆气天士。据其苦泄辛散温行，以为行滞气之剂，几于散气之药同矣。而有不然者，经于兹味，独谓能利水谷。夫后天之气，即水谷气若金，能达胃络之气，出于肌腠隐庵，导胸中滞气明之，理中调脾原，为运化之要品石顽。水谷利则水谷之气畅，以并于真气若金，故又能降气通气，不专主于散气也。芳香辛烈，自能辟秽而通正气灵胎，则中焦腐秽之臭气隐庵、下焦浊阴之臭气修园及食鱼蟹毒洪之臭气自去修园。又皮布细孔，宛如人肤，故力能转入为升，转升为合，即转合为开。种种形证，悉从入从合，故胸中瘕热，水谷失宣，神明不通，气逆及臭气。下气者，出已而降，玉衡机转之妙用也子由。气下则痰降，而喘咳呕呃自止机。推其得效之神者，皆其下气之功也修园。红，祛其白也，其味但辛，止行皮毛，风寒咳嗽，似乎相宜小陶。

青皮，未黄而青色者也，其气芳烈时珍。治肝胆之病，破坚癖元素，消乳痈、疝气时珍。破滞削坚明之，是其所长仲淳。

饼，和中开膈，温肺化痰孟英。

青盐陈皮，消痰降气，生津开郁，运脾开胃，解毒安神恕轩。

络，瓤上丝筋也嘉谟。能宣通经络滞气御乘，治脉胀，活血，驱皮里膜外积痰恕轩，故凡肝气不舒、克贼脾土之病，皆能已之灵胎。

核，治肾疰腰痛、膀胱气痛大明、乳痈孟英、小肠疝气、阴核肿痛在下之病，不独取象于核时珍，缘疝因肝病，亦因肾与膀胱之气化郁以病于肝也若金。

叶，散肝胃滞气仲淳。导胸膈逆气，消肿散毒，乳痈胁痛丹溪，乳癖孟英，脚气柳洲，疏利肝郁，则癖自不结也嘉谟。

（清·钱雅乐、钱敏捷、钱质和《汤液本草经雅正·卷五·菜果部》）

橘皮味苦、辛，性温，气香，质燥，入脾、胃气分。燥湿理气，散逆和中。同补药则补，同表药则表，同泻药则泻。用盐水炒极能治痰，以其能燥湿理气，亦治痰之本也。

橘白，去外一层红皮，其味带甘。其功固不如橘皮，而补脾胃药中用之，自无燥散之咎。

橘红，则去尽内白，有轻浮之意，故能入肺，主治亦相似。

橘核，苦温，色青，入肝，形类肾丸，故能治一切疝疾之因于寒者，用此宣散之，亦气分药也。

橘叶，苦平，气香，轻扬上达，入肝、胃。宣胸膈逆气，消肿散毒，凡妇人一切乳证，皆可用之。

（清·张秉成《本草便读·果部·果类》）

枳实（枳壳）

【本草原旨】

枳实，味苦寒。主大风在皮肤中，如麻豆苦痒，除寒热热结，止利，长肌肉，利五脏，益气轻身。生川泽。

（西汉《神农本草经·中经》）

【各家集注】

枳壳气寒味苦，治胸中痞塞，泄肺气。《主治秘要》云：性寒味苦，气厚味薄，浮而升，微降，阴中阳也。其用有四：

破心下坚痞一也，利胸中气二也，化痰三也，消食四也。然不可多用。又云：苦酸，阴中微阳，破气。麸炒，去瓤用。

枳实气寒味苦，除寒热，去结实，消痰癖，治心下痞、逆气、胁下痛。《主治秘要》云：气味升降，与枳壳同，其用有四：主心下痞一也，化心胸痰二也，消宿食、散败血三也，破坚积四也。又云：纯阳，去胃中湿。去瓤，麸炒用。

（金·张元素《医学启源·卷之下·用药备旨》）

枳实泻痰，能冲墙倒壁，滑窍泻气之药。枳实、枳壳，一物也。小则其性酷而速，大则其性详而缓。故张仲景治伤寒仓卒之病、承气汤中用枳实，此其意也，皆取其疏通决泄破结实之义。

（元·朱丹溪《本草衍义补遗·凡一百五十三种》）

枳壳气寒，味苦酸，无毒，气厚味薄，沉也，阴也。消心下痞塞之痰，泄腹中滞寒之气。推胃中隔宿之食，消腹中连年之积。同甘草瘦胎，和黄连减痔。宽大肠结气，泻胁下虚胀。然味苦带辛，又能治遍身风疹。与枳实同一物也，但有大小之分。枳实小，则性酷而速。枳壳大，则性宽而缓。大都实症宜用，虚症忌之。如脾胃湿热生痰有食者，入白术四分之一。脾则用实，胃则用壳。仲景治伤寒仓卒之病、承气汤中用枳实，正取其疏通决泄破结实之义耳。愚按：枳壳，气药也，惟泄胸中至高之气，此便是降火妙剂。不制，通治诸疾。若气虚及年高者，必须醋拌麸炒，醋能敛表，麸能密腠故也。色苍黑，耐寒怯热者，则用以为君，白茯为臣，佐半夏，防风为使，治痰壅上急。再以苏子佐之，治诸衄血妄行最捷。若痰在四肢，成核成癖，并加气药以辅翼之。

枳实气寒，味苦酸，气厚味薄，无毒，沉也，阴也。能消胃中之虚痞，逐心下之停水。化日久之稠痰，削年深之坚积。仲景加承气汤内，取疏通破结之功。丹溪入泻痰药中，有推墙倒壁之能。欲益气，则佐以参、术。欲破气，则佐以硝、黄。此与枳壳有高下缓急之异，壳主高，实主下，高者主气，下者主血，主气者在胸膈，主血者在心腹。故胸中痞，肺气结也，有桔梗枳壳汤之名；心下痞，脾血积也，有白术枳实汤之用。气虚则忌。

（明·杜文燮《药鉴·卷二》）

枳实中品，臣，气寒，味苦、酸。无毒。纯阴。

发明曰：枳实纯阴，主下而主血，治疗在心腹，以其性酷而速下，能消实痞去坚结之功多。故本草主除胸胁痰癖，逐停水，破结实，消胀满、心下急痞痛、逆气胁风痛，坚积止痢，除寒热结及胃湿；又散气消宿食，去脾中积血，故主血，若脾无积血则不痞也；又主大风在皮肤中如麻豆苦痒，盖以积血滞于中，不能荣于肌表故耳。大约消痞去结之用居多，若云益气、利五脏、安胃、长肉、明目、止溏泄者，非能补也，必主以参、术、枣、姜之类，斯能安胃益气，若佐以厚朴、硝、黄之类则又破血而散结，要之结散痞除，则胃气得养，五脏亦利而血亦滋生矣。此亦拨乱反正之意。故心下痞用枳实白术汤，肠中坚结用之承气汤内，取其有冲墙倒壁之力，正以其性酷而速下也，若脾虚久泄者虽兼补剂亦不可用。本草内方愈风疹取枳实以醋渍令湿，火炙令熟，适寒温用熨上即消。

枳壳中品，臣。气微寒，味苦而酸。味薄气厚。无毒。阳也，阳中之阴也。

发明曰：枳壳大于枳实而性缓，主高而主气，治疗在胸膈，而疏膈气、泻肺脏之功居多。故本草主散胸膈结气、除胀满、逐水气、消痰滞、消宿食、治反胃霍乱及肺气水胀，皆其能疏导膈气而然也；又主遍身风痒疹、麻痹风痛、利关节劳气、咳嗽、背膊闷倦等候，以其高主皮毛胸膈之病；又疗肠风、除结痢、消痔、宽大肠者，以大肠肺之腑也，故脏腑同治。配桔梗消膈上之痞，佐白术能安胎，同甘草能瘦胎，和黄连能灭痔。但多用损至高之气。若虚怯劳伤者，虽佐他药亦当禁用。

（明・皇甫嵩《本草发明・卷之四・木部上》）

枳壳，属阴，体干而大，色淡黄而白，气微香，味苦微辛鲜者带酸，性微寒而缓，能降，力利肺气，性气薄而味厚，入肺、脾、胃、大肠四经。

枳壳色白味苦，专利肺气。因体质大，则性宽缓而迟下，通利结气而不致骤泄，故主上焦以治气分。因味带辛，用之散滞，疗胸膈间痞满，宽膨胀，逐水气，消痰饮，推宿食，顺气逆，止咳嗽；又肺主毛皮，治遍身风痒，疏解瘢疹，通利关节；且肺与大肠为表里，兼宽大肠，以除结痢、祛痔痛、理肠风，抑其气以行血。使胎前无滞，佐白术、安胎最为神妙，凡快气之品勿宜多用。枳壳、枳实同是一种，大为壳，小为实，用陈久者良。

枳实，属纯阴，体实而中，色黄，气香而雄，味大苦微辛云酸，非，性寒而酷，能降，力泄胃实，性气与味俱厚，入脾、胃、大肠三经。

枳实色黄，味大苦，专泄胃实。因体质中，则性猛酷而速下，开导坚结，有推墙倒壁之功。故主中脘以治血分，疗脐腹间实满，消痰癖，祛停水，逐宿食，破结胸，通便闭，非此不能也。若痞满者因脾经有积血，如脾无积血则不满；若皮肤作痒，因积血滞于中，不能荣养肌表；若饮食不思，因脾气郁结，不能运化，皆取其辛散苦泻之力也。为血分中之气药，惟此称最。

（明·贾所学撰，李延昰补订《药品化义·卷二·气药》）

枳实气寒，禀天冬寒之水气，入手太阳寒水膀胱经、手太阳寒水小肠经；味苦无毒，得地南方之火味，入手少阳相火三焦。气味俱降，阴也。太阳主表，经行身表，为外藩者也，大风在皮肤中如麻豆苦痒者，皮毛患大麻风也，其主之者，枳实入太阳，苦寒清湿热也。小肠为寒水之经、丙火之腑，寒热结者，寒热之邪结于小肠也，其主之者，苦以泄结也。小肠为受盛之腑，化物出焉，受物不化，则滞而成痢，枳实苦寒下泄，所以止痢。太阴脾主肌肉，乃湿土之脏也，土湿则脾困而肌肉不生，枳实入小肠膀胱，苦寒湿热，所以脾土燥而肌肉长也。三焦人身一大腔子也，苦寒清三焦之相火，火息则阴足，而五脏皆安也。益气者，枳实泄滞气，而正气受益也，轻身者，邪去积消，则正气流通而身轻也。

枳壳气微寒，禀天初冬寒水之气，入足太阳寒水膀胱经、手太阳寒水小肠经；味苦酸无毒，得地东南木火之味，入足少阳相火胆经、手厥阴风木心包络经。气味俱降，阴也。太阳经行身表，附皮毛而为卫者也，太阳为寒水，风入寒水，则风湿相搏，风痒麻痹矣；其主之者，酸可治风，苦可燥湿也。关节皆筋束之，太阳主筋所生病；苦寒清湿热，故利关节也。劳则伤少阳之气，于是相火刑金而咳嗽矣；枳壳味酸可以平少阳，味苦可以泻相火，火息木平而咳止矣。背膊，太阳经行之地，火热郁于太阳则背膊闷倦；苦寒下泄，可以泻火热也。手厥阴经起于胸中，厥阴为相火，火炎胸中则痰涎滞结；枳壳寒可清火，苦可以泄胸膈之痰也，入小肠膀胱而性苦寒，故可以逐水消胀满。风为阳邪，入大肠阳经，两阳相烁，则血热下行而为肠风，心包乃风木之经，代君行事而主血；枳壳清心包之火，可以平风木而治肠风。胃为燥金，味苦能燥，所以安胃，经云胃过于苦，胃气乃厚，益以苦能泄也。风入太阳，气壅而痛；枳壳味苦能泄，所以止痛也。

（清·叶天士《本草经解·卷三·木部》）

枳实辛、苦，微寒，入足太阴、阳明经气分。破结气，消坚积，泄下焦湿热，除中脘火邪，止上气喘咳，治结胸痞满、痰癖癥结、水肿胁胀、胸腹闭痛、呕逆泻痢。配芍药，治腹痛。配黄芪，治肠风下血。佐大黄，推邪秽。佐蒌仁，消痞结。麸炒炭用。大损真元，非邪实者，不可误用。孕妇及气血虚者，禁用。

枳壳苦酸，微寒，入手太阴、阳明经气分。破气胜湿，化痰消食，泄肺气，除胸痞，止呕逆，消肿胀，宽肠胃，治泻痢，疗痔肿，散风疹。得桂枝、姜、枣，治胁骨疼痛。得木香，治呃噫。得黄连、木香，治赤白痢。得槟榔、黄连，治痞满。得甘草，治小儿二便秘涩。佐川连、槐蕊，灭诸痔肿痛。佐石膏、蒌仁，祛时疫热邪。入黄芪煎汤，浸产后肠出。

先儒常云：去风莫如活血，血行风亦从之而去。然气闭于内，风邪无由外出。盖血随气行，气滞血不能流，血滞风亦不散。又曰：内风无不从积气以化，气散而风自不生。活血之剂，宜加枳壳佐之。医方云：枳壳散肌肤之麻痒殊有神效，所谓气行风自灭也。

（清·严洁、施雯、洪炜《得配本草·卷六·果部山果类二十五种》）

枳实，味苦、酸，气寒，阴中微阳，无毒。枳实，本与枳壳同为一种，但枳实夏收，枳壳秋采。枳壳，性缓而治高，高者主气，治在胸膈；枳实，性速而治下，下者主血，治在心腹。故胸中痞，肺气结也，用枳壳于桔梗之中，使之升提而上消；心下痞，脾血积也，用枳实于白术之内，使之荡涤而下化。总之，二物俱有流通破结之功、倒壁推墙之用。凡有积滞壅塞、痰结瘕痞，必须用之，俱须分在上、在下。上用枳壳缓治，下用枳实急治，断断无差也。然而切不可单用，必附之补气、补血之药，则破气而气不耗，攻邪而正不伤，逐血而血不损，尤为万全耳。

或问枳壳、枳实同是一种，枳壳乃秋收之物，其味之重宜厚于枳实，何以不下沉而反上浮也？不知枳壳之性，愈熟则愈浮。枳壳收金之气，故能散肺金之结气，非枳壳性缓而留中也。

或问枳实收于夏，其性轻，宜薄于枳壳，何以反峻烈于枳壳，量其未熟而然乎？曰：枳实之性，小而猛，大而弱，收于夏，得夏令之威也。脾乃土脏也，宜于夏气，故能下行而推荡其脾中之积滞，非枳实性急而速行也。

或问枳实过于迅利，病宜消导者，何不用枳壳之为善乎？夫枳壳与枳实，不可同用，一治上而一治下。枳壳之功不如枳实之大，枳实攻坚，佐大黄以取胜，实为破敌之先锋，非若枳壳居中调剂，仅可以攻城内之狐鼠也。

或问枳实无坚不破，佐之大黄，则祛除荡积之功更神，以之治急，何不可者，而必戒之谆谆乎？夫看症既清，用药之更当，何必顾瞻而不用。惟是病有变迁之不同，人有虚实之各异，苟辨之不确，而妄用枳实，不几杀人乎，我有一辨之之法，腹中疼痛而不可手按者，可用无疑。倘按之不疼痛，而确是有坚积者，又将何法辨之？辨之于口中之舌，如有红黑者，即用无疑。如此，则何至有失乎。

或问枳壳治胎气不安，古人入于瘦胎药中，以防难产，何子不言及耶？曰：妇人怀孕，全藉气血以养胎，气血足而易产，气血亏而难产。用枳壳以安胎，必致胎动不安，而生产之时亦必艰涩。是枳壳非安胎之药，乃损胎之药，非易产之剂，乃难产之剂也。况古人瘦胎饮，为湖阳公主而设，以彼生长皇家，奉养太过，其气必实，不得已而损其有余则胎易养也，岂执之而概治膏粱之妇乎？膏粱之妇，既不可用枳壳以安胎，况荆布之家，原非丰厚，又胡可损其不足哉？余所以略而不谈也。

或问枳壳治心下痞满与心中痞痛，何也？盖胃之上口，名曰贲门。贲门与心相连，胃气壅住，则心下亦急而不舒，故痞满也。邪塞于中焦，则欲升不能，欲降不可，必然气逆而上冲，而肝经本郁又不能条达而开畅，则胁亦胀满，而心中痞痛矣。得枳壳之破散消导，而痞满、痞病尽去也。

（清·陈士铎《本草新编·卷之四》）

枳中品气味苦、寒，无毒。主大风在皮肤中如麻豆苦痒，除寒热，止痢，利五脏，长肌肉。枳实、枳壳一物也宗奭。枳，害也愿。破气化痰，泻肺宽肠洁古。枳能破实结也宗奭，有冲墙倒壁、乘风破浪之能时珍，多用害胸中至高之气洁古。气味苦寒，臭香形圆隐庵。其性宣发而气散元犀，故主大风麻痒寒热，得其冲走破散之力也仲淳。止痢，利五脏，苦以泄结清湿热，所以止痢，苦寒清火而五脏皆安也天士。香以醒脾散浊气，圆主旋转元犀，泄胸中之闭塞礼丰。苦主泄，香主散，为泄痞散逆之妙品元犀。苦辛通降，开幽门而引水下行鞠通，导散风壅之气《衍义》。性能利气，气下则痰喘止，气行则痞胀消，气通则刺痛除，气利则后重愈仲淳。凡细缊之气不能散，有实结着手之处乃能溃之决之。苦中有酸，自能降肝胆之逆，所谓得降令之金以平木者，义固不爽耳。大抵此味只宜为邪所伤而壅塞不能降之病也若金。

（清·钱雅乐、钱敏捷、钱质和《汤液本草经雅正·卷六·乔木部》）

《别录》枳实破结实、消胀满，是其满为坚满，破结实即下宿食之谓，似不如厚朴之散湿满，兼可治上矣。然枳实气药而味苦酸，胸胁之坚满亦其所司，故《别录》于胸胁曰除痰癖，不曰除痰饮。水者柔物亦动物，然水至于停，则与肠胃之水谷相比为奸，而非可以渗之利之者，故《别录》于除胸胁痰癖下又继之以逐停水而不隶于胸胁。盖即坚满之在肠胃，有需于枳实者矣。

更以《别录》心下急、痞痛、逆气、胁风痛绎之。夫泻心诸汤治心痞，大小陷胸治结胸，枳实宜可用矣，而皆不抡入，曷故？盖痞为虚邪，宜轻散不宜实攻；结胸虽属实邪，而涤热泄水别有专药；小陷胸则与泻心不殊，但以连、夏泻心，加栝蒌降痰浊而已得，皆无俟枳实代筹。枳实所司为何？曰：胸痹与结胸，皆按之而痛，其所以异者，一则为热结，而一则为阳微也。虽然，枳实不气向下乎，气向下则胸膈非停驻之所；非寒药乎，寒药则于阳微有妨。不知仲圣有因材而使之妙焉。橘枳生姜汤，以橘、姜化气于上，枳实从而泄之。桂枝生姜枳实汤，以桂、姜化气于上，枳实从而泄之。要非气塞与悬痛有坚满可泄，亦不用枳实。方名不以冠首者，以枳实为佐理也。大柴胡汤，柴胡、芩、夏能治胸满，不能治心中痞硬、心下满痛，得枳实则痛硬除，以枳实能泄坚满也。按全方为表里兼治之剂，大黄、枳实、芍药所以攻里，柴胡、芩、夏、姜、枣所以解表，生姜加多，又使与枳实化心中之痞硬，即橘枳生姜汤治胸痹之法。是枳实于诸药皆与有功，而方名顾不之及者何也？抑知其往来寒热之为少阳病乎，柴胡乃少阳主药，且能去肠胃中结气，自当推以冠军；曰大者，以非小柴胡之常法也。枳术汤，以白术消水饮，枳实泄心下坚大，枳实气向下，而以味甘而厚之白术载之使不速下，既回翔于心，遂渐及于腹，至腹软而收功，此以枳实治心下之又一法也。《别录》所言，殆亦由仲圣诸方细绎而得之者欤。

枳壳乃枳实之老而壳薄者，既名枳壳，须去穰核用之。壳实古原不分，性用亦无所异。若治胸膈痞塞，枳壳较枳实少胜。然何如以枳实协辛温轻扬之橘皮、桂枝，为奏功尤大乎？唯本经主大风在皮肤中如麻豆苦痒、除寒热结，则唯去穰核之枳壳为宜。盖痒为风，寒热结为痹。于皮肤中除风除痹，用枳实则易走里，难与枳壳争能。此《证类本草》枳壳所以主风痒麻痹也。

（清·周岩《本草思辨录·卷四》）

川　芎

【本草原旨】

芎䓖，味辛、温。主中风入脑头痛，寒痹筋挛，缓急金创，妇人血闭无子。生川谷。

（西汉《神农本草经·上经》）

【各家集注】

川芎气味辛温，补血，治血虚头痛之圣药也。妊妇胎动，加当归，二味各二钱，水二盏，煎至一盏，服之神效。《主治秘要》云：性温，味辛苦，气厚味薄，浮而升，阳也。其用有四：少阳引经一也，诸头痛二也，助清阳之气三也，去湿气在头四也。又云：味辛纯阳，少阳经本药。捣细用。

（金·张元素《医学启源·卷之下·用药备旨》）

川芎气温，味辛，无毒，气厚味薄，升也，阳也。血药中用之，能助血流行，奈过于走散，不可久服多服，中病即已，过则令人暴卒死。能止头疼者，正以有余能散不足，而引清血下行也。古人所谓血中之气药者，以能辛散，又能引血上行也。痈疽药中多用之者，以其入心而能散故耳。盖心帅气而行血，川芎入心，则助心帅气而行血，气血行则心火散，邪气不留而痈疽亦散矣。东垣谓下行血海者，非也，何者？血贵宁静，不贵疏动，川芎味辛性温，但能辛散而不能下守，胡能下行以养新血哉？即四物汤中用之，特取辛温以行地黄之滞耳。痘家血不活者，用杏仁汁制之，加少许以行肌表之血，何也？盖芎之辛但能行血，单用恐成内燥之患，必须杏仁汁制，外借之以行表，内借之以润燥。若痘黑陷烂，则勿用。

（明·杜文燮《药鉴·卷二》）

川芎味辛，气温，无毒。少阳经药，入手足厥阴经。上治头目，下调经水，中开郁结，血中气药也。是故川芎常为当归使，非谓治血有功，而治气亦神验也。何则？散风寒、破癥结、通宿垢、养新血、排脓溃、消瘀积、除胁痛、长肌肉、调经水、清寒湿、温中气、利头目、调胎前、益产后之圣药也。

是以目痛赤肿，睛散荣热，非此莫疗；痛痒疮疡，痈疽寒热，非此莫和；太阳头痛，眉眶酸疼，非此莫去；验胎有无，鼓舞血室，非此莫知；开达心孔，调摄精气，非此莫痛。吾尝芎、归同用，可以养心血而通瘀血；芎、芷同用，可以行头目耳鼻之经络；芎、苏同用，可以散初起之风寒；芎、芪同用，可以治诸疮，排脓托里；芎、苓同用，可以养心定志而开达心气；芎、术同用，可以温中快气而又通行肝脾。若夫咳嗽痰喘有不可用，恐提气上行也；热剧火盛有不可用，恐助气上腾也；中满肿胀有不可用，恐引气上升也。然则眼科、产科、疮肿科，此其为要药，必须以好酒洗制用。

（明·方谷《本草纂要·卷之一·草部上》）

芎藭上品之下，君。气温，味辛。无毒。浮而升，阳也。少阳本经药，入手足厥阴经。芎者穹也，主至高之位头病。

发明曰：川芎一味辛散，能助血流行，血中之气药也。上行头目，助清阳。故本草主风邪，头痛中风，入脑，头面游风去来，目泪及寒痹筋挛。治风通用，内而寒气、郁气、中恶卒痛、心腹坚痛、疝气，皆能散之。又助心肺气而行气血，则邪气不留，凡夫癥结、痈肿、瘿瘰等候亦散矣。所云下行血海、养新生之血者必兼补药，非专用此辛散之味真能补也，以其能破滞、消宿血血闭而引清血下行耳。女人胎产、调经必用之药。不可单服、多服、久服，恐走散胆中元阳真气。丹溪云：久服能致暴亡。甚言走散之故也。凡心虚血少、汗多、怔忡等候俱禁用。四物汤中用之，以行血药之滞，要滞行而新血亦得以养也。女人多气多郁，用此辛散之味宜。《象》云治血虚头痛之圣药，以其行血而上行头目也。如头痛甚者佐以蔓荆子；项与脑痛苦头痛加藁本；如诸经苦头痛佐以细辛。得细辛止金疮痛，得牡蛎疗头风吐逆。

（明·皇甫嵩《本草发明·卷之二·草部上》）

川芎，属纯阳，体重而实，色干灰白鲜青，气香，味辛，性温，能升，能降，力缓肝，性气厚而味薄，入肝、脾、三焦三经。川芎，夫芎者，穹也，取至高之义。气香上行，能升清阳之气，居上部功多。因其性味辛温，能横行利窍，使血流气行，为血中之气药；以其气升，主治风寒头痛、三焦风热、头面游风、暴赤眼疼、血虚头晕，用之升解；以其辛散，主治胸膈郁滞、胁肋疼痛、腰背拘急、腿足酸疼、寒痹筋挛、癥结瘿瘰，用之疏散；以其性温，流行血海，能通周身血脉、宿血停滞，女人经水不调、一切胎前产后，用之温养。但单服及久服反走散胆中真元，故丹溪云久服能致暴亡。凡禁用者如心虚血少、惊悸怔忡、肺经气弱、有汗骨蒸，恐此辛温香散故也；如火气升上吐衄、咳嗽、热剧痰喘、中满肿胀，恐此引气上腾故也。

（明·贾所学撰，李延昰补订《药品化义·卷三·肝药》）

川芎气温，禀天春和之木气，入足厥阴肝经；味辛无毒，得地西方之金味，入手太阴肺经。气味俱升，阳也。风为阳邪而伤于上，风气通肝，肝经与督脉会于巅顶，所以中风风邪入脑头痛也；其主之者，辛温能散也。寒伤血，血涩则麻木而痹，血不养筋，筋急而挛；肝藏血而主筋，川芎入肝而辛温，则血活而筋舒，痹者愈而挛者痊也。缓急金疮，金疮失血，则筋时缓时急也；川芎味辛则润，润可治急，气温则缓，缓可治缓也。妇人禀地道而生，以血为主，血闭不通，则不生育；川芎入肝，肝乃藏血之脏、生发之经，气温血活，自然生生不已也。

（清·叶天士《本草经解·卷二·草部下》）

芎䓖辛、温，入手足厥阴经气分，血中气药。上行头目，下行血海。散风寒，疗头痛，破瘀蓄，调经脉，治寒痹筋挛、目泪多涕、痘疮不发、血痢滞痛、心胁诸病。得细辛，治金疮。得麦曲，治湿泻。得牡蛎，治头风吐逆。得蜡茶，疗产风头痛。配地黄，止崩漏。配参、芪，补元阳。配薄荷、朴硝，为末，少许吹鼻中，治小儿脑热、目闭赤肿。佐槐子，治风热上冲。佐犀角、牛黄、细茶，去痰火，清目疾。

川产里白不油，辛甘者良。上行少用，下行多用，或湿用。白芷同蒸，焙干，去芷用。单服久服，肝木反受金气之贼。气升痰喘，火剧中满，脾虚食少，火郁头痛，皆禁用。

当归为行气动血之药，多服久服，则血气消耗，筋力渐弛，犹渐成虚弱者。况芎䓖走散真气，与细辛、辛夷不远，岂得为常服之剂。

（清·严洁、施雯、洪炜《得配本草·卷二·草部芳草类三十种》）

川芎，上行头目，下行血海，故清神及四物汤皆用之。能散肝经之风，治少阳、厥阴头痛及血虚头痛之圣药也。如不愈，各加引经药：太阳羌活，阳明白芷，少阳柴胡，太阴苍术，厥阴吴茱萸，少阴细辛。治湿泻，加川芎、麦芽，其应如响。血痢已通而痛不止者，乃阴亏气郁，加川芎佐诸药，气行血调，其痛立止。痈疽、诸疮肿痛多用之者，以其入心散火邪也。心腹坚痛、诸寒冷气、疝气多用之者，亦以其入心，助行气血而邪自散也。古人谓为血中气药，信哉！骨蒸多汗及气弱之人，不可久服，令真气走散，而阴愈虚。又，郁在中焦，须抚芎开提清阳之气，气升则郁自降。故抚芎总解诸郁，直达三焦，为通阴阳气血之使，此抚所以异于川也。

（清·闵钺《本草详节·卷之一·草部》）

或问川芎既散真气，用四物汤以治痨怯，毋乃不可乎？不知四物汤中有当归、熟地为君，又有芍药为臣，用川芎不过佐使引入肝经，又何碍乎？倘四物汤减去川芎，转无效验。盖熟地性滞而芍药性收，川芎动而散气，四物汤正藉川芎辛散以动之也。又未可鉴暴亡之失，尽去之以治虚劳也。

或问川芎散气是真，何以补血药必须用之，岂散气即生血乎？曰：血生于气，气散则血从何生？不知川芎散气而复能生血者，非生于散，乃生于动也。血大动，则走而不能生；血不动，则止而不能生矣。川芎之生血，妙在于动也。单用一味，或恐过动而生变，合用川芎，何虞过动哉。所以为生血药中之必需，取其同群而共济也。不动不生，血过动又失血，合用川芎，自然得宜。

或问川芎妙在于动而生血，听其动可也。胡必用药以佐之，使动而不动耶？不知动则变者，古今之通义。防其变者，用药之机权。川芎得群补药而制其动者，正防其变也。虽然，天下不动则不变，不制其动而自动者，必生意外之变，其变为可忧；制其动而自动者，实为意中之变，其变为可喜。盖变出意外者，散气而使人暴亡；变出意中者，生血而使人健旺。血非动不变，血非变不化也。

或疑川芎生血出于动，又虑其生变而制其动，则动犹不动也，何以生血之神哉？曰：不动而变者，无为而化也。川芎过动而使之不动，则自忘其动矣。其生血化血，亦有不知其然而然之妙，是不动之动，正治于动也。

或疑川芎生血而不生气，予独以为不然。盖川芎亦生气之药，但长于生血，而短于生气耳。世人见其生血有余而补气不足，又见《神农本草》言其是补血之药，遂信川芎止补血而不生气，绝无有用补气之中。岂特无有用之于补气，且言耗气而相戒。此川芎生气之功，数千年未彰矣，谁则知川芎之能生气乎？然而川芎生气，实不能自生也，必须佐参、术以建功，辅芪、归以奏效，不可嫌其散气而不用之也。

或问川芎性散而能补，是补在于散也。补在散，则补非大补，而散为大散矣。不知散中有补，则散非全散。用之于胎产最宜者，盖产后最宜补，又虑过补则血反不散，转不得补之益矣。川芎于散中能补，既无瘀血之忧，又有生血之益，妙不在补而在散也。川芎之补在散，未经人道。

（清·陈士铎《本草新编·卷之二》）

芎䓖中品气味辛温、无毒。主中风入脑头痛，寒痹筋挛缓急，金疮，妇人血闭无子。人头穹隆穷高，天之象也。此药上行，专治头脑诸疾，故有芎䓖之名时珍。三月生苗，秉春气已深，故温若金。至八月根下始结时珍，又得金之全者，故其味辛甘。夫气温，辛甘之阳，所以气厚升浮若金，专于开郁彦修，能畅若金欲遂之气血忠可，故过用能散真气也。大抵能达阳于阴中，即能贯阴于阳中。始终在血分，畅其气者若金。车轮纹者，急于善行鞠通。上行巅顶，下至血海，助清阳之气，祛风湿在头元素。不惟握升降清浊之枢以为化原，实能由风脏血脏之化机以为生育，故主血虚头痛、寒痹筋挛缓急为圣药若金。妇人以血为主，血闭不通，则不生育天士。取其辛散，行冲脉石顽而通经也修园。总之阳陷阴中及阳不能畅阴之证，乃所宜投若金。久服，令人暴死叔熊。若中病即已，则焉能走散真气而致此哉宗奭。

（清·钱雅乐、钱敏捷、钱质和
《汤液本草经雅正·卷二·芳草部》）

半　夏

【本草原旨】

半夏，味辛、平。主伤寒寒热，心下坚，下气，喉咽肿痛，头眩胸胀，咳逆肠鸣，止汗。一名地文，一名水玉。生川谷。

（西汉《神农本草经·下经》）

【各家集注】

半夏气微寒，味辛、平，治寒痰，及形寒饮冷伤肺而咳，大和胃气，除胃寒，进饮食，治太阴痰厥头痛，非此不能除。《主治秘要》云：性温，味辛苦，气味俱薄，沉而降，阴中阳也。其用有四：燥脾胃湿一也，化痰二也，益脾胃之气三也，消肿散结四也。渴则忌之。又云：平，阴中之阳，除胸中痰涎。汤洗七次，干用。

（金·张元素《医学启源·卷之下·用药备旨》）

半夏属金属土。仲景用于小柴胡汤，取其补阳明也。岂非燥脾土之功，半夏今人惟知去痰，不言益脾，盖能分水故也。又诸血证禁服。仲景伤寒渴者去之，半夏燥津液故也。又妊妇姜炒用之。

（元·朱丹溪《本草衍义补遗·凡一百五十三种》）

半夏气微寒，味辛苦，而辛厚于苦，气味俱轻，有小毒，阳中之阴也，降也。入足阳明、太阴、少阳三经之药也。主治湿痰，不能治热痰。医概用之，误也。盖脾胃之所喜者，燥也，所恶者，湿也。半夏性燥而去湿，故脾胃得之而健也。火痰黑，老痰胶，须加芩、连、瓜蒌、海粉；寒痰清，湿痰白，要入姜、附、苍术、陈皮。风痰卒中昏迷，加皂荚、天南星。痰核延生肿突，入竹沥、白芥子。凡诸血证妊妇，及少阳伤寒而渴，并诸渴症，皆不可用。半夏惟其性燥，损血耗气而燥津液也。治饮冷伤肺而嗽，除痰厥头疼而愈。夫曰止呕，为足阳明药也。夫曰消痰，为足太阴药也。小柴胡用之，虽为止呕，亦助柴胡以去恶寒，是又为足少阳药也。小柴胡用之，虽能去寒，亦助黄芩以去湿热，是又为足阳明药也。往来寒热，在表里之中，用此有各半之意，故名半夏。经曰：肾主五液，化为五湿，自入为唾，入肝为泣，入心为汗，入脾为涎，入肺为涕。有痰涎曰嗽，无痰涎曰咳。痰者，因嗽而动脾之湿也。半夏能泄痰之标，不能泄痰之本。本者，肾也。嗽无形，痰有形，无形则润，有形则燥，所以为流湿就燥也。脾主湿主痰，脾淫于湿，则因而失运化之职，诸液浸淫，统血不荣，凡诸津液悬敛，皆凝滞壅遏，随气上升，而成咳唾之痰，日久郁注而成诸病之痰。故半夏性热味辛，所以燥湿也。辛益金，金克木以救脾土。射干为使，恶皂荚，畏雄黄、生姜、干姜、秦皮、龟板，反乌头、乌喙。

（明·杜文燮《药鉴·卷二》）

半夏下品之上，佐使。气平，味辛，生微寒，熟温。有毒。阴中阳也。入足阳明。

发明曰：半夏辛燥，和健脾胃、化痰之要药也。盖湿伤脾而生痰，此能燥湿，所以化痰而益脾，以辛燥能逐寒而散结。故本草主伤寒寒热、时气呕吐、咳逆肠鸣、寒痰及形寒饮冷伤肺而咳、除胃寒、进食反胃、霍乱者，辛能逐寒也；心下痞急痛、心腹胸胁痰热满结、咽喉肿痛、消痈堕胎者，能散结也。太阴痰厥头痛、头眩、痰疟等属于痰者，通治之。又云：止汗敛心汗者，岂此辛燥能敛哉？盖汗多因湿热蒸发而然，以其燥湿也。又疗萎黄，悦面目，除湿故耳。半夏总主诸痰，要各随寒热，清利药佐之。

经云：半夏治痰，泄痰之标，非泄痰之本，本者肾也。肾主五液，化为五湿，自入为唾，入肝为泣，入心为汗，入肺为涕，入脾为痰。痰者，因咳而动脾之湿也，半夏除湿故泄痰之标，干咳无形而痰嗽有形，无形则润，有形则燥，故为流湿润燥也。若肾虚血少，肺燥而咳，及妊妇与诸渴，少阳伤寒作渴俱禁用，以性燥损血耗津液也。惟气症发渴者不忌，由动火上盛而然。若气调则动火伏而渴止，非津液虚耗作燥者比也。以除湿为足太阴；以止呕吐为足阳明；助柴胡主恶寒，是又为足少阳也；助黄芩去热，是又为足阳明也；寒热往来在半表里，故用此有各半之意。

（明·皇甫嵩《本草发明·卷之二·草部上》）

半夏，属阳中有微阴，体燥，色白，气和，味大辛略苦，性热而烈，能降，力燥湿痰，性气与味俱浊，入脾、胃、胆三经。

半夏非专治痰药也，味辛能散结，性燥能去湿，脾家所喜。盖痰者，湿土不运而成。东垣云：大和脾胃气，治其本也。主疗痰厥咳逆、头痛头眩、肠鸣痰泻痰疟，诚快剂也。若呕家必用半夏，以其性燥，善能去水，水去则呕止；又能温胆，盖心惊胆怯，由于痰聚经络，胆气不得上升，以此豁痰，胆气自平；孕妇头晕呕吐名恶阻，由胃气怯弱，中脘停痰所致，以此化痰滞而健脾，须用黄芩等药监之；伤寒时气，大、小柴胡汤中皆用半夏，善却半表半里之邪。如邪气传里，里热已深者，又勿宜用，恐其性燥，损血耗津，慎之。

（明·贾所学撰，李延昰补订《药品化义·卷八·痰药》）

半夏气平，禀天秋燥之金气，入手太阴肺经；味辛有毒，得地西方酷烈之金味，入足阳明胃经、手阳明大肠经。气平味升，阳也。主伤寒寒热心下坚者，心下脾肺之区，太阴经行之地也，病伤寒寒热而心下坚硬，湿痰在太阴也；半夏辛平，消痰去湿，所以主之。胸者肺之部也，胀者气逆也；半夏辛平，辛则能开，平则能降，所以主之也。咳逆头眩者，痰在肺，则气不下降，气逆而头眩晕也，东垣曰，太阴头痛，必有痰也；半夏辛平消痰，所以主之。咽喉，太阴经行之地，火结则肿痛，其主之者，辛能散结，平可下气，气下则火降也。肠鸣者，大肠受湿，则肠中切痛而鸣濯濯也；辛平燥湿，故主肠鸣。下气者，半夏入肺，肺平则气下也。阳明之气本下行，上逆则汗自出矣；平能降气，所以止汗也。

（清·叶天士《本草经解·卷一·草部上》）

主伤寒寒热，寒热之在肺胃间者。心下坚、下气，辛能开肺降逆。喉咽肿痛、头眩，开降上焦之火。胸胀、咳逆、肠鸣，气降则通和，故能愈诸疾。止汗，涩敛肺气。半夏色白而味辛，故能为肺经燥湿之药。肺属金，喜敛而不喜散，盖敛则肺叶垂而气顺，散则肺叶张而气逆。半夏之辛与姜桂之辛迥别，入喉则闭不能言，涂金疮则血不复出，辛中带涩，故能疏而又能敛也。又辛之敛与酸之敛不同，酸则一主于敛，辛则敛之中有发散之意，尤与肺投合也。

（清·徐大椿《神农本草经百种录·下品》）

半夏辛、温，有毒，入足太阴、阳明、少阳经气分。利窍和胃而通阴阳，为除湿化痰、开郁止呕之圣药。发声音，救暴卒，治不眠，疗带浊，除瘿瘤，消痞结，治惊悸，止疟疾。配秫米，和营卫。配猪苓、牡蛎，治梦遗。配白蔹，治金刃入骨。入苦寒药，能散火。入气分药，和中气。入阴分药，散郁热。佐滋阴药，能开燥。佐竹茹，治惊悸。佐蒌仁，治邪热结胸。佐芩、连，治火痰、老痰。佐姜、附，治寒痰、湿痰。皂荚、白矾煮熟，姜汁拌制。如惊痰，胆汁拌炒用。亦可造曲。湿痰，姜汁、白矾汤拌和造。风痰，姜汁、皂荚汁拌和造。火痰，姜汁、竹沥拌和造。寒痰，姜汁、白芥子末拌和造。肺病咳嗽、痨瘵吐痰、阴虚血少、痰因火动、孕妇、汗家、渴家、血家，并禁用。

（清·严洁、施雯、洪炜《得配本草·卷三·草部毒草类二十七种》）

半夏，味辛、微苦，气平，生寒，熟温，沉而降，阴中阳也。入胆、脾、胃三经。研末，每一两，用入枯矾二钱、姜汁一合，捏饼，楮叶包裹，阴干，又名半夏曲也。片则力峻，曲则力柔，统治痰涎甚验。无论火痰、寒痰、湿痰、老痰与痰饮、痰核、痰涎、痰结、痰迷，俱可用，但不可治阴火之痰。孕妇勿用，恐坠胎元。

肾气丸治痰，是择其本也。水不上泛为痰，何必更消其痰；火不上沸为痰，何必再清其痰。用肾气丸而痰已绝。用半夏以治标，恐及动其祛痰也。半夏燥气之药，再耗肾中之气，气一耗则火动水燥，不生精而生痰，势所必至，不特无益，反害之矣。故既治本，不必更治标也。

或疑半夏性燥，故便子治湿痰也，不识用何药以制其燥，并可以治热痰乎？夫燥湿之性各殊，虽制之得宜，止可去其大过而不能移其性也。然而未制其燥与已制其燥，自然少异。铎有制法，并传于此。用半夏一斤、生姜片四两，先煮数沸，取起晒干。用桑叶一百片，水十碗，煎汁二碗，将半夏泡透，又晒干。复用盐一两、滚水一碗，又泡透，切片用之，则燥性去其六，湿之性得其四。寒热之痰与水火泛沸之痰俱可少用，以为权宜之计矣。然又止可暂用，而不可据之为久治也。

或疑制半夏以治燥热之痰妙矣，恐反不宜于寒湿之痰，奈何？此则无容虑也。半夏性燥，治寒湿之痰正宜，制过燥，而无伤气之忧与损肺之失，可用之而无恐也。

或疑半夏治湿痰而不可治燥痰，治寒痰而不可治热痰，俱闻命矣。痰之中更有吐黑痰者，其故何也？吾观其人则甚健，谓是火而口不渴，谓是虚而肾不亏，又可以半夏治之乎？此乃邪结于肾之中，非痰塞于肺之窍也。此症本起于久旷之夫，思女色而不可得，又不敢御外色以泄精，于是邪入于肾中，精即化痰，而若吐有如墨之黑者矣。宜用于降火之药佐之白芥子以消痰，而更用于荆芥之类以散其火于血分之中。否则，必有失血之患、温疟之苦矣。数剂之后，身必畏寒，然后用于加味逍遥散，大用于半夏，以清于其表里之邪则寒热乃除去，而黑痰又乃以渐愈矣也。此等之病症，尝实亲试之而往往有效验也，故敢论之于书也。

（清·陈士铎《本草新编·卷之三》）

半夏味辛气平，辛则开结，平则降逆，为治呕吐胸满之要药。呕吐胸满者，少阳证也，故小柴胡汤不能缺此。推之治心痞、治腹胀、治咳、治咽喉不利，一皆开结降逆之功。要其所以结与逆者，由其有停痰留饮，乘阳微以为患，半夏体滑性燥，足以廓清之也。

用半夏者，率以二陈汤能润大便，半硫丸能治虚秘、冷秘，谓润而非燥，究亦何尝不燥也，遇津亏无湿之人投之，立贻祸殃。唯仲圣取其长而弃其短，胃反为脾伤不磨，非有滞浊，乃佐之以人参，益之以白蜜，俾半夏之燥性尽失，而胃中之谷气以行。又竹叶石膏汤、麦门冬汤、温经汤三证，亦未可以半夏劫液者。乃其所伍者，为竹叶、石膏、人参、麦冬、甘草、粳米、阿胶、丹皮之属，是亦化半夏之燥而展其升降之能，所谓化而裁之存乎变也。

小青龙汤曰渴者去半夏，小柴胡汤曰渴者去半夏，此可为半夏非不燥之明征。然半夏之燥，燥而滑者也，能开结能降逆，与燥而涩者不同矣。

（清·周岩《本草思辨录·卷二》）

桔　梗

【本草原旨】

桔梗，味辛微温。主胸胁痛如刀刺，腹满肠鸣幽幽，惊恐悸气。生山谷。

（西汉《神农本草经·下经》）

【各家集注】

桔梗气微温，味辛、苦，治肺，利咽痛，利肺中气。《主治秘要》云：味凉而苦，性微温，味厚气轻，阳中阴也，肺经之药也。利咽嗌胸膈，治气。以其色白，故属于肺，此用色之法也。乃散寒呕，若咽中痛，非此不能除。又云：辛、苦，阳中之阳，谓之舟楫，诸药中有此一味，不能下沉，治鼻塞。去芦，米泔浸一宿用。

（金·张元素《医学启源·卷之下·用药备旨》）

桔梗味辛、苦，气微温，味厚气轻，阳中之阴，有小毒。入太阴肺经，为引经之药。主利肺气，通咽膈，宽中理气、开郁行痰之要药也。盖咳嗽痰喘非此不除，有顺气豁痰之功；头目之病非此不疗，有载药上行之妙。且如中膈不清，或痰或气之所郁，剂用二陈佐以枳、桔治之，无有不愈；咽喉口齿，或火或热之所使，治用芩、连佐以甘、桔用之，无有不痊。大抵桔配于枳有宽中下气之妙，桔配于草有缓中上行之功。又云：甘草之味缓，不可加枳、桔之性上而复下。今也欲其下气，必当去甘草而配以枳壳；欲其上行，又必加甘草而去其枳壳。所以古方立甘桔汤、枳桔汤以治咽痛郁结之症者，良有义哉。

（明·方谷《本草纂要·卷之一·草部上》）

桔梗下品之上，佐使。气微温，味辛、苦。有小毒。阳中之阴也。入手太阴、足少阴经。

发明曰：桔梗，舟楫之剂，载诸药上行，乃肺经上部药。故本草云：疗咽痛鼻塞，利膈气，治肺咳、肺热气奔促，乃专功也。以其开提气血，气药中宜用之，故主胸胁痛如刀刺、腹满肠鸣、惊恐悸气、小儿惊痫客忤，兼治气血凝滞、痰壅积气、寒热风痹、辟温除邪、温中消谷、疗肺痈、排脓、破血中恶、下蛊毒等症者，由能行上行表，使其气血流通也。若下虚及怒气上升，皆不可用。又云：入足少阴肾，故补气血、利五脏肠胃、补五劳、养气补虚痰之说，岂真能补哉？抑亦金为水化源，少阴穴在咽喉肺部位，而水脏与之相通欤？然利肺气之功用为专。

与甘草并行，同为舟楫之剂，如大黄苦泄峻下之药，欲引至胸中至高之分，非此不居。得牡蛎、远志疗恚怒；得硝石、石膏疗伤寒。

（明·皇甫嵩《本草发明·卷之二·草部上》）

桔梗，属阴，体干，色白带淡黄，气和，味苦云带辛，非，性凉云微温，非，能升，力开提利膈，性气与味俱薄而轻，入肺、脾二经。桔梗是根，根主上行，且气味轻薄，轻清者升，是以专入肺经。与甘草并行，同为舟楫之剂。如入凉膈散偕硝、黄诸品，以导胸中，使不峻下；入四物汤同归、芎等药，以治咽嗌，居于上焦，取其提载之力也。因其味苦，苦亦能发，若咳嗽喘急，为痰火之邪郁在肺中，及痢疾腹痛，是肺金之气郁在大肠，取其苦以开之也。又气味轻清，若风热壅闭、头目不清、咽痛不利、鼻塞不通，及胸膈痞满，能行上行表，达窍之先剂也。倘下虚及怒气并血病、火病炎上者，断不可用。

（明·贾所学撰，李延昰补订《药品化义·卷二·气药》）

桔梗用根。味苦，气微温，有小毒。清肺气，利咽喉。治小儿惊痫，为肺部引经药。单用引经。与甘草同行，为舟楫之剂。甘、桔同行，为舟楫之剂。如大黄苦泄峻下之药，欲留连胸中至高之分以成功，须用辛甘之剂以升之。《活人书》治胸中痞满不痛，用桔梗、枳壳，通肺利膈下气也。仲景治伤寒寒实结胸，用桔梗、贝母、巴豆，温中消谷破积也。出入加减法。肺与大肠为表里。大肠者，肺之腑。肺位居上而令主降下，开提虽升，升中即寓降义。观桔梗治干咳，又治腹痛，其义自见。又治肺痿吐脓，用桔梗、甘草，取其苦辛清肺，甘温泻火，又能排脓血补内漏也。其治少阴症，一二日咽痛，用桔梗甘草，取其苦辛散寒、甘平除热，合而用之，能调寒热也。后人易名甘桔汤，通治咽喉口舌诸病。震亨曰：干咳嗽乃痰火之邪郁在肺中，宜苦梗开之。痢疾腹痛，乃肺金之气郁在大肠，亦宜苦梗开之，后用痢药。此药能提气血，故气药中宜用之。

（清·王逊《药性纂要·卷二·草部·山草类》）

桔梗气微温，禀天初春稚阳之木气，入足少阳胆经；味辛有小毒，得地西方阴惨之金味，入手太阴肺经。气味俱升，阳也。胸者肺之分也，胁者胆之分也，胆气不升，肺气不降，则滞于胸胁，痛如刀刺矣；其主之者，辛以散之，温以达之也。足之三阴从足走腹，太阴行气于三阴者也，肺亦太阴，通调上下，相传之职，太阴不能通调，则腹饱满矣；其主之者，辛以调气，温以行气也。大肠者燥金之腑也，大肠湿热则鸣幽幽；肺与大肠为表里，桔梗辛以益肺，肺通调水道，则湿热行而肠鸣自止。胆为中正之官，胆者担也，胆气伤，则不能担当而惊恐悸矣；桔梗辛温，则扶苏条达，遂其生发之性，复其果敢之职，而惊恐悸自平也。

（清·叶天士《本草经解·卷二·草部下》）

辛苦性平。色白入肺，力能清咽利膈，表散外邪。肺气滞于大肠者，宜桔梗开之。为诸药舟楫，能引沉降之品至于至高之分成功。有一种甜者，兼能解毒，又名荠苨，亦可伪参。

（清·徐大椿《药性切用·卷之一上·草部》）

桔梗开肺气之结，宣心气之郁，上焦药也。肺气开则腑气通，故亦治腹痛下利，昔人谓其升中有降者是矣。然毕竟升药，病属上焦实证而下焦无病者，固可用也。若下焦阴虚而浮火易动者，即当慎之。其病虽见于上焦而来源于下焦者，尤为禁剂。昔人舟楫之说，最易误人。夫气味轻清之药皆治上焦，载以舟楫，已觉多事；质重味厚之药皆治下焦，载以上行，更属无谓。故不但下焦病不可用，即上焦病亦惟邪痹于肺、气郁于心、结在阳分者始可用之。如咽喉痰嗽等证，惟风寒外闭者宜之，不但阴虚内伤为禁药，即火毒上升之宜清降者亦不可用也。

（清·王学权《重庆堂随笔·卷下·论药性》）

桔梗辛苦平，入手太阴经气分。行表达窍，开提气血，能载诸药上浮以消郁结，治痰壅喘促、鼻塞、肺痈、干咳、目赤、喉痹咽痛、齿痛、口疮、胸膈刺痛、腹痛肠鸣。配栀子、大黄，治目赤肿痛。配大力子、大黄，治疫毒。配阿胶，治肺痿。配诃子，治失音。配茴香烧研，敷牙疳臭烂。配枳壳，利胸膈。君甘草，治少阴咽痛及肺痈咳嗽、吐脓如粳米粥者。入凉膈散，则不峻下。入补血药，清理咽喉。入治痢药，开肺气之郁于大肠。入治嗽药，散火邪之郁于肺中。

刮去浮皮，米泔浸，微炒。若欲专用降剂，此物不宜同用。诸气上浮、血病火炎，二者禁用。

（清·严洁、施雯、洪炜《得配本草·卷二·草部山草类五十种》）

桔梗，味苦，气微温，阳中阴也，有小毒。入手足肺、胆二经。润胸膈，除上气壅闭，清头目，散表寒邪，祛胁下刺痛，通鼻中窒塞，治咽喉肿痛，消肺热有神，消肺痈殊效，能消恚怒，真舟楫之需，引诸药上升，解小儿惊痫，提男子血气，为药中必用之品，而不可多用者也。盖少用，则攻补之药恃之上行以去病；多用，则攻补之药借之上行而生殃。惟咽喉疼痛，与甘草多用，可以立时解氛，余则戒多用也。

或问桔梗乃舟楫之需，毋论攻补之药，俱宜载之而上行矣，然亦有不能载之者，何故？曰：桔梗之性上行，安有不能载之者乎。其不能载者，必用药之误也。夫桔梗上行之药，用下行之药于攻补之中，则桔梗欲上而不能上，势必下行之药欲下而不能下矣。余犹记在襄武先辈徐叔岩闻余论医，阴虚者宜用六味地黄汤，阳虚者宜用补中益气汤。徐君曰：余正阴阳两虚也。余劝其夜服地黄汤，日服补中益气汤，服旬日，而精神健旺矣。别二年复聚，惊其精神不复似昔，问曾服前二汤否，徐君曰：子以二汤治予病，得愈后，因客中无仆，不能朝夕煎饮消息子之二方，而合为丸服，后气闭于胸膈之间，医者俱言二方之不可长服，予久谢绝。今幸再晤，幸为我治之。予仍以前二方令其朝夕分服，精神如旧。徐君曰：何药经吾子之手而病即去也，非夫医而何？余曰：非余之能，君自误耳。徐问故。余曰：六味地黄汤，补阴精之药，下降者也；补中益气汤，补阳气之药，上升者也。二汤分早晚服之，使两不相妨而两有益也。今君合而为一，则阳欲升，阴又欲降，彼此势均力敌，两相持而两无升降，所以饱闷于中焦，不上不下也。徐君谢曰：医道之渊微也如此。夫桔梗与升麻、柴胡同是升举之味，而升麻、柴胡用之于六味汤丸之内，其不能升举如此，然则桔梗之不能载药上行，又何独不然哉。正可比类而共观也。

或问桔梗散邪而不耗正气，何以戒多用也？曰：桔梗亦有多用而成功。少阴风邪致喉痛如破者，多用之，而邪散如响。是邪在上者，宜多用；而邪在下者，即不宜多用。

或问《古今录验方》中载桔梗治中蛊毒，下血如鸡肝片者血块石余，服方寸匕，七日三服而愈，其信然乎？曰：此失其治蛊之神方，止记其引导之味也。中蛊必须消毒，下血必须生血，一定之理也。桔梗既非消毒之品，又非生血之药，乌能治蛊而止血乎？盖当时必有神奇之丸以酒调化，同桔梗汤送之奏功，而误传为桔梗，《古今录》遂志之也。

或问桔梗不可多用，而吾子又谓可以多用，何言之相背也？曰：邪在上者宜多，邪在下者宜少，余已先辨之，未尝相背也。虽然，用药贵得其宜，要在临症斟酌。有邪在上，多用桔梗而转甚；有邪在下，少用桔梗而更危。盖邪有虚实之不同，而桔梗非多寡之可定，故实邪可用桔梗，而虚邪断不可用桔梗也。寒邪者，实邪也，热邪者，虚邪也，又不可不知。

（清・陈士铎《本草新编・卷之二》）

桔梗入心、肺、胃。开提气血，散表寒邪。故能开胸膈滞气，治喉痹咽痛、腹痛肠鸣，载药上浮至于高处。凡病欲从大、小便出者，若误用之，为患不测。

（清・黄凯钧《友渔斋医话・药笼小品一卷》）

桔梗下品气味辛、微温，有小毒。主胸胁痛如刀刺，腹满肠鸣幽幽，惊恐悸气。此草之根结实而梗直，故名桔梗时珍。秉初春稚阳之木气，气温味辛，辛以散之，温以达之天士。开提气血，表散寒邪讱庵。心脾气郁不舒，胆气不升天士，则胸胁痛、惊恐气悸，宣心气之郁秉衡，遂胆生发之性复其果敢之职，而胁胸痛、惊恐悸自平矣天士。开肺之结，肺气开则腑气通，故亦主腹满肠鸣秉衡。

（清・钱雅乐、钱敏捷、钱质和
《汤液本草经雅正・卷一・山草部》）

桔梗为诸药之舟楫，开提肺气散风寒；扫上部之邪氛，清利咽喉平咳逆；升而复降，宣胸快膈有功；苦且辛平，泄郁消痰多效。桔梗，味苦而辛，性平，入肺。一切肺部风寒、风热皆可用此解散之，从辛也。其降气下痰，从苦也。肺喜清肃，以下行为顺。外邪固束，则肺气不降。肺不降则生痰，桔梗能治之，惟阴虚气升者不宜耳。桔梗色白，为肺之专药，凡一切肺痿、肺痈、寒热咳嗽皆可治耳。

（清·张秉成《本草便读·草部·山草类》）

桔梗能升能降，能散能泄，四者兼具。故升不逮升、柴，降不逮枳、朴，散不逮麻、杏，泄不逮硝、黄。盖其色白，味辛，气微温，纯乎肺药肺恶寒恶热，而中心微黄，味又兼苦，则能由肺以达肠胃。辛升而散，苦降而泄，苦先辛后，降而复升，辗转于咽喉、胸腹、肠胃之间。本经所以主胸腹痛如刀刺、腹满肠鸣幽幽，《别录》所以主利五脏肠胃、咽喉痛也。

桔梗实不入肾，仲圣桔梗汤治少阴病咽痛，是肾家邪热循经而上，肺为热壅，以桔梗开提肺气，佐甘草以缓之，自然热散痛止，并非治肾，邹氏之论极是。气为血帅，气利则血亦利，故桔梗汤并主血痹。推之排脓与治肺痈、治结胸，仲圣诸方无不与本经吻合。即《肘后方》治肠内瘀血，丹溪治痢疾腹痛，亦只如其分以任之耳。

物理至微，古圣何能尽言，得其旨而扩之，方为善读古书。易老舟楫之剂载药不沉之说，大为张隐庵所訾。其实桔梗降而复升，性与肺比，不易下沉，外科于上焦痈疡，所以非此不可，洄溪评《外科正宗》无异言。且易老以为舟楫之剂者，与甘草同用也。桔梗得甘草，自更羁留于上，名之为舟楫何害。至《备要》表散寒邪一语，桔梗岂胜发汗之任，骤阅之不无可诧，然古方表剂固多用之，盖其开提气血，通窍宣滞，与羌、防、橘、半等为伍，殊有捷效，鼻塞尤宜。唯属以偏裨之任则可，若竟恃为表剂则不能无弊。又徐氏谓咳证用桔梗是宋以后法，升提究非所宜。不知肺苦气上逆，而气逆之因不一。

若肺感风寒，气不得宣而逆而咳，非开肺郁而提出之，曷云能瘳？况桔梗白散治咳而胸满，载在《外台》。洄溪盖尝讥叶氏未阅《外台》者，何遂忘之谓是宋后法也。

桔梗与芍药，皆能治痢疾腹痛。唯桔梗是治肺气之郁于大肠，散而上行；芍药是治脾家血中之气结，破而下行。若非滞下之痢，二者皆不相宜。《伤寒》《金匮》两书，凡云利者即是泻，非今之所谓痢，痢则必加“下重”字以别之。故真武汤若下利者去芍药，四逆散治泄利下重不去，通脉四逆汤治下利清谷本无芍药，腹中痛始加之，以其为姜、附之佐，于里寒无伤也。咽痛去之者，芍药不能散上结之阳也，桔梗之加，全为咽痛。虽不治利而利时不去，与芍药不去之意正同，利不止，无怪脉之不出，利止而脉不出，则桔梗之散大有妨于生脉，与芍药之有妨咽痛亦同，故必须去之而加生脉之人参。此仲圣或去或加之所以然也。邹氏不达，而谓芍药止腹痛下利，桔梗亦止腹痛下利，误之至矣。

（清·周岩《本草思辨录·卷一》）

贝　母

【本草原旨】

贝母，味辛、平。主伤寒烦热、淋沥邪气、疝瘕、喉痹、乳难、金疮、风痉。一名空草。

（西汉《神农本草经·中经》）

【各家集注】

贝母气寒，味苦、辛。辛能散郁，苦能降火，故凡心中不和而生诸疾者皆当用之。治喉痹，消痈肿，止咳嗽，疗金疮，消痰润肺之要药也。人多用之代半夏，误矣。盖贝母本手太阴之剂，而半夏乃足太阴阳明之药也。但烦渴热极诸失血，及痰中带血、阴虚火动而咳嗽者，禁用半夏，为其燥也，此皆以贝母为佐使者宜矣。若脾胃之津液不能运行因而成痰者，非半夏何以燥之。

（明·杜文燮《药鉴·卷二》）

贝母味辛，气平，微寒，无毒。入手少阴太阴、足太阴经之药也。主开结气，散郁气，平中气，解毒气，清心气，破癥气，攻痰气，治火气，此气分理气之药也。吾见疮毒之症以之托里，以之收敛，以之护心解毒，何也？盖疮毒所生皆由气郁所聚。贝母为辛苦之药，辛可以散气，苦可以下气也，气散则毒自解，气下则毒自去，所以兼补气之药而为托里，兼和解之药而为收敛，兼发散破结之药而为护心解毒之论也。大抵贝母之剂，气清而不浊，能润乎心肺者也。是以胸膈窒塞，气挟痰而上升，兹能疏通而不滞；咽喉壅盛，痰随火而上客，兹能利导而无虞。配知母以用之，可以清气而滋阴；配芩、连以用之，可以清痰而降火；配参、术以用之，可以行补而不聚；配归、芎以用之，可以行气而和荣；配二陈汤代半夏用，可以开结散郁、平气解毒、清心降火、破癥攻痰等症也，治不可缺。凡用去心，畏乌头。

（明·方谷《本草纂要·卷之一·草部上》）

贝母中品之上，臣。气平、微寒，味辛、苦，气味俱厚。降也，阴也，阴中微阳。无毒。入手太阴肺经药。

发明曰：贝母辛能散郁，苦能下气。故本草主伤寒烦热、淋沥邪气、疝瘕喉痹、乳难、金疮风痉、腹中结实、心下满、洗洗恶风寒、出汗，又胸胁逆气、时疾黄疸，皆散邪开郁之功也。又主目眩项直、咳嗽上气、烦渴、消痰、润心肺，乃其下气之力也。然散郁结之功为多。云安五脏、利骨髓，岂真能补哉，抑结散而气血和平所致欤?

《诗》云采虻，疗郁结之疾，人多愁郁者用之良。与连翘同用，主项下瘿疾；烧灰敷恶疮，能敛疮口。盖散结散火则气调畅而疮口自敛，非本性能收敛也。

（明·皇甫嵩《本草发明·卷之二·草部上》）

贝母，属阴中有微阳，体滑腻，色白，气和，味苦带微辛，性凉云微寒，非，能降，力清痰，性气与味俱厚而清，入心、肺二经。贝母味苦能下气，微辛能散郁，气味俱清，故用入心肺。主治郁痰、虚痰、热痰及痰中带血、虚劳咳嗽、胸膈逆气、烦渴热甚，此导热下行，痰气自利也。取其下气则毒去，散气则毒解。用疗肺痿、肺痈、咽痛喉痹、瘿瘤痰核、痈疽疮毒，此皆开郁散结、血脉流通之功也。又取其色白、体瓣象肺、性凉能降、善调肺气，治胃火上炎，冲逼肺金，致痰嗽不止，此清气滋阴，肺部自宁也。

（明·贾所学撰，李延昰补订《药品化义·卷八·痰药》）

贝母气平，禀天秋平之金气，入手太阴肺经；味辛无毒，得地西方之金味，入手阳明燥金大肠经。气味降多于升，阴也。其主伤寒烦热者，伤寒有五，风寒湿热温，而风与热乃阳盛之症，阳盛所以烦热也；贝母气平则清，味辛润散，故主之也。淋沥者膀胱有热也，邪气者热邪之气也，膀胱以气化为主；贝母味辛润肺，肺乃主气之脏，肺化则气润及于州都，小便通而不淋沥矣。其主疝瘕者，肺气不治，则不能通调水道，下输膀胱，因而湿热之邪聚结成疝成瘕；贝母气平，可以通调水道，味辛可以散热结也。大肠之脉，其正者上循咽喉，火发于标，乃患喉痹，痹者闭也；其主之者，味辛气平，能解大肠之热结也。

肺乃津液之腑，主乳难者，味辛能润，润则乳自通也。肺主皮毛，味辛气平，则肺润而皮毛理，可愈金疮也。风痉者，风湿流于关节，致血不能养筋而筋急也；贝母味辛，辛则散风湿而润血，且贝母入肺，肺润则水道通而津液足，所以风湿逐而筋脉舒也。

（清·叶天士《本草经解·卷二·草部下》）

川贝母辛、苦，微寒，入手太阴经气分。开心胸郁结之气，降肺火咳逆之痰，治淋疝乳难，消喉痹瘰疬，解小肠邪热，疗肺痿咯血。得厚朴，化痰降气。配白芷，消便痈肿痛。配苦参、当归，治妊娠尿难。配连翘，治瘿瘤。配瓜蒌，开结痰。配桔梗，下气止嗽。川中平番者，味甘最佳。象山者味苦，去时感火痰。去心，糯米拌炒，米熟为度，去米用。胃寒者，姜汁炒。贝母中有独颗，不作两片，无皱者，号曰丹龙精，不入药，误服令人筋脉永不收，唯以黄精、小兰汁服之立解。寒痰停饮、恶心冷泻，二者禁用。

川贝降肺经之火痰，杏仁行肺经之寒痰，白附去肺经之风痰，蒌仁涤肺经之结痰。肺经之虚痰，非阿胶不下；肺经之毒痰，非硝石不除。若湿痰发于脾经，半夏驱之使不滞；痰气伏于脾经，旋覆推之使不停；血痰结于脾经，冬花开之使不积。又有湿热在脾胃而成痰者，槐角理之，痰自消豁而弗生；实痰留于胃腑而致胀者，玄明荡之，痰自消归于乌有。如因痰而胃痛，蠃壳止之；宿痰而成囊，苍术除之。豁痰迷于心窍，远志为功；破心经之痰郁，赖有蕤仁。礞石滚痰之滞，肝经独爽；铁花开痰之结，肝脏自泰。肾经得青盐，痰火顿息；肾中入蛤粉，痰热皆除。至于肾经之虚痰，牡蛎逆之而见功；肾水泛为痰，熟地补之而奏绩。膈上之痰兼火者，青黛疗之；兼燥者，花粉降之。唯大黄能下顽痰于肠胃，枳实能散积痰之稠粘。更有相火逆结之痰，解之者在僵蚕；胁下寒结之痰，豁之者需白芥。经络中之风痰，南星可祛。郁则荆沥导之，结则牵牛散之，热则竹沥行之。惊风而生痰饮，非攻之不退，全蝎之力也；风热多致痰壅，非吐之不平，白矾之力也。常山逐痰积，狼毒开恶痰，槟榔坠痰癖，慈菇吐痰痫。川蓼子决风痰之上壅，马兜铃下梅核之痰丸。诸药各有专治，诸痰别有分消。不知痰从所来，不审药所职司，动以川、半为治痰之品，一概混施，来有能济者也。

（清·严洁、施雯、洪炜《得配本草·卷二·草部山草类五十种》）

贝母，味苦，气平、微寒，无毒。入肺、胃、脾、心四经。消热痰最利，止久嗽宜用，心中逆气多愁郁者可解，并治伤寒结胸之症，疗人面疮能效。难产与胞衣不下，调服于人参汤中最神。黄瘅赤眼、消渴除烦、喉痹、疝瘕，皆可佐使，但少用足以成功，多用或以取败。宜于阴虚火盛，不宜于阳旺湿痰。世人不知贝母与半夏性各不同，惧半夏之毒，每改用贝母。不知贝母消热痰而不能消寒痰，半夏消寒痰而不能消热痰也。故贝母逢寒痰则愈增其寒，半夏逢热痰则大添其热，二品泾渭各殊，乌可代用。前人辨贝母入肺而不入胃，半夏入脾胃而不入肺经，尚不知贝母之深也。盖贝母入肺、胃、脾，心四经，岂有不入脾、胃之理哉。正寒热之不相宜，故不可代用也。辨得入微尽妙。

或问贝母之疗人面疮，可信不可信乎？曰：此前人之成效，胡必疑之。然而有可疑者。人面疮，口能食而面能愁，盖有祟凭之矣。祟凭必须解祟，何以用贝母即解，予久不得其故，后遇岐天师于燕市，另传治法，而后悟贝母之疗人面疮也，亦消其痰而已矣。夫怪病多起于痰，贝母消痰，故能愈也。如半夏亦消痰圣药，何治人面疮无效？不知人面疮乃热痰结成热毒，半夏性燥，燥以治热，更添热矣。贝母乃治热痰圣药，以寒治热，而热毒自消，又何疑哉。

或问贝母消痰，消热痰也，然火沸为痰，非热乎，何以用之而绝无效耶？曰：火沸生痰，乃肾中之火上沸，非肺中之火上升。贝母止可治肺中之火痰，不化肾中之火痰也，岂惟不能化肾中之火痰，且动火而生痰矣。夫肾中之火，非补水不能除；肾火之痰，亦非补水不能消。贝母消肺中之痰，必铄肺中之气，肺虚则肾水之化源竭矣，何以生肾水哉？肾水不生则肾火不降，肾火不降，又何以健脾而消痰哉？势必所用水谷不化精而化痰矣。然则用贝母以治火沸为痰，不犹添薪而望止沸乎？毋怪沓无功效也。

或疑贝母不可治火沸为痰之症，吾用之六味丸中，亦可以治之乎？曰：六味汤止治火沸为痰之圣药也，加入贝母则不效矣。盖火沸为痰，乃肾中之真水上沸而成痰，非肺中之津液上存而为痰也。六味汤补水以止沸，非化痰以止火，倘加入贝母，则六味欲趋于肾中，而贝母又欲留于肺内，两相牵掣，则药必停于不上不下之间，痰既不消，火又大炽，不更益其沸而转添其咳嗽哉！此贝母断不可入于六味汤丸之中，治火沸为痰之病也。

（清·陈士铎《本草新编·卷之二》）

贝母中品气味辛、平，无毒。主伤寒烦热，淋沥邪气疝瘕，喉痹乳难，金疮风痉。根形象肺，色白味辛，生于西川隐庵。八月采根颂，形如贝子弘景，取其受金气之专若金。清补肺金隐庵，润心肺，化燥痰讱庵。肺受心包火乘，因而生痰石顽，肺借其豁痰，豁痰为肺之母也，故有贝母之名嘉言。《诗》云言采其莔，本以不得志而言承。观其叶随苗出，有直透而无濡留，则知功所独擅，即在直透以开热之结，无濡留以达肺之郁若金，故能散心胸郁结之气承。其主伤寒烦热者，取西方之金气以除酷热修园；其主淋沥邪气、疝瘕喉痹，总取解散郁结之邪石顽，肺为气化之源也讱庵；下乳汁者，在地之阴和于在天之阳，以为化育之一端也。至以肺经气药而能疗血症者，盖主血虽属心，更借肺阴下降入心而生血之。由肺及心，无不和于阴而裕于阳，从升得降之元机，又安有实满逆气之患哉若金。金疮风痉，亦有此义也修园。

浙江象山出者，名象贝母，一名土贝母，亦云大贝母恕轩，以大而苦石顽。善开郁结，解热毒，疗痈核肿毒，又解上焦肺胃之火景岳，利痰，开宣肺气，凡肺家夹风火有痰者宜之闇斋，皆取其开郁散结、化痰解毒之功石顽。

（清·钱雅乐、钱敏捷、钱质和
《汤液本草经雅正·卷一·山草部》）

贝母甘寒润肺可消痰，当求川种；解郁宽胸且散结，言采其虻；象贝之功，治咳还能解表；浙中所种，疏痰并可消痈；为肺燥之神丹，清心涤热；乃脾湿之禁剂，微苦兼辛。贝母，川产、野生者良。性味甘寒微苦，色白而润，专入心、肺，善解胸中郁结之气。盖郁则生热，热则生痰，故贝母治火痰、燥痰有功。亦郁解则热退，热退则痰除，而肺咳自宁耳。今浙中所种者，形亦相像而较大，味兼苦劣，用亦稍异耳。又，贝母以其有解郁散结、化痰除热之功，故一切外证疮疡用之而效者，亦此意也。所谓毒者，即火结气郁所致。火解气舒，又何毒之有哉？

（清·张秉成《本草便读·草部·山草类》）

杏 仁

【本草原旨】

杏核，味甘、温。主咳逆上气、雷鸣、喉痹下气、产乳、金创、寒心、奔豚。生川谷。

（西汉《神农本草经·下经》）

【各家集注】

杏核味苦，冷利，有毒。主治惊痫，心下烦热，风气去来，时行头痛，解肌，消心下急，杀狗毒。一名杏子。五月采。其两仁者杀人，可以毒狗。花，味苦，无毒。主补不足，女子伤中，寒热痹，厥逆。实，味酸，不可多食，伤筋骨。

（南朝梁·陶弘景《名医别录·下品》）

杏仁气温，味甘、苦，除肺中燥，治风燥在于胸膈。《主治秘要》云：性温味苦而甘，气薄味厚，浊而沉降，阴也。其用有三：润肺气一也，消宿食二也，升滞气三也。麸炒，去皮尖用。

（金·张元素《医学启源·卷之下·用药备旨》）

杏仁气温，味甘、苦，气薄味厚，可升可降，阴中之阳也。有小毒。入手太阴之剂也。解肌毒，散结滞。入麻黄，利胸中气逆而喘促；同乌梅，润大肠气闭而便难。单用开腠理甚捷，双仁治狗咬极验。大都中病即已，不可多服，过则令人伤筋骨。泄痢忌用。戒粟米，畏犬肉。

（明·杜文燮《药鉴·卷二》）

杏仁下品。味甘、苦，温，冷利。有小毒。可升可降，阴中阳也。入手太阴经。双仁与独核者杀人，可毒犬。解锡毒。

发明曰：杏仁专入肺经，乃利下之剂，故本草主咳逆上气，雷鸣喘促，咳嗽喉痹，下气，除肺燥，散肺风及热，风燥在胸膈间，故风热嗽者用之；又坠痰，润大肠气闭难通大肠，肺之腑也，下产乳，逐贲豚，消心下急，以能下气，除时行头痛，解肌，治疥痒金疮以肺主头表，行肌肤。烧烟末，尽研纳女人阴户，治发痒虫疽。

按东垣云：杏仁下喘，用治气；桃仁疗狂，用治血。俱治大便闭而有气血之分，昼则便难行，阳气也；夜则难便行，阴血也。年虚人便燥不可过泄。脉浮在气，宜杏仁陈皮汤；脉沉在血，宜桃仁陈皮汤。然俱用陈皮者，以手阳明病与手太阴相为表里以贲门上主往来，魄门下主收闭也，言肺与大肠为通道，故用之为使。

（明·皇甫嵩《本草发明·卷之四·果部》）

杏仁，属阴中有微阳有火与金水，体润，色白，气和，味苦略辛，性凉云温、云热，皆非，能浮，能沉，力破气润燥，性气薄而味厚，入肺、大肠二经。杏仁味苦略辛，辛能散结破气，苦能利下润燥，色白入肺，主治暴感风寒、发热咳嗽、气逆喘促、小儿风热疹子。盖病由客邪犯肺，以此佐风药发散，则气清肺宁矣。因其味浊主沉，以能坠痰，治喉痹不通；以能下气，润大肠结燥。盖肺与大肠为通道，如老年便闭，以此同桑皮、紫菀宣通涩滞，妙甚。其桃仁疗狂，用治破血，除血分之燥；杏仁下喘，用治破气，除气分之燥。当别而用。

（明·贾所学撰，李延昰补订《药品化义·卷六·肺药》）

杏仁气温，禀天春和之木气，入足厥阴肝经；味甘，得地中正之土味，入足太阴脾经；杏果本苦，且属核仁而有小毒，则禀火性，入手少阴心经。气味俱升，阳也。肺为金脏，气上逆乘肺则咳，肺苦气逆，急食苦以泄之；杏仁苦而下泄，所以止咳也。火结于喉，闭而不通，则为喉痹，雷鸣者，火结痰雍声如吼也；杏仁温能散结，苦能下泄，甘可缓急，所以主之也。杏仁味苦制肺，制则生化，则肺金下行，所以下气。肝藏血，血温则流行，故主产乳；血既流行，疮口亦合，故又主金疮也。心阳虚，则寒水之邪自下，如豚上奔冲犯心君矣，故为寒水奔豚；其主之者，杏仁禀火土之气味，能益心阳而伐水邪也。杏本有小毒，若双仁则失其常，所以能杀人也。

（清·叶天士《本草经解·卷三·果部》）

杏仁甘、苦，温，入手太阴经气分。泻肺降气，行痰散结，润燥解肌，消食积，通大便，解锡毒，杀狗毒，逐奔豚，杀虫蛔。得陈皮，治便闭。配天冬，润心肺。佐柿饼，治咯血。合紫菀，利小便。

汤浸，去皮尖，炒黄。或麸炒研用。发散，连皮尖研用。双仁者有毒，不可用。肺虚而咳、虚火炎肺，二者禁用。

（清·严洁、施雯、洪炜《得配本草·卷六·果部五果类十六种》）

杏仁，味甘、苦，气温，可升可降，阴中阳也，有小毒。专入太阴肺经。乃利下之剂，除胸中气逆喘促，止咳嗽，坠痰，润大肠，气闭便难，逐痹散结。研纳女人阴户，又治发痒虫疽。虽与桃仁同是利气下血之药，其中亦有分别。东垣分杏仁治气、桃仁治血，似乎明晰，而不知杏仁未尝不治血，桃仁未尝不治气也。如大便闭结，气闭者，桃仁亦能开；血闭者，杏仁亦能下。惟真阳真阴虚者，二物俱不能通。所谓其阳与阴者，乃肾中之真火真水，非气血之谓也。真火衰，则大肠冰冻，非桂、附不能温；真水竭，则大肠枯槁，非熟地、山茱不能生。桃、杏之仁，又何能润泽而下降，况加陈皮以耗散其气血乎。

或问杏仁利气而不下血，而子以为未尝不可血，古人亦曾见之乎？嗟乎！杏仁下血，仲景夫子用杏仁汤非乎？盖消血于利气之中，实有神功耳。

（清·陈士铎《本草新编·卷之五》）

杏中品气味甘、苦，温，有小毒。主咳逆上气，雷鸣喉痹，下气产乳，金疮，寒心奔豚。杏象子在木枝之形时珍。枝叶花实皆赤，肉理脉络如营，气味苦温，诚具心之体与用者。仁则包蕴全体，逗发端倪，枢机颇锐子由。杏为心果《内经》，其治在气。夫心为火主，而气者火之灵，则由心以致其气之用者，可以思矣。肺固主气，而气者血之帅，即肺气下降入心，则由肺以致其血之用者，又可以思矣若金。第“下气”二字，足以尽其功用修园。气有余便是火丹溪，气下即火下，故乳汁可通，疮口可合修园。如治风寒逆气，似谓其能散耳若金，孰知肺气壅遏则皮毛闭郁，不能作汗，此理肺气开发皮毛，润肺气为发汗之要药皇士。肺实而胀，则咳逆上气修园，火结于喉则为喉痹，火结痰壅声如雷鸣，温能散结，苦能下泄，所以主之。心阳虚，则寒水之邪自下，上奔冲犯心君天士，此有下气之功，伐寒水于下，即所以保心阳于上修园。治形肿《金匮》，此肺气窒塞，当降不降，六腑开合所废。小溲不利，水湿久渍，逆行犯肺，亦主咳嗽喘促。此味则苦降，轻开上焦肺痹天士，肺气化则邪湿亦化矣鞠通。杀狗毒弘景，消食积、索粉积元素，取其下气痰、苦泄滑利之功仲淳。六畜肉毒《食经》，中恶腹胀满《金匮》，以恶毒必从皮毛口鼻而入，故此亦从皮毛高悬之处而攻之，以毒攻毒，一鼓而下也士壅。

甜者，其味甘美时珍，补肺润燥，止咳下气，养胃化痰孟英。根，治食杏仁过多，迷乱时珍。

（清·钱雅乐、钱敏捷、钱质和《汤液本草经雅正·卷五·菜果部》）

杏仁苦辛宣壅，能疏肺部风寒；温润下行，善降大肠燥结；能宽胸而降气，可治咳以搜痰；甜者因味属甘平，用之则功多润降。杏仁，味苦，性温，入肺经气分。凡仁皆降，故功专降气，气降则痰消嗽止。能润大肠，故大肠气闭者可用之。考杏仁之性，似无辛味，似乎只有润降之功而无解散之力，但风寒外束，肺气壅逆，不得不用此苦降之品，使气顺而表方得解，故麻黄汤用之，亦此意耳。桃仁、杏仁，其性相似，一入肝经血分，一入肺经气分。至于解毒、杀虫，彼此均可，在乎用者之神明耳。

（清·张秉成《本草便读·果部·果类》）

桑白皮

【本草原旨】

桑根白皮，味甘寒。主伤中、五劳六极、羸瘦、崩中脉绝，补虚益气。叶，主除寒热出汗。桑耳黑者，主女子漏下、赤白汁、血病、癥瘕积聚、腹痛阴阳寒热、无子。五木耳，名檽，益气不饥，轻身强志。生山谷。

（西汉《神农本草经·中经》）

【各家集注】

桑白皮气寒，味苦酸，主伤中五劳羸瘦，补虚益气，泻肺气，止吐血、热渴，消水肿，利水道。去皮用。

（金·张元素《医学启源·卷之下·用药备旨》）

桑白皮，味甘、辛，气温，无毒。入手太阴肺经，泻肺之药也。故咳嗽痰喘肺气上逆，非此不能泻气以平逆；肺胀腹满水道不利，非此不能行气以利水。若夫唾血虚劳，客热往来，此剂甘辛可以清热而治劳；阴虚火动，上乘肺金，此剂辛温可以泻肺而治火；七情伤中，六极羸瘦，此剂甘温可以补肺而治羸。又曰：桑白皮蜜炙能杀虫者，以虫见蜜之甘而食之，殊不知泻肺之药而损其虫也。桑皮可以治金疮者，谓皮作线而缝疮，是线有益于疮也。大抵近世以为治劳之嗽，观其护血之药治疮有功，则治劳之意明矣；又为治风之嗽，观其辛温之剂泻肺有效，则治风之理见矣。吾尝考之，桑之一物有六用焉：桑虫攻毒甚效；桑叶止汗尤奇；桑耳能破癥瘕积聚；桑椹能染须发转黑；桑枝去风气痛痒；桑汁治鹅口舌疮。此桑为最美之物而流通气血之药，所以桑上寄生亦为治风寒湿之圣药也。凡用桑白去皮蜜炙，露沙土者勿用，恐杀人。

（明·方谷《本草纂要·卷之三·木部上》）

桑白皮中品，臣。气寒，味甘带辛。可升可降，阳中之阴也。无毒。入手太阴肺经。

发明曰：桑白皮气寒能利水，甘能补虚，二说兼之。故本草主伤中、五劳六极羸瘦、崩中脉绝、补虚益气，是甘能补虚也；除肺中水气、唾血热渴、浮肿胪胀、利水道、去寸白、治肺气喘满、止咳嗽，是寒能利水也。既云除肺中水，又云泻肺气之有余，盖气余为火，是辛以泻肺火也。肺中有水则停湿而生痰，痰生热而伤肺，是以咳嗽唾血、热渴劳伤之候作矣。今言除水气，正所以泻火邪。火退而气得宁，补益自在其中。

此治水火相因之妙用也。湿热生痰嗽而伤肺，此为要药。若夫劳极之咳，又当用润肺补肺之剂兼之，如款花、紫菀、沙参之类也。

（明·皇甫嵩《本草发明·卷之四·木部上》）

桑白皮，属阳，体轻，色白，气和，味甘而淡云辛、云苦，酸，皆非，性平云寒、云燥，皆非，能升，力清肺气，性气与味俱清，入肺、大肠二经。桑皮，皮主疏散，味甘淡，淡主于渗，体轻色白，专入肺经，疏气散热。主治喘满咳嗽、热痰唾血，皆由实邪郁遏，肺窍不得通畅，藉此渗之、散之，以利肺气，诸证自愈。故云泻肺之有余，非桑皮不可。又因皮主走表，以此治皮里膜外水气浮肿，及肌肤邪热、浮风热痒悉能去之。盖治温以清，此为清中清品，同甘菊、扁豆通鼻塞热壅；合沙参、黄芪止肠红下血，皆有神效。

（明·贾所学撰，李延昰补订《药品化义·卷六·肺药》）

桑皮气寒，禀天冬寒之水气，入足少阴肾经；味甘无毒，得地中正之土味，入足太阴脾经。气降味和，阴也。中者中州脾也，脾为阴气之原，热则中伤；桑皮甘寒，故主伤中。五劳者，五脏劳伤真气也；六极者，六腑之气虚极也。脏腑俱虚，所以肌肉削而羸瘦也。其主之者，桑皮甘以固脾气而补不足，寒以清内热而退火邪，邪气退而脾阴充，脾主肌肉，自然肌肉丰而劳极愈矣。崩中者血脱也，脉者血之府，血脱故脉绝不来也，脾统血而为阴气之原；甘能益脾，所以主崩中绝脉也。火与元气，势不两立，气寒清火，味甘益气，气充火退，虚得补而气受益矣。

（清·叶天士《本草经解·卷三·木部》）

桑根白皮甘、辛，寒，入手太阴经气分。泻肺火，降肺气，利二便，祛痰嗽，散瘀血，杀寸虫。又，皮主走表，治皮里膜外之水肿，除皮肤风热之燥痒。得糯米，治嗽血。配茯苓，利小便。疏散清热，生用。入补肺药，蜜水拌炒。肺虚小便利者，禁用。根出土生者，有毒杀人。

（清·严洁、施雯、洪炜《得配本草·卷七·木部灌木类二十五种》）

桑白皮，味甘而辛，气寒，可升可降，阳中阴也。入手太阴肺脏。助元气，补劳怯虚羸，泻火邪，止喘嗽唾血，利水消肿，解渴祛痰。刀刃伤，作线缝之，热鸡血涂合可愈。

（清·陈士铎《本草新编·卷之四》）

桑中品气味甘、寒，无毒。主伤中五劳六极、羸瘦、崩中脉绝，补虚益气。叶，除寒热、出汗。桑得箕星之精《典术》。东方自然神木，其字象形也《说文》。叶落枝干皆白，做纸洁白如锦。蚕食桑精，吐丝如银。阳明金土之精隐庵，是补养之药也修园。根白皮清而甘者也，清能泻肝火之有余，甘能补肺气之不足。上部得之，清火而滋阴；中部得之，利湿而益土；下部得之，逐水而消肿绮石。阳固无阏，而阴自以降钦若金。寒者，其气下归于肾；甘辛者，其气上达于肺脾。肺脾者，水精运化之通衢；肾者，水津归宿之庐舍。上焦运化不愆润安，为水土立地之用，达水土气化而际天，即由天还返其立地之精，以归于极下若金，则中之伤者可以渐疗。下焦归宿有方，则外之羸者以渐能旺润安，崩中绝脉，补虚益气之实际也。首主伤中，深悉于肺肾相因，而中土司升降之枢权，兹物有合。盖先天之水所以生气，后天之气所以化水。后天之气化，则阴根于阳而血生；后天之水化，则阳宅于阴而气益。以水即血之源，血又气之依也。故下部之病，自地升天者，即能由天而降地，其功平逆气、止嗽定喘，总是一气之所贯耳若金。杀而复茂，生长之气最盛，故有补续之功隐庵。下达而坚，由肺下走肝肾者也，内伤不妨用之。若外感无形之邪用之，引入肝肾之阴，而病永不愈矣鞠通。

（清·钱雅乐、钱敏捷、钱质和《汤液本草经雅正·卷七·灌木部》）

桑白皮泻肺火之有余，降逆消痰嗽可愈；性甘寒而无毒，疏邪利水胀能松。子能养血生津，质甘且润；枝可祛风活络，味苦而平。桑白皮，刮去近土粗皮，取纯白者用。甘、寒，微苦、微辛，色白，性寒。入肺善降，利大小肠，故能泻肺中之火，降气行水，如是则水肿、痰嗽、风气诸病皆可愈耳。子，名桑椹子，乃桑之精华所结，味甘色红，熟则紫黑，能入肝经血分，养血补肝，血活则风散也。桑枝，能达四肢，行经络，利关节，助药力，苦平之性，为祛风良药也。

（清·张秉成《本草便读·木部·灌木类》）

葶苈子

【本草原旨】

葶苈，味辛、寒。主癥瘕积聚、结气、饮食寒热，破坚。一名大室，一名大适。生平泽及田野。

（西汉《神农本草经·下经》）

【各家集注】

葶苈子气大寒，味苦辛，沉也，阴中阴也，无毒。有甘、苦二种。苦者行水迅速，甘者行水迟缓，要在看病症之轻重而用也。逐膀胱伏留热气殊功，消面目浮肿水气立效。肺痈喘不得卧，服之即愈。痰饮咳不能休，用之立痊。主癥瘕聚结气，理风热瘙痒痱疮。仲景治伤寒胸内停水作胀者，十枣汤内用之是也。

（明·杜文燮《药鉴·卷二》）

葶苈下品上，佐使。气寒，味辛、苦。无毒。《药性》云有小毒。

发明曰：葶苈专行水走泄，兼利肺气。有甜、苦两般，量较重轻用，苦者行水走泄迅速，壮人症重者宜之，以苦下泄也；甜者形瘦症轻者宜之，以甜行泄少缓。但本经只言味苦、辛，即甜者缓而不复入泄利药也。故本草主逐邪利水，下膀胱水伏留热气，小腹及皮间邪水上出，面目浮肿，乃其专攻。又主癥积结气、饮食寒热、暴中风热、痱痒，疗肺壅上气咳嗽，定喘促急，除胸中痰饮，乃苦寒泄火，辛以散气，兼治也。仲景葶苈大枣泻肺汤用之。若久服虚人，以苦泄故耳。

（明·皇甫嵩《本草发明·卷之三·草部下》）

葶苈味辛、苦，气大寒，无毒，阳中之阴，降也。甜者主治亦同，但其性稍缓于此。泄水气之横流，疗遍身之浮肿，降肺气之奔迫，下痰气之汹涌。性极峻泄，虚者勿用。江云：泻肺喘而利小便。炒须纸隔。入手太阴、少阴，足太阴、太阳经。专行水走泄，兼利肺气，有甜、苦两般，苦者行水走泄迅速，壮人证重者宜之，以苦下泄也；甜者形瘦证轻者宜之，以甜行泄少缓。但本经只言苦辛，则甜者缓而不复入泄利药也。

（明·薛己《本草约言·卷之一草部一百三十四种》）

葶苈子气寒，禀天冬寒之水气，入足太阳寒水膀胱经、手太阳寒水小肠经；味辛无毒，得地西方之金味，入手太阴肺经。气味降多于升，阴也。其主癥瘕积聚结气者，气结聚而成积，有形可征者谓之癥，假物成形者谓之瘕；葶苈入肺，肺主气，而味辛可以散结也。小肠为受盛之官，饮食入肠，寒热之物皆从此运转，如调摄失宜，则寒热之物积矣；葶苈气寒可以去热，味辛可以散寒，下泄可以去积也。破坚者，辛散之功，逐邪者下泄之力，十剂云泄可去闭，葶苈是也。肺者通调水道，下输膀胱，葶苈入肺、入膀胱，辛寒下泄，所以通利也。

（清·叶天士《本草经解·卷二·草部下》）

主癥瘕、积聚、结气，水饮所结之疾。饮食寒热、破坚逐邪，亦皆水气之疾。通利水道，肺气降则水道自通。

葶苈滑润而香，专泻肺气。肺为水源，故能泻肺即能泻水。凡积聚寒热从水气来者，此药主之。大黄之泻从中焦始，葶苈之泻从上焦始，故《伤寒论》中承气汤用大黄，而陷胸汤用葶苈也。

（清·徐大椿《神农本草经百种录·下品》）

甜葶苈辛、苦，大寒，入肺而兼入膀胱。其性急速，下气定喘；喘鸣水气喷急者，非此不能除，为泻表气分湿热专药。取子炒研。苦者性劣，不可轻投。

（清·徐大椿《药性切用·卷之一下·草部》）

葶苈子辛、苦，大寒，入手太阴兼足太阳经气分。大泄阳分之气闭，下泻膀胱之留热。膈中痰饮喘促，得此能疗；肺中水气膹急，非此不除。得大枣，治肺壅，不伤胃。配防己，治阳水暴肿。酒淘净晒干，纸上同糯米炒，去米研用。虚人禁用。仲景曰：葶苈傅头疮，药气入脑杀人。

（清·严洁、施雯、洪炜《得配本草·卷三·草部隰草类七十一种》）

葶苈子下品气味辛、寒，无毒。主癥瘕积聚结气，饮食寒热，破坚逐邪，通利水道。葶，定也《正韵》。苈，沥也，行也。能保定肺气而行水，故名葶苈中立。子色深黄，属火，性急丹溪。单能走泄宗奭，故一名蕇《尔雅》。用之有节《淮南子》，可泄气闭之才，保定肺气宗奭。气寒味辛，秉阴金仲淳寒水之气以生若金，主癥瘕积聚之结气隐庵。肺气壅塞则膀胱之气化不通，譬之水注，上窍闭则下窍不通，水湿泛溢，为喘满，为肿胀，为积聚。辛能散，苦能泄石顽，滑润而香灵胎，大寒沉降石顽，专泻肺气。肺为水源，故泻肺即能泻水。凡积聚寒热，从水气来者，此药主之灵胎。破坚逐邪者，除胸中痰饮也权。通利水道者，肺能致气化于水，即水化之本原也，故结可破，壅可决，惟阴阳之气有乖，以致或结或壅，则不能舍此中病之物以为救标之治若金。亦能泄大便，为其体轻性降，引领肺气下走大肠也石顽。又主肺痈仲景、肺壅上气喘咳权、痰饮结胸时珍，以其泻从上焦始灵胎。愈胀《淮南子》者，下泄之力耳天士。肺中水气膹满急者，非此不治，但不可过耳时珍。

（清·钱雅乐、钱敏捷、钱质和《汤液本草经雅正·卷三·隰草部》）

葶苈子功专苦降，气属辛寒；泻肺气以行痰，水满上焦喘可愈；利二肠而治咳，热从下导胀能消。葶苈子，苦辛寒，入肺家气分，大泻肺脏水邪。凡仁皆降，故能降气行痰，肺脏热结者宜之。若寒饮、阴水等证及虚弱者，不可用也。有甜、苦二种，苦者性急下泄，甜者性缓。乃大泻肺气之药，气降则诸邪皆散耳。

（清·张秉成《本草便读·草部·隰草类》）

大黄泄血闭而下热，葶苈泄气闭而逐水。凡水气坚留一处有碍肺降者，葶苈悉主之。唯泄肺而亦伤胃，故葶苈大枣泻肺汤以大枣辅之。

甘遂味苦、甘，所治在中与下，能利水谷之道，故治留饮宿食；葶苈味苦、辛，所治在上与表，但利水道，故主结气饮食寒热。试以大陷胸汤丸证之，大黄荡实涤热，上中下咸到，性极峻厉，故汤丸皆以为君，为陷胸之主药。陷胸汤加芒硝、甘遂，而一则煮一两沸，一则内末者，以二物皆下趋极易，欲其回翔胸膈，化水食而软坚也。陷胸丸之证，曰项亦强如柔痉状。“项强”二字，实此证之主脑。按《素问》“太阴在泉，项似拔”，“项似拔”者，湿上冲也。此强而非拔，为水结在肺无疑。曰如柔痉状，则与柔痉相似而不同可知。然则何以治之？夫结胸由于误下，误下故正虚邪入，水饮宿食遂互结而不下。要其所入之邪，太阳病未解之阳邪也。阳邪劫液，故筋失所养而项强，是宜泄其为患之水，濡以柔筋之液，而大逐其心胃之热实，故用大黄、硝、遂无二致，而法则有变，药亦宜加矣。杏、硝合研，所以润液而柔项；遂、蜜同煮，所以安正而化结。葶苈泻肺水，为是方水结之专任。变汤为丸者，以项强不可以急图也。葶苈与甘遂，可同年语乎哉？！

（清·周岩《本草思辨录·卷二》）

远　志

【本草原旨】

远志，味苦、温。主咳逆伤中，补不足，除邪气，利九窍，益智慧，耳目聪明，不忘，强志倍力。久服轻身不老。叶名小草。一名棘菀，一名葽绕，一名细草。生川谷。

（西汉《神农本草经·上经》）

【各家集注】

远志上品之上，君。气温，味苦。无毒。亦补气。

发明曰：远志苦，入心而滋阴，温能兼补，手足少阴经药也。本草主益智慧、定心气、惊悸邪气、安魂魄、不迷、利九窍、耳目聪明、不忘、去心下膈气、小儿客忤，此皆主手少阴、安定心神之专功也。又主咳逆伤中、益精、强志倍力、久服轻身、悦颜、壮阳、长肌肉、助筋骨、去邪梦、妇人血噤失音，此皆温补兼滋足少阴之功也。又兼治皮肤中热，面目黄，抑亦苦能清热欤？

茎名小草，主益精，补阴气，止虚损梦泄。古方治胸痹、心痛、逆气、膈中饮食不下，小草丸。小草、桂心、蜀椒、干姜、细辛各三两，附子二分炮。六味，捣末，蜜丸梧子大，先食米汁下三丸，日三次，不知稍增，以知为度。禁猪肉、冷水、生葱菜。

（明·皇甫嵩《本草发明·卷之二·草部上》）

远志，属阳，体干而轻，色苍，气和，味辛重而雄，性温，能升，力豁痰，性气重而味薄，入心经。远志味辛重大雄，入心开窍，宣散之药，凡痰涎伏心、壅塞心窍，致心气实热，为昏聩神呆、语言謇涩，为睡卧不宁，为恍惚惊怖，为健忘，为梦魇，为小儿客忤，暂以此豁痰利窍，使心气开通，则神魂自宁也。又取其辛能醒发脾气，治脾虚久困，思虑郁结，故归脾汤中用之。及精神短少，竟有虚痰作孽，亦须量用。若心血不足，以致神气虚怯，无痰涎可祛，即芎、归味辛，尚宜忌用，况此大辛者乎？诸本草谓味辛润肾，用之益精强志，不知辛重暴悍，戟喉刺舌，与南星、半夏相类。经曰：肾恶燥，乌可入肾耶？特为订误，幸同志者辨之。用甘草汤浸，去梗，即以此汤煮熟晒干。生用则戟人之咽。

（明·贾所学撰，李延昰补订《药品化义·卷四·心药》）

远志，苗名小草。此草服之，能益智强力，以功用得名。凡使，用甘草汤浸一宿，去心。味苦，气温。入足少阴肾经气分，非心经药也。其功专于强志益精，治善忘，益精与志，皆肾经之所藏也。肾精不足则志气衰，不能上通于心，故迷惑善忘。

（清·王逊《药性纂要·卷二·草部·山草类》）

远志气温，禀天春和之木气，入足厥阴肝经；味苦无毒，得地南方之火味，入手少阴心经；气温味苦，入手厥阴心包络。气升味降，阳也。中者脾胃也，伤中，脾胃阳气伤也；远志味苦下气，气温益阳，气下则咳逆除，阳益则伤中愈也。补不足者，温苦之品能补心、肝二经之阳不足也。除邪气者，苦温之气味能除心、肝、包络三经郁结之邪气也。

气温益阳，阳主开发，故利九窍，九窍者，耳目鼻各二，口大小便各一也。味苦清心，心气光明，故益智慧。心为君主，神明出焉，天君明朗，则五官皆慧，故耳目聪明不忘也。心之所之谓之志，心灵所以志强，肝者敢也，远志畅肝，肝强故力倍。久服轻身不老者，心安则坎离交济，十二官皆安，阳平阴秘，血旺气充也。

（清·叶天士《本草经解·卷一·草部上》）

主咳逆，气滞之咳。伤中、补不足，心主营，营气顺则中焦自足。除邪气、利九窍，辛香疏达，则能辟秽通窍也。益智慧、耳目聪明、不忘、强志，心气通则精足神全矣。倍力，心气盛则脾气亦强而力生也。久服轻身不老，气和之效。远志气味苦辛而芳香清烈，无微不达，故为心家气分之药。心火能生脾土，心气盛则脾气亦和，故又能益中焦之气也。

（清・徐大椿《神农本草经百种录・上品》）

远志辛苦、温，入手足少阴经气分。开心气，去心邪，利九窍，散痈肿。得甘草、陈皮，治脾经郁结。配川贝、茯神，除痰郁，开心窍。佐茯苓，入肾经以泄邪。佐麦冬，散心郁以宁神。研末搐鼻，治脑风头痛。米泔水浸，锤碎，去心用，不去心令人闷绝，再用甘草汤泡一宿，漉出日干，或焙干用。生用则戟人咽喉。心虚不寐、肾气不足，二者禁用。

远志一味，今皆以为补心安神之剂，其实消散心肾之气。心肾一虚，鼓动龙雷之火而莫有底止。虚怯者，实所禁用。唯心气郁结，痰涎壅塞心窍，致有神呆健忘、寤寐不宁等症，用以豁痰利气则可。若谓益精强志，使心神交密，万万不能。观仲淳《经疏》，九如化裁，自知从来之误。

（清・严洁、施雯、洪炜《得配本草・卷二・草部山草类五十种》）

远志，功专于强志益精。盖精与志皆肾经所藏，肾藏精，精舍志，人盛怒而不止则伤志，志伤则善忘，腰脊不可俯仰屈伸，毛悴色夭。《内经》云：善忘者，上气不足，下气有余。肠胃实而心肺虚，虚则营卫留于下，久之不以时上，故善忘。是远志肾经药，非心经药也。明矣。其治痈疽，亦补肾之力耳。

（清・闵钺《本草详节・卷之一・草部》）

远志，味苦，气温，无毒。而能解毒，安心气，定神益智，多服强记，亦能止梦遗，乃心经之药，凡心经虚病俱可治之。然尤不止治心也。肝、脾、肺之病俱可兼治，此归脾汤所以用远志也。而吾以为不止治心、肝、脾、肺也。夫心肾常相通者也，心不通于肾，则肾之气不上交于心，肾不通于心，则心之气亦不下交于肾。远志定神，则君心宁静而心气自通于肾矣，心之气既下通于肾，谓远志但益心而不益肾，所不信也。是远志乃通心肾之妙药，故能开心窍而益智，安肾而止梦遗，否则心肾两离，何能强记而闭守哉！

或问远志既是心经之药，心气一虚，即宜多加以益心，何故前人少用也？不知心为君主，君心宁静则火不上炎。心虚而少益其火，则心转受大补之益。倘多用远志以益心，必至添火以增焰，是益心而反害心矣。所以远志止可少用，而断不可多用也。添火增炎，新。

或问远志上通心而下通肾，有之乎？曰：有之。有则何以上通心者每用远志，而下通肾者绝不用远志耶？不知肾药易通于心，而心药难通于肾，故用肾药不必又用远志，而用心药不可不用远志也。远志补心而不补肾，然能通肾，通肾自然补肾矣，亦宜活看。

（清·陈士铎《本草新编·卷之一》）

远志　味苦，气温，无毒，肾经气分药也。益精壮阳，强志倍力。辟邪气而去邪梦，定心气而安心神。利九窍，补中伤。咳逆能除，惊悸可止。小儿惊痫客忤，妇人血噤失音。用之者，去骨取皮，甘草汤渍，因其味苦下行，以甘缓之，使上发也。苗名小草，除胸痹心痛气逆，禁虚损梦魇遗精。水火并补，坎离交济。理一切痈疽，破奔豚肾积。主治虽多，要不出补肾之功，或以为心经药也，误也。

（清·佚名《本草明览·卷一·草部》）

远志上品气味苦、温，无毒。主咳逆伤中，补不足，除邪气，利九窍，益智慧，耳目聪明，不忘，强志倍力。此草能益智强志，故有远志之称时珍。又名棘菀，菀，古“郁”字不远，谓能除郁结之邪气也天士。观其采以孟夏若金，根荄骨硬隐庵，抱心色黄楚瞻。气味苦温，秉少阴之气化隐庵。专补心火，以生脾土，下以济肾兆张。心火盛，则中焦脾气亦强灵胎，下济肾，使真精藏而无遗楚瞻，即伤中补不足之说也修园。辛香疏达，则能辟秽通窍灵胎，祛逐浊阴楚瞻，豁痰遵程散郁若金，使心舍虚灵不昧，即益智慧、利九窍、除邪气、主咳逆之说也修园。独以益智强志见长者若金，此味藏于肾而用于心子由。精与志皆肾所藏，肾气充，上通于心石顽，则志强智益力倍矣。人身止是水火二气，肾气者，水中火也，心血者，火中水也。能使肾气上奉于心，则水亦随火以升矣，水随火升，即能使心血下达于肾，而火亦随水而降矣。如强志定气，可以识升者机；如若金赤浊《圣惠》奔豚好古，可以识降者机。至于调气之道，在和阴阳。能开郁者，亦其升降阴阳之功也若金。水火并补，诚所谓水火既济者耶士材。

（清·钱雅乐、钱敏捷、钱质和《汤液本草经雅正·卷一·山草部》）

远志开心窍而泄热搜邪，味属苦辛，兼能散肿；通肾气以安神益志，性含温燥，并可疗忘。远志，苦辛而燥，专入心、肾二经。所谓远志者，以肾藏志，远志能宣泄肾邪，邪着则志不定，邪去而志自远大也。能通肾气上达于心，使肾中之水上交于离，成既济之象，故能益智疗忘。然毕竟宣泄之品，无补益之功，故一切痈疽外证，若因七情内郁、气血不调者，外敷、内服，并皆治之。

（清·张秉成《本草便读·草部·山草类》）

石菖蒲

【本草原旨】

菖蒲，味辛温。主风寒湿痹。咳逆上气，开心孔，补五脏，通九窍，明耳目，出音声。久服轻身，不忘不迷，或延年。一名昌阳。生池泽。

（西汉《神农本草经·上经》）

【各家集注】

菖蒲，无毒。主治耳聋痈疮，温肠胃，止小便利，四肢湿痹不得屈伸，小儿温疟身积热不解，可作浴汤。久服聪耳明目，益心智，高志不老。生上洛及蜀郡严道。一寸九节者良，露根不可用。五月、十二月采根，阴干。秦皮、秦艽为之使，恶地胆、麻黄去节。

（南朝梁·陶弘景《名医别录·上品卷第一》）

石菖蒲味辛、苦，气温，无毒，阳中之阴，可升可降，入手少阴心、足太阳膀胱。利四肢能除湿痹，运枢纽能出音声，通脉隧能明耳目，开心孔能益聪明，疗鬼气而导滞，泄逆气而宽中，除身表之疮毒，杀腹中之诸虫。

（明·薛己《本草约言·卷之一草部一百三十四种》）

石菖蒲，属阳，体干，色皮赤肉白，气腥，味辛，性温，能升，力开窍，性气清而味薄，入心、肝二经。

菖蒲寒暑不凋，经岁繁茂，受天地清阳之气而能上升，用入心经以通神明，取味辛利窍，气香能透心气。主治气闭胸膈、痰迷心窍、昏聩健忘、耳聋口噤，暂用此开发孔窍，使神气昌，故名菖蒲。但心性喜敛而恶散，菖蒲、远志皆属辛散，心脏所忌，不可久用及多用。

（明·贾所学撰，李延昰补订《药品化义·卷四·心药》）

菖蒲气温，禀天春和之木气，入足厥阴肝经；味辛无毒，得地西方之金味，入手太阴肺经。气味俱升，阳也。风寒湿三者合而成痹，痹则气血俱闭；菖蒲入肝，肝藏血，入肺，肺主气，气温能行，味辛能润，所以主之也。辛润肺，肺润则气降，而咳逆上气自平。辛温为阳，阳主开发，故开心窍。辛润肺，肺主气，温和肝，肝藏血，血气和调，五脏俱补矣。通九窍者，辛温开发也，辛温为阳，阳气出上窍，故明耳目。肺主音声，味辛润肺，故出音声。主耳聋，即明耳目之功也。治痈疮者，辛能散结也。肠胃属手足阳明经，辛温为阳，阳充则肠胃温也。膀胱寒，则小便不禁；菖蒲辛温，温肺，肺乃膀胱之上源，故止小便利也。

久服轻身，肝条畅也；不忘、不迷惑，阳气充而神明也；延年，阳盛则多寿也；益心智、高志，辛温为阳，阳主高明也；不老，温能活血，血充面华也。

（清·叶天士《本草经解·卷一·草部上》）

主风寒，辛能散风，温能驱寒。湿痹，芳燥能除湿。咳逆上气，开窍下逆。开心孔，香入心。补五脏，气通和则补益。通九窍、明耳目、出音声，芳香清烈，故走达诸窍而和通之，耳、目、喉咙皆窍也。久服轻身，气不阻滞则身体通利。不忘、不迷惑、延年，气通则津液得布，故不但能开窍顺气，且能益精养神也。

菖蒲能于水石中横行四达，辛烈芳香，则其气之盛可知，故入于人身，亦能不为湿滞、痰涎所阻。凡物之生于天地间，气性何如，则入于人身其奏效亦如之。盖人者得天地之和气以生，其气血之性肖乎天地，故以物性之偏者投之而亦无不应也。余可类推。

（清·徐大椿《神农本草经百种录·上品》）

石菖蒲舒心气，畅心神，怡心情，益心志，妙药也。而世俗有散心之说，不知创自何人。审是，则周文王嗜此，何以多男而寿考耶？故清解药用之，赖以祛痰秽之浊而卫宫城；滋养药用之，藉以宣心思之结而通神明。

（清·王学权《重庆堂随笔·卷下·论药性》）

石菖蒲辛、苦，温，入手少阴、足厥阴经气分。宣五脏、通九窍、温肠胃、治霍乱、疗湿痹、愈疮疥、止心痛、祛头风、辟鬼杀虫，皆其通气之力也。灌生汁，苏鬼击。浴浓汤，治温疟。配白面，治肺虚吐血。配破故纸，治赤白带下。配蛇床，搽阴汗湿痒。佐四君，治下痢噤口。佐犀角、地黄，治神昏。掺黑豮猪心蒸食，治癫痫。

心喜散而恶塞，亦喜敛而畏散，石菖蒲实心脏所大忌也，苟非确见心气之结不宜轻用，用亦不过为诸药之使，五六分而止。

（清·严洁、施雯、洪炜《得配本草·卷四·草部石草类十种》）

石菖蒲，味辛而苦，气温，无毒。能开心窍，善通气，止遗尿，安胎除烦闷，能治善忘。但必须石上生者良，否则无功。然止可为佐使，而不可为君药。开心窍，必须君以人参；通气，必须君以芪、术。遗尿欲止，非多加参、芪不能取效；胎动欲安，非多加白术不能成功。除烦闷，治善忘，非以人参为君，亦不能两有奇验也。

或问石菖蒲必得人参而始效，是石菖蒲亦可有可无之药也。此吾子过轻石菖蒲矣。石菖蒲实有专功也。凡心窍之闭，非石菖蒲不能开，徒用人参竟不能取效。是人参必得菖蒲以成功，非菖蒲必得人参而奏效。盖两相须而两相成，实为药中不可无之物也。

或问石菖蒲何故必取九节者良，市上易者且不止九节，节之多寡，可不问乎？石上菖蒲，凡细小者俱可用，而前人取九节者，取九窍之俱可通也，其实菖蒲俱能通心窍，心窍通而九窍俱通矣。

或疑石菖蒲能治健忘，然善忘之症用之绝少效验，何耶？善忘之症，因心窍之闭耳。心窍之闭者，由于心气之虚，补心之虚，舍人参无他药也。不用人参以补虚，惟恃菖蒲以开窍，窍开于一时而仍闭，又何益哉。夫开心窍尚君以人参，岂治善忘而反遗人参能取效乎！

（清·陈士铎《本草新编·卷之一》）

菖蒲性用略同远志，但彼苦而此辛，且生于水石之中，得太阳寒水之气。其味辛，合于肺金而主表，其气温，合于心包络之经，通于君火而主神。其主风寒湿痹、咳逆上气者，从肺驱邪以解表也。“开心窍”至末句，皆言补心之效，其功同于远志。声音不出，此能入心而转舌，入肺以开窍也。疮痈为心火，而此能宁之。心火下济而光明，故能温肠胃而止小便利也。但菖蒲禀水精之气，外通九窍，内濡五脏，其性自下以行于上，与远志自上以行于下者有别。

（清·陈念祖《神农本草经读·卷二·上品》）

菖蒲者，水草之精英，神仙之灵药《道藏经》。冬至后五十七日，菖始生。菖者，百草之先生者，于是始耕《吕览》，则菖蒲又名菖阳弘景，取此义也时珍。水土合和，抽为草木。惟此全得生阳之气，吮拔水液，盘络沙石，不假地土之力子由，且四时长青，阴气特足，感阳而盛，故曰菖阳若金。第横行四达，辛烈芬芳，则其气盛可知，故入于人身，不为湿滞痰涎所阻灵胎。扫涤浊邪，而昌发清阳之气孟英。非至阴之贞，不发至阳之光。发至阳之光，乃益畅至阴之用。阳既昌乎阴，又即若金帅气士安以和血，所以治风寒湿痹若金，是取其辛温，开发脾气之力。治咳逆上气，是痰湿壅滞，故宜搜涤石顽。开心孔乃得生阳之气，感至阴而达于至阳之出机若金。故清解药用之，赖以祛痰秽之浊而卫宫城；滋养药用之，借以宣心思之结而通神明秉衡。补五脏者，心为君火，五脏系焉石顽。辛烈芳香，使阳气开发兆张，故走窍灵胎散结兆张，舒心气，畅心神，怡心情，益心智秉衡，心灵则智生而运其神机隐庵，故明耳目，出音声，不迷不惑，延年高志，入心而转舌，入肺以开窍仲淳。至于止心腹痛、霍乱转筋大明、伏梁好古、中恶客忤思邈、诸积鼓胀近，以其节叶坚瘦，根须连络，忍寒淡泊，不待泥土而生东坡，畅发清阳之气也孟英。下痢噤口，乃热气闭隔心胸士瀛，开胃宽中讱庵，胸膈一开，自然思食士瀛，是通利心脾之要药也仲淳。

（清·钱雅乐、钱敏捷、钱质和
《汤液本草经雅正·卷三·水草部》）

经文凡但曰湿痹不申者，皆止四肢不用。四肢不用而兼欬逆上气，乃痰涎所为，故原之曰风寒。昌犹通也。昌阳，谓其通达阳气。顾本与此同，云依明万历本。《纲目》“声”字下有“主耳聋痈疮，温肠胃，止小便利”十三字，“年”字下有“益心志，高志不老”七字，疑皆《别录》文，写者羼入之。

又考《肘后》治耳聋、《寿域》治眼针、《证治要诀》治便毒，皆用其根，疑此“主耳聋”上脱“根”字耳。经但称菖蒲，而《纲目》入“根”下，非是。

（清·莫枚士《神农本草经校注·卷上》）

邹氏云：“人身灵明，犹火蓄石中；人身躯体，犹石能蓄火。假使躯体为寒水所蒙，灵明为痰涎所壅，则运动不周，视听不协。”外之不化，由于内之不出。唯菖蒲生水石间，而辛温芳烈，有阳毕达，有阴悉布，故凡水液混浊为神明之翳者悉主之。疏极精审，准是以用菖蒲始克有当。

菖蒲用以开心孔、发音声甚效，然须审定病之宜辛温者。王孟英昌阳泻心汤，以菖蒲偶竹茹、枇杷叶等味亦妙。内用仲圣泻心汤三物而以菖蒲代生姜，盖义各有当也。

（清·周岩《本草思辨录·卷二》）

人　参

【本草原旨】

人参，味甘微寒。主补五脏，安精神，定魂魄，止惊悸，除邪气，明目，开心益智。久服轻身延年。一名人衔，一名鬼盖。生山谷。

（西汉《神农本草经·上经》）

【各家集注】

人参，杀金石药毒，调中治气，消食开胃，食之无忌。

（日华子《日华子本草·草部》）

人参味甘，微寒、微温，无毒。主补五脏，安精神，定魂魄，止惊悸，除邪气，明目，开心益智，治肠胃中冷，心腹鼓痛，胸胁逆满，霍乱吐逆，调中，止消渴，通血脉，破坚积，令人不忘。久服轻身延年。一名神草，一名人微，一名土精，一名血参。如人形者有神。

（南朝梁·陶弘景《本草经集注·卷第三草木上品》）

人参，恶卤碱。生上党郡，人形者上，次出海东新罗国，又出渤海。主五脏气不足、五劳七伤虚损、痰弱吐逆、不下食，止霍乱烦闷呕哕，补五脏六腑，保中守神。又云马蔺为之使，消胸中痰，主肺萎吐脓及痫疾，冷气逆上，伤寒不下食，患人虚而多梦纷纭，加而用之。

（唐·甄权《药性论·草木类卷第二》）

杂他药而其效最著者，张仲景治胸痹、心中痞坚、留气结胸、胸满胁下、逆气抢心，治中汤主之。人参、术、干姜、甘草各三两，四味以水八升，煮取三升，每服一升，日三。如脐上筑者，为肾气动。去术加桂四两；吐多者，去术加生姜三两；下多者，复其术；悸者，加茯苓二两；渴者，加术至四两半；腹痛者，加人参至四两半；寒者，加干姜至四两半；满者，去术加附子一枚。服药后，如食顷，饮热粥一升许，微自温，勿发揭衣被。此方晋宋以后至唐，名医治心腹病者，无不用之，或作汤，或蜜丸，或加减，皆奇效。

（宋·唐慎微《证类本草·第六卷·草部上品之上总八十七种》）

人参苗，味甘、温。无毒。杀金石药毒。补五脏六腑，保中守神；治气，消食开胃。治蜂蝎螫人方，用人参苗细嚼，急擦之，立效。

（宋·王介《履巉岩本草·履巉岩本草卷上·人参苗》）

人参，气温味甘，治脾肺阳气不足，及肺气喘促、短气少气，补中缓中，泻肺脾胃中火邪，善治短气，非升麻为引用，不能补上升之气，升麻一分，人参三分，可为相得也。若补下焦元气，泻肾中之火邪，茯苓为之使。甘草梢子生用为君，善去茎中痛。或加苦楝，酒煮玄胡索为主，尤妙。《主治秘要》云：性温味甘，气味俱薄，浮而升，阳也。其用有三：补元气一也，止渴二也，生津液三也。肺实忌之。又云：甘苦，阳中之阳也，补胃嗽喘勿用，短气用之。去芦。

（金·张元素《医学启源·卷之下·用药备旨》）

人参，甘、苦，阳中微阴。养血，补胃气，泻心火，喘嗽勿用之，短气用之。与藜芦相反。

（金·张元素《珍珠囊·洁古老人珍珠囊》）

人参，气温，味甘。甘而微苦微寒，气味俱轻，阳也。阳中微阴，无毒。味既甘温，调中益气，即补肺之阳，泄肺之阴也。若便言补肺，而不论阴阳寒热，何气不足则误矣。若肺受寒邪，宜此补之；肺受火邪，不宜用也。肺为天之地，即手太阴也，为清肃之脏，贵凉而不贵热，其象可知。若伤热则宜沙参，沙参味苦、甘，微寒，无毒，主血积惊气，除寒热，补中益肺气，疗胃痹，心腹痛，结热邪气头痛，皮间邪热，安五脏，补中。人参补五脏之阳也，沙参苦微寒，补五脏之阴也，安得不异。

海藏云：今易老取沙参代人参，取其甘也。若微苦则补阴，甘者补阳经，虽云补五脏，亦须各用本脏药相佐使，随所引而相辅一脏也，不可不知。

（元·王好古《汤液本草·卷中·草部》）

人参，入手太阴而能补阴火。与藜芦相反，若服一两参入芦一钱，其一两参虚费矣，戒之！海藏云：用时须去芦头，不去令人吐。萧炳云：人参和细辛密封，经年不坏。

（元·朱丹溪《本草衍义补遗·凡一百五十三种》）

人参，气温味甘，气味俱轻，阳也。亦有微阴，故温中微寒，甘中微苦，入手太阴而能泻心火也，还须配茯神佐枣仁为良。治脾肺，壮元阳，补而缓中，气短、气促、气少者俱用，更泻脾肺胃中火邪。气不足而亡血者，须参补之。里虚而腹痛者，亦参补之。且通经活血，乃气中之血药也。生脉散中用之，正以经通血活，则脉生矣。古人用之于解散药及发表药者，取其通经走表也。又曰：肺寒方可服者，何也？盖肺惟寒则脉濡滞而迟，假参之力而通经活血，则元气遂生发矣。肺热又伤肺者，何也？盖肺惟热则气血激行，再加通讯，则助激速，而肺气遂耗散矣。与蜜炙黄芪同用，则助其补表；与土炒白术同用，则助其补中。用升麻为使，而佐以柴胡，则能引之上升而补上；用熟地为使，而佐以白茯，则能引之补脾胃及肾中之虚寒。多用麦冬，大能止渴生津；加以山楂，极会去滞消积。手经有疾，桂枝为使；足经有疾，附子为使。大哉参之功乎！其补中益气之要药乎！其和中温元之圣德乎！气药用之以补气固矣，然血药用之亦能补血者，何也？盖血附气而行，气行则血行，此其理也，苟不少加参以引导之，则血且滞矣，虽有补血之药，竟何用哉？况血，阴也；气，阳也。独阴不成，必借阳气一嘘，而后阴赖之以受成。此阳昌阴和之妙用，顾学者自悟何如耳。经曰：一阴一阳之谓道。旨哉斯言也。痘家灰白虚寒之症酌宜重用，若红紫实热者乃肺热痰盛，不可轻犯。反藜芦，畏灵脂。

（明·杜文燮《药鉴·卷二》）

人参君，味甘，气温，微寒，气味俱轻，阳也，阳中微阴。无毒。补上焦元气，升麻为引；用补下焦元气，茯苓为使。肺受寒邪及短气虚喘宜用，肺受火邪喘嗽及阴虚火动劳嗽、吐血勿用。盖人参入手太阴而能补火，故肺受火邪者忌之。仲景治亡血脉虚以此补之者，谓气虚血弱，故补其气而血自生，阴生于阳，甘能生血也。

（明·张懋辰《本草便·卷一·草部》）

人参，味甘，气温，微寒，气味俱轻，升也，阳也，阳中微阴。无毒。东北境域有，阴湿山谷生。诸虚皆调，五脏俱补，肥白人任多服，苍黑人宜少投。健脉理中，生津止渴；开心益志，明目轻身。却惊悸，除梦邪，消胸胁逆满；养精神，安魂魄，苏心腹鼓疼。肠胃积冷温平，霍乱吐泻止息。定喘嗽，通畅血脉，泻阴火。

谟按:《集要》注曰：肺受寒邪，短气少气，虚喘宜用；肺受火邪，喘嗽及阴虚火动劳嗽、吐血勿用。盖人参入手太阴而能补火，故肺受火邪者忌之。王氏此言，乃述海藏肺寒用人参，肺热用沙参。及后好事者，假名东垣，辑成括曰：肺寒则可服，肺热还伤肺。

大抵人参补虚，虚寒可补，虚热亦可补；气虚宜用，血虚亦宜用。虽阴虚火动、劳嗽吐血、病久元气虚甚者，但恐不能抵挡其补，非谓不可补尔。苟以王氏之言为拘，则前王氏生者，亦何屡用而不忌乎？如张仲景治亡血脉虚，非不知火动也，用此而补，谓气虚血弱，补气则血自生，阴生于阳，甘能生血故也。葛可久治痨瘵大吐血后，亦非不知由火载血上也。用此一味煎调，而命曰独参汤。盖以血脱，须先益其气尔。丹溪治劳嗽火盛之邪，制琼玉膏，以之为君；或此单熬，亦曰人参膏类。服后肺火反除、嗽病渐愈者，又非虚火可补、龙火反治之验欤！抑不特此而已。古方书云：诸痛不宜服参、芪，此亦指暴病气实者而言，若久病气虚而痛，何尝拘于此耶！东垣治中汤同干姜用，治腹痛吐逆者，亦谓里虚则痛，补不足也。是以医家临病用药，贵在查证虚实为先，当减当加，自合矩度。匪但病者不惧夭枉之殃，而在己亦得以免杀人不用刀之咎矣。

（明·陈嘉谟《本草蒙筌·卷之一·草部上》）

人参润肺宁心，开脾助胃，止渴生津液，和中益元气。肺寒则可服，肺热还伤肺。治脾肺阳气不足，补肺益气，疗气促、气短、气少，缓中，安精神，定魂魄，止惊悸，扶正气，除邪气，明目，开心益志，令人不忘。

《汤液》云：甘、温，调中益气是也。若便言补肺，而不论阴阳寒热、何气不足，而概用之则误矣。若肺受寒邪，宜此补之；肺受火邪，不宜用也。盖肺为天，为清肃之脏，贵凉而不贵热，若肺伤热，则宜以沙参代之。气脉不足是亡血也，人参补之，非升麻为引不能补上升之气。若补下焦元气，泻胸中火邪，必以茯苓为之使也。

丹溪云：入手太阴经而能补阴火。味甘，气平，无毒。《十书》云：温，微苦，微寒。升也，阳中微阴也。茯苓为之使，反藜芦，恶卤碱。生上党，如人形，有精神，润泽，照见通明结实者良。去芦用。和细辛收贮密封之则不蛀。

（明·郑宁《新刊药性要略大全·卷之二·草木花卉部》）

人参味甘、气温微寒，气味轻扬，阳中微阴，无毒。入太阴脾经，能健脾养胃；入少阴心经，能宁心定志；复入少阴肾经，能生津液，止烦渴，妙不可及。是故元虚火动，心志不宁，用此安之，如惊悸怔忡、健忘恍惚皆可治也；精神散乱，魂魄飞扬，用此以敛之，如阳亡阴脱皆可回也；元本不足，荣卫空虚，用此以实之，如安胎、补气皆可用也。又若汗下过多，津液失守，用之可以生津而止渴；脾胃衰弱，饮食减常，或吐或泻，伤损过多，用之可以和中而健脾。大抵人参之剂，补气之药，入太阴肺经，肺火动者，切宜忌之，又不可徒谓肺热之人而不可服也。吾尝用法，参、芪并用，以之而固实元气；参、术并用，以之而和中健脾；参、苓并用，以之而安魂定魄；参、麦并用，以之而止渴生津，皆有明验。后之学者，不可以其峻补之剂，遂弃之不用；亦不可以其气得补而愈盛，遂舍之而不为也。丹溪曰：气虚不补，何由以行？但用参之法不可过多，服参之法不可太峻，必须服药之时徐徐饮之，此善处乎补泻者也，治当法之。

（明·方谷《本草纂要·卷之一·草部上》）

人参甘温补五脏，止渴调中利湿痰，明目开心通血脉，安魂定魄解虚烦。参，参也，久服补元气，有参赞之功，五参皆然。无毒。浮而升，阳也。主补五脏，随本脏药为使。以升麻引，则泻肺脾中火邪，以补上升之气；以茯苓引，则泻肾中火邪，以补下焦元气。一切劳伤，肺脾阳气不足，喘促、短气、少气最妙。惟阴虚火嗽、吐血者慎用。故曰：肺寒还可用，肺热则伤肺。肺寒者，脉滞濡行迟，假参之力，通经活血，则元气亦自是发生而盛矣；肺热者，气血激行，再加通经以助其激速，而脾气耗甚矣。止渴者，生津也。调中安脾助胃，去肠胃中冷，心痛胁满，霍乱反胃，消湿痰，定喘，消积，明目，开心。入手太阴而能补阴火，乃气中之血药也。故生脉散及表药、痘疮药中多用者，亦取其通经而走表也。善能安魂定魄，辟邪止惊，除中虚烦热。与黄芪同用，则助其补表；与白术同用，则助其补中；与熟地同用，而佐以茯苓，则助补下焦而补肾。或泥于作饱而不敢用，盖不知少服则湿壅，多服则宣通意也。形如人形，大如鸡腿者佳。去芦不令人吐。和细辛密封，千年不坏。反藜芦，恶卤咸。

（明·李梴《医学入门·卷之二·本草分类·治湿门》）

治男妇一切虚证，发热自汗，眩运头痛，反胃吐食，痎疟，滑泻久痢，小便频数淋沥，劳倦内伤，中风中暑，痿痹，吐血嗽血下血，血淋血崩，胎前产后诸病。

（明·李时珍《本草纲目·草部第十二卷·草之一》）

人参上品之上，君。气温，味甘，阳也；微苦，阳中微阴。无毒。参者，参也，补人元气有参赞之功。人者，以形肖人者佳。

发明曰：人参甘温益气，补五脏之阳也。乃阳中之阴、气中之血药，入肺，助元气而通经活血。故本草云补五脏，通血脉，治劳伤虚损、肺脾阳气不足者，此也。生脉汤中用之。生脉者，以经通血活动脉自生。仲景治亡血脉虚用此补之，盖补气而血自生，阴生于阳，甘能生血也。本草又云：安精神，定魂魄，止惊悸，开心益智，令人不忘，调中，明目。何也？盖人之精神、魂魄、心志、津液皆主于血，血活经通则津液生，精神安，魂魄定，惊悸止，心志开，目得血而明矣。凡此皆言其能补也。本草又云：疗霍乱吐逆，反胃除邪气，破坚积，疗心腹鼓痛，胸胁逆满。此又以消导言之，何也？由能通经，温里走表，以除邪气，故止呕及行表药中多用之，如积聚日久，正气必虚，此惟养正气而血活经通，故坚积自破也。心腹痛、肠胃虚寒者，以甘温补之，故治中汤与干姜同用治腹痛吐逆者，盖里虚而痛，补不足也。古方诸痛不可服参、芪，亦以暴痛气实者言之也。又云胸胁逆满由中气不足致虚胀者，宜补之而胀自除，所谓塞因塞用也。俗医泥于作饱不敢用，不知多服则元气宣通，少服则补力不到，反以滋壅。补之正所以导之，所谓意也。本草又疗短气少气者，审是肺家虚热，肺气不足而然，故宜补之，所谓肺寒则可服者此也。“寒”字作“虚”字看。若肺受火邪实热，用之反助火耗气，故气实而喘，与夫阴虚劳极而喘急者不可用。故云肺热还伤肺者，此也。“热”字兼“实”字看。与黄芪同用助补表虚；与白术同用助补脾胃；与熟地黄同用，佐以茯苓，助下焦元气，泻肾中虚火。升麻引用补上焦元气，泻肺胃中虚火。东垣以参、芪、甘草为退火之圣药，盖火与元气不两立，补足元阳，火邪自退耳。补中兼泻，泻中有补，所谓温能除大热是也。

（明·皇甫嵩《本草发明·卷之二·草部上》）

人参，气味甘、微寒，无毒。主五劳七伤、虚损痰弱，止呕哕，补五脏六腑，保中守神，消胸中痰，治肺痿及痫疾、冷气逆上、伤寒不下食，凡虚而多梦纷纭者加之。止烦躁，变酸水。消食开胃，调中治气，杀金石药毒。治肺胃阳气不足，肺气虚促，短气少气，补中缓中，泻心肺脾胃中火邪，止渴生津液。治男妇一切虚证，发热自汗，眩运头痛，反胃吐食，痎疟，滑泻久痢，小便频数淋沥，中风中暑，痿痹，吐血、嗽血、下血、血淋、血崩，胎前产后诸病。

（明·李中立《本草原始·卷之一·草部上》）

人参得土中清阳之气，禀春升少阳之令而生，故味甘微寒而无毒，气味均齐，不厚不薄，升多于降。洁古谓其气味俱薄，浮而升，阳中之阳也。又曰阳中微阴，盖亦指其生长真元之气而言欤。《神农》微寒，《别录》微温，二义相蒙，世鲜解者。盖微寒者，春之寒也；微温者，亦春之温也。《神农》直指所禀，故曰微寒;《别录》兼言功用，故又曰微温。既云微矣，寒不甚寒，则近于温；温不甚温，则近于寒，故知寒温虽别，言微则一也。

人参，论其功能之广，俱如本经所说，信非虚语。第其性亦有所不宜。世之录其长者，或遗其短；摘其瑕者，并弃其瑜。是以或当用而后时，或非宜而妄设，不蒙其利，徒见其害。二者之误，其失则一，遂使良药不见信于世，粗工互腾其口说，惜哉！岂知人参本补五脏真阳之气者也。若夫虚羸尪，劳役饥饱所伤，努力失血，以致阳气短乏，陷入阴分，发热倦怠，四肢无力；或中热伤暑，暑伤气，无气以动；或呕吐泄泻，霍乱转筋，胃弱不能食，脾虚不磨食；或真阳衰少，肾气乏绝，阳道不举，完谷不化，下利清水；中风失音，产后气喘，小儿慢惊，吐泻不止，痘后气虚，溃疡长肉等证，投之靡不立效。惟不利于肺家有热咳嗽，吐痰吐血，衄血齿衄，内热骨蒸，劳瘵阴虚火动之候。盖肺者，华盖之脏也，位乎上，象天属金，喜清肃而恶烦热，真气无亏则宁谧清净，以受生气之熏蒸而朝百脉。苟纵恣情欲，亏损真阴，火空则发，热起于下，炎烁乎上，则肺先受之。火乃肺之贼邪，邪气胜则实，实则肺热郁结为痰，喉痒而发嗽，血热妄行，溢出上窍。王好古所谓肺热还伤肺是已。又有痧疹初发，身虽热而斑点未形；伤寒始作，形证未定而邪热方炽。若误投之，鲜克免者。斯皆实实之害，非药可解。经曰：实实虚虚，损不足而益有余。如是者，医杀之耳。可不戒哉！可不慎哉！

（明·缪希雍《神农本草经疏·卷六草部上品之上》）

缪仲淳先生云：神农曰微寒，隐居曰微温；微寒则近于温，微温则近于寒。以言乎天，则得生生升发之气；以言乎地，则得清阳至和之精。上应瑶光状类人形，故能回阳气于垂绝，却虚邪于俄顷。功魁群草，力等丹丸矣。

参，叅也。设作生训，未尽本旨。盖三才并立，方成世谛。故天资万物之始，地资万物之生，人则参天两地，禀万物之灵，人参虽质依于草而克肖乎人，是具足三才，乃精英之气，融结所成也。色白属金，气寒喜阴，属水，花色纯紫，及生处上有紫气属火，三椏属木，味甘五叶属土，五行周备，是补五脏而奠安神舍，则邪僻自除，窍穴明彻，济弱扶倾，通用枢纽者也。顾彼命名之义，功德作用可知。

（明·卢之颐《本草乘雅半偈·目之一·神农本经上品一》）

人参，调中益气，治劳倦虚损、脾肺阳气不足、短气及少气。升麻引用补上焦元气，茯苓引补下焦元气。

（明·杨崇魁《本草真诠·卷之上·三集·治气门》）

人参：茯苓为之使；反藜芦；恶卤咸；畏五灵脂。味甘，气温、微寒。气味俱轻，升也，阳也，阳中微阴。无毒。入手太阴经，肖人形者神具，类鸡腿者力洪，肥白人宜多服，苍黑人须少投。凡用去芦，咀薄才煎。夏中少使，发心痃之患。芦：发吐，善驱痰沫，虚羸难服藜芦者，用此代之。按人参，王氏《集要》云：肺受寒邪可用，受火邪不可用，此言岂为至论哉？丹溪云：实火可泻，芩、连之类是也；虚火可补，参、术之类是也。东垣补中益气而以参、芪甘温泻火，葛可久治痨瘵大吐血后用独参汤，丹溪治痨嗽火盛琼玉膏以之为君，盖火有虚实，苟不辨此而禁用参，宁无误人乎？

（明·杨崇魁《本草真诠·卷之下·一集·平性药品》）

人参，反藜芦，味甘、微苦，微温，气味颇厚，阳中微阴，气虚、血虚俱能补。阳气虚竭者，此能回于无何有之乡；阴血崩溃者，此能彰之于已裂之后。惟其气壮而不辛，所以能固气；惟其味甘而纯正，所以能补血。故凡虚而发热、虚而自汗、虚而眩运、虚而困倦、虚而惊惧、虚而短气、虚而遗泄、虚而泻利、虚而头疼、虚而腹痛、虚而饮食不运、虚而痰涎壅滞、虚而嗽血吐血、虚而淋沥便闭、虚而呕逆躁烦、虚而下血失气等证，是皆必不可缺者。第欲以气血相较，则人参气味颇轻而属阳者多，所以得气分者六，得血分者四，总之不失为气分之药，而血分之所不可缺者，为未有气不至而血能自至者也。故扁鹊曰：损其肺者益其气，须用人参以益之，肺气既王，余脏之气皆王矣。所以人参之性多主于气，而凡脏腑之有气虚者皆能补之。

然其性温，故积温亦能成热，若云人参不热则可，云人参之凉，恐未必然。虽东垣云人参、黄芪为退火之圣药，丹溪云虚火可补，参、术之类是也，此亦皆言虚火也。而“虚火”二字最有关系，若内真寒而外假热者是为真正虚火，非放胆用之必不可也。然有一等元阴亏乏而邪火烁于表里，神魂躁动，内外枯热，真阴虚一证，谁谓其非虚火？若过用人参，果能助热。若王节斋云阳旺则阴愈消，及《节要》云阴虚火动者勿用，又曰肺热还伤肺等说，固有此理，亦不可谓其尽非。而近之明哲如李月池辈，皆极不然之，恐亦未必然也。夫“虚火”二字，最当分其实中有虚，虚中有实，阳中有阴，阴中有阳，惟勿以成心而执己见，斯可矣。如必欲彼此是非，是所谓面东方不见西墙，皆未得其中也。予请剖之曰：如龙雷之火原属虚火，得水则燔，得日则散，是即假热之火，故补阳即消矣。至若亢旱尘飞，赤地千里，得非阳亢阴虚而亦可以补阳生阴乎？或必曰：此正实火，得寒则已。予曰：不然。夫炎暑酷烈，热令大行，此为实火，非寒莫解；而干枯燥旱，泉源断流，是谓阴虚，非水莫济。此实火之与阴虚亦自判然可别。是以阴虚而火不盛者，自当用参为君；若阴虚而火稍盛者，但可用参为佐；若阴虚而火大盛者，则诚有暂忌人参，而惟用纯甘壮水之剂庶可收功一证，不可不知也。予非不善用人参者，亦非畏用而不知人参之能补阴者，盖以天下之理，原有对待，谓之曰阴虚必当忌参固不可，谓之曰阴虚必当用参亦不可，要亦得其中和，用其当而已矣，观者详之。

（明·张介宾《景岳全书·卷之四十八大集·本草正上·山草部》）

人参，味甘、微苦，气温、微寒，无毒，阳中微阴，可升可降。生津液而止渴，益元气而和中。运用之性颇缓，补益之性尤充。但虚火可御，而实火难用。以其甘能生血，故有通脉之功。人参但入肺经，助肺气而通经活血，乃气中之血药也。《补遗》所谓入手太阴而能补阴火者，正此意。生脉散用之，亦以其通经活血则动脉自生。古方解散药及行表药中多用此者，亦取其通经而走表也。其云肺寒用之者，盖以肺寒则血脉濡滞而行迟，假参之力而通经，血活则元气发生而充长矣。肺热伤肺者，盖其肺热则气血激行，再加通迅，则助其激速而肺气不能无耗损矣。又补上焦元气，须升麻为引用。与黄芪同用，则助其补表。与白术同用，则助其补中。与熟地同用，而佐以白茯苓，则助补下焦而益肾。医者但泥于作饱而不敢用，盖不知少服则滋壅不行，多则反宣通而不滞矣。又云：肺热宜沙参。盖沙参味苦、微寒，能补五脏之阴，而人参则补五脏之阳故也。

（明·薛己《本草约言·卷之一草部一百三十四种》）

人参味甘、微苦，气温，无毒。入肺脾二经。补气生血，助津养神之药也。故真气衰弱，短促虚喘，以此补之。如荣卫空虚，用之可治也。精神散乱，魂魄飞扬，以此敛之。如阳亡阴脱，用之可回也。惊悸怔忡，健忘恍惚，以此宁之；如心志懒怯，用之可壮也。元神不足，虚羸乏力，以此培之；如中气衰陷，用之可升也。又苦汗下过多，津液失守，用之可以生津而止渴。脾胃衰薄，饮食减常，或吐或呕，用之可以和中而健脾。小儿痘疮灰白倒陷，用之可以起痘而行浆。妇人产理失顺，用力过度，用之可以益气而达产。若久病元虚，六脉空大者；吐血过多，面色痿白者；疟痢日久，精神委顿者；中热伤暑，汗竭神疲者；血崩溃乱，身寒脉微者；内伤伤寒，邪实正虚者；风虚眼黑，旋晕卒倒者，皆可用也，如本草所云补益之外又能除邪气、破坚积者。

（明·倪朱谟《本草汇言·卷之一·草部山草部》）

人参甘温补五脏，止渴调中利痰湿，明目开心通血脉，安魂定魄解虚烦。

参，参也。久服补元气，有参赞之功，五参皆然。无毒。浮而升，阳也。主补五脏，随本脏药为使。以升麻引，则泻肺脾中火邪，以补上升之气；以茯苓引，则泻肾中火邪，以补下焦元气。一切劳伤，肺脾阳气不足，喘促短气少气最妙。惟阴虚火嗽吐血者慎用。故曰肺寒还可用，肺热则伤肺。肺寒者，肺滞濡行迟，假参之力，通经活血，则元气亦自是发生而盛矣；肺热者，气血激行，再加通经以助其激速，而脾气耗甚矣。止渴者，生津也。调中安脾助胃，去肠胃中冷，心痛胁满，霍乱反胃，消湿痰定喘，消积明目，开心。入手太阴而能补阴火，乃气中之血药也，故生脉散及表药、痘疮药中多用者，亦取其通经而走表也。善能安魂定魄，辟邪止惊，除中虚烦热。与黄芪同用，则助其补表；与白术同用，则助其补中；与熟地同用，而佐以茯苓，则助补下焦而补肾。或泥于作饱而不敢用，盖不知少服则湿壅，多服则宣通意也。

（明·聂尚恒《医学汇函·十二卷·治湿门》）

人参味甘，微温，无毒，入肺、脾二经。茯苓为使，恶卤咸，反藜芦，畏五灵脂。去芦用。其色黄中带白，大而肥润者佳。补气安神，除邪益智。疗心腹寒痛，除胸胁逆满，止消渴，破坚积，气壮而胃自开，气和而食自化。人参得阳和之气，能回元气于垂亡，气足则神安，正旺则邪去。益智者，心气强，则善思而多智也。真气虚者，中虚而痛，胸满而逆，阳春一至，寒转为温，否转为泰矣。气入金家，金为水母，渴藉以止也。破积消食者，脾得乾健之运耳。人参能理一切虚证，气虚者固无论矣，血虚者亦不可缺。无阳则阴无以生，血脱者补气，自古记之。所谓肺热还伤肺者，肺脉洪实，火气方逆，血热妄行，气尚未虚，不可骤用。痧疹初发，身虽热而斑点未形；伤寒始作，症未定而邪热方炽，若误投之，鲜克免者。多用则宣通，少用反壅滞。

（明·李中梓《医宗必读·卷三·本草徵要上·草部》）

人参，属纯阳，体微润，色黄，气香而清韵，味甘，性大温，能升，能降，力补脾益肺，性气与味俱厚，入脾、胃、肺三经。

人参产于辽左，由地之阳在北，受地阳气，不畏冰雪，性大温，色淡黄，原名黄参，取其气香而韵，脾性最喜，脾主生金，兼能益肺，又取味甘而纯，甘则补阳，用补阳气，以固真元，为温脾之圣药也。主治思虑过度、劳伤心脾、食后昏倦、自汗恶寒、久病胃弱、四肢怕冷、肠鸣作泻、小便频短，此系脾气虚寒，用此温补脾阴。又治劳役过度、饮食不思、怠惰嗜卧、四肢不收、精神困倦、恶寒懒怯、面黄肌瘦、气短虚烦，此系元气下陷，用此升阳益气。若遗精便浊，久泄脾虚，则元阳去而真气散，用此固气，使气固则精不遗；若疟疾久则邪气衰，而元气耗，用此补气，使气实则邪自去；若痢疾久则积热将尽，而脾脏困极，用此扶脾，使肠胃俱健，痢而能止；若失血久而脉已虚，则血将止而无所统，用此补脾，使脾气旺则能统血，血自归经。若痘疮色白气虚寒者用之为宜，色红紫属实热者又须禁用。若病后气血两虚，此时几微之血不能速生，参以领气归元，血从气附，即阳生阴长之谓也。如血衰气盛，火烁真阴，又宜戒之。三伏间火令克金，人多气虚，故用生脉散补养肺气。雷公又云：人参夏月少用，恐发心痃之患。盖谓火令炎蒸，流金烁石，参性大温，必伤心气，是知参兼麦冬、五味子则功多，独用则反增害也。若脾胃热实、肺受火邪、喘嗽痰盛、阴虚劳怯、失血初起、胸膈痛闷、噎膈便结、有虫有积，皆不可用。若二、三月及四、五月，内郁温热病初起，误用之，如剑锋相刺，下咽即毙；热退愈后，余邪未尽，服之必危，务宜慎之。

（明·贾所学撰，李延昰补订《药品化义·卷五·脾药》）

人参，甘而微苦，温而微寒；气味轻升，功力浩大。助群药于力不足之处，回元气于无何有之乡。气虚者大剂补脾，血虚者量为加减。破坚积，解惊痫。托不起之痈疽，活灰白之痘疹。难产之虚胎立下，内伤之劳热顿凉。虚热虚寒，无分表里；生津生力，不辨阴阳。浸蜂蜜，用润肠枯；渍人乳，还荣血脉。茯苓是领，导虚闭之淋癃；升麻以君，引陷伏之阳气。

少服反滞，多服乃通。脾胃虚寒，胀而不食，斯为要药；肺肝热胀，嗽而作喘，用则违条。仲景云：汗后身热、亡血而脉沉迟、下痢身凉、血虚而脉微弱者，并宜投也。

（明·蒋仪《药镜·卷一·温部》）

人参职专补气，而肺为主气之脏，故独入肺经也。肺家气旺，则心、脾、肝、肾四脏之气皆旺，故补益之功独魁群草。凡人元气虚衰，譬如令际严寒，黯然肃杀，必阳春布德，而后万物发生；人参气味温和，合天地春生之德，故能回元气于无何有之乡。

王海藏云肺寒可服、肺热伤肺，尤为近理。至王节斋谓参能助火，虚劳禁服。自斯言一出，印定医家眼目，遂使畏参如鳌，而病家亦泥是说，甘受苦寒，至死不悟，良可叹也。独不闻东垣云人参补元气生阴血而泻阴火。仲景于亡血、虚家，并以人参为主。丹溪于阴虚之症，必加人参。彼三公者，诚有见于无阳则阴无以生，气旺则阴血自长也。愚谓：肺家本经有火，右手独见实脉者，不宜骤用。即不得已而用之，必须盐水焙过，秋石更良。盖咸能润下，且参畏卤咸故也。若夫肾水不足，虚火上炎，乃邢金之火，非肺经之火，正当以人参救肺，何忌之有？凡用必去芦净，芦能耗气，又能发吐耳。李言闻曰：东垣交泰丸用人参、皂荚，是恶而不恶也；古方疗月闭，四物汤加人参、五灵脂，是畏而不畏也；痰在胸膈，以人参、藜芦同用而取涌越，是激其怒性也。是皆精微妙奥，非达权者不能知。少用则壅滞，多用则宣通。

（明·李中梓《本草通玄·卷上·草部》）

人参气味俱薄，浮而升阳中之阳。微阴，入手太阴经。人参得升麻，补上焦之元气，泻肺中之火；得茯苓，补下焦之元气，泻肾中之火；得麦门冬，则生脉；得干姜，补气；得黄芪、甘草，乃甘温除大热，泻阴火，补元气。又为疮家圣药。

人参甘温，能补肺中元气，肺气旺则四脏之气皆旺，精自生而形自盛，肺主气故也。仲景云：病人汗后身热、亡血、脉沉迟者，下痢、身凉、脉微、血虚者，并加人参。古人血脱者益气，盖血不自生，须得生阳气之药乃生阳，生则阴长血乃旺也。故补气须用人参，血虚者亦须用之。人参生用气凉，热用气温，如土虚火旺之病宜生参以泻火而补土，脾虚肺怯之证宜熟参以补土而生金。王海藏言：人参补阳泻阴，肺寒宜用，肺热不宜用。王节斋因而和之，谓参、芪补肺火，阴虚火动失血诸病，多服必死。二家之说，皆偏矣。夫人参补元气，生阴血而泻阴火，东垣李氏之说明矣。仲景言亡血血虚者并加人参，又言肺寒者去人参加干姜无令气壅。丹溪亦言，虚火可补，参、芪之属；实火可泻，芩、连之属。二家不察三氏之精微，而谓人参补火，谬哉。夫火与元气不两立，元气胜则邪火退。人参既补元气而又补邪气，是反复之小人矣，何以与甘草、苓、术谓之四君子耶？虽然，三家之言不可尽废也。凡人面白、面黄、面青黧者，皆脾肺肾不足，可用也；面赤、面黑，气壮神强者，不可用也。脉浮而芤、濡、虚大、迟缓无力，沉而迟、涩、弱、细、结代无力者，皆虚而不足，可用也；若弦、长、紧、实、滑、数有力者，皆火郁内实，不可用也。洁古谓喘嗽勿用者，痰实气壅之喘也；若肾虚气短喘促者，必用也。仲景谓肺寒而咳勿用者，寒束热邪，壅遏在肺之咳也；若自汗、恶寒而咳者，必用也。东垣谓久病郁热在肺勿用者，乃火郁于内，宜发不宜补也；若肺虚火旺气短自汗者，必用也。丹溪言诸痛不可骤用者，乃邪气方锐，宜散不宜补也；若里虚吐利及久病胃弱虚痛喜按者，必用也。节斋谓阴虚火旺勿用者，乃血虚火亢能食，脉弦而数，凉之则伤胃，温之则伤肺，不受补者也；若自汗、气短、肢寒、脉虚者，必用也。如此详审则人参之可用不可用，思过半矣。

节斋辈言不用人参，惟肺寒、肺热、中满、血虚四证，只宜散寒、消热、消胀、补营，不用人参。殊不知古方治肺寒，以温肺汤；肺热，以清肺汤；中满，以分消汤；血虚，以养荣汤，皆有人参。所谓邪之所凑，其气必虚。又曰养正则邪自除，阳旺则生阴血，贵在配合得宜耳。

丹溪言：虚火可补，须用参、芪。又云：阴虚潮热、喘咳吐血、盗汗等症，四物加人参、黄柏、知母。又云：好色之人肺肾受伤，咳嗽不愈，琼玉膏主之。又云：肺肾虚极者，独参膏主之。是知阴虚劳瘵之症，未尝不用人参也。古今治劳莫过于葛可久，其独参汤、保真汤并用人参，节斋之说诚未深思也。

（清·王翃《握灵本草·卷之二·草部一》）

人参气味甘美，甘中稍苦，故曰微寒。凡属上品，俱系无毒。独人参禀天宿之光华，钟地土之广厚，久久而成人形，三才俱备，故主补人之五脏。脏者藏也。肾藏精，心藏神，肝藏魂，肺藏魄，脾藏智。安精神，定魂魄，则补心、肾、肺、肝之真气矣。夫真气充足则内外调和，故止惊悸之内动，除邪气之外侵。明目者，五脏之精上注于目也。开心者，五脏之神皆主于心也。又曰益智者，所以补脾也。上品之药，皆可久服，兼治病者，补正气也，故人参久服则轻身延年。

（清·张志聪《本草崇原·卷上本经上品》）

性温，味甘、微苦，气味俱薄，浮而升，阳中之阳也又曰阳中微阴，入手太阴经。生津液而止渴，消冷气而和中，补五脏真阳不足虽云补五脏，必各用本经药，佐使引之，理肺金虚促短气，泻心肺脾胃火邪，治劳伤虚火上逆。

按：人参，味甘合五行之正，性温得四气之和，原其功益气居多，所以元气衰弱者，服之能回阳气于垂绝，却虚邪于俄顷。独补肺中之元气，肺气旺，则心、脾、肝、肾四脏之气皆旺。

（清·郭佩兰《本草汇·卷九草部》）

人参性温，又云微寒味甘，又云微苦。大抵生用则气凉，熟用则气温。味甘补阳，微苦补阴，有火土相生之义。向用熟参，市家多伪。三十年来一概用生，不知凡土虚火旺之症宜生参，凉薄之气以泻火而补土，是纯用其气；若脾虚肺怯之人则宜熟参，甘温之味以补土而生金，是纯用其味。倘不分生熟，不辨温凉，漫以肺虚、肺热之说淆乱于中，其术固已疏矣。而应用不应用，古人辨之最详。凡人面白或黄或青黧悴，乃脾肺肾家不足，可用也；若面赤面黑，气壮神强，不可用。脉之浮芤濡虚大迟缓无力，或沉而迟濡弱细结代无力者，皆虚而不足，可用也；若弦长紧实滑数有力，皆火郁内热，不可用。洁古谓喘嗽勿用者，乃痰实气壅之喘也，若肾虚气短喘促者必用。仲景谓肺寒而咳弗用者，乃寒乘邪热，壅郁在肺之咳。若自汗恶寒而咳，在所必用。东垣谓久病郁热在肺弗用者，乃火郁于内，宜发不宜补也。若肺虚火旺，气短自汗，焉可不用？丹溪言诸痛不可骤用者，乃邪气方锐，宜散不宜补也，若里虚吐利及久病胃弱虚痛喜按者必用。王节斋谓阴虚火旺弗用者，乃心虚火亢能食，脉弦而数，凉之则伤胃，温之则伤肺，不受补者也，若自汗气短、肢寒脉虚者必用。至古方治肺寒以温肺汤，肺热以清肺汤，中满以分消汤，血虚以养荣汤，并不遗人参，此专主乎养正邪自除，阳旺生阴血之理，务在配合得宜，则自然无弊。医人不能断决此理，狐疑两端，求免病家之怨；病家又以惑于俗论，甘受苦寒，虽至上呕下泄，死而无悔，可不痛哉！

（清·顾元交《本草汇笺·卷之一·山草之三》）

人参大补元气，生亦泻火。生：甘、苦，微凉。甘补阳，微苦、微寒，又能补阴。熟：甘，温。黄润紧实，似人形者良。去芦用。补剂用熟，泻火用生。炼膏服，能回元气于无何有之乡。参生时背阳向阴，不喜风日。宜焙用，忌铁。茯苓为使，畏五灵脂，恶皂荚、黑豆、紫石英、人溲、咸卤，反藜芦。

（清·汪昂《本草备要·卷之一·草部》）

人参味甘，气温。能补肺中元气，肺气旺则四脏之气皆旺，精自生而形自盛，肺主诸气故也。仲景治汗后身热、亡血、脉沉迟者，下痢身凉、脉微血虚者，并加人参。古云血脱者益气，盖血不自生，须得生阳气之药乃生。阳生则阴长，血乃旺也。若单用补血药，血无由而生矣。《素问》言无阳则阴无以生，无阴则阳无以化，故补气须用人参，血虚者亦须用之。病纯实则药专攻病，纯虚则药专补。若虚中实、实中虚者，则兼补兼消，而又别其病之轻重，以配药之多寡。此仲景立方妙义，有寒热并用、补泻兼施之法也。盖专攻与专补，其旨昭然易晓，而兼用者，便难理会。姑举数方，以为准则焉。如参苏饮散风寒药而用参者，小柴胡汤、败毒散清外感药而用参者，资生丸消食药而用参者，鳖甲丸消积药而用参者也，四磨汤破气药而用参者，白虎汤寒凉药而用参者，理中汤温补药而用参者。盖行中有补，体用兼该。补得乎运则补者不滞，运得乎补则运者不耗，相助为理。《医学六要》云：凡用参者，必加熟附数分，以行参、芪之功。如诸方中配参者，既助人元气而亦行诸药之力也。

（清・王逊《药性纂要・卷二・草部・山草类》）

味甘、微苦，无毒。入脾、胃二经。续气通脉，止渴生津。汗后肤热，痢久身凉，非此莫疗；脉微欲绝，血脱欲死，非此罔救。回阳于气几息，益气于热所伤。面赤黑，气壮肺热，脉长实滑数有力者无用；面白黄，气微肺寒，脉虚大细弱无力者宜用也。

（清・汪讱庵《本草易读・卷三》）

人参得升麻补上焦之气，泻肺中之火；得茯苓补下焦之气，泻肾中之火。古方治肺寒以温肺汤，肺热清肺汤，中满以分消汤，血虚以养荣汤，皆用人参。人参能理一切虚证。气虚者故必需，血虚者亦不可缺，以血脱必固气，且气有生血之功，血药无益气之理也。至于肺热还伤肺之说，必肺脉洪实，本经有火，火逆血热，不可骤用。若肾水不足，虚火上炎，乃刑金之火，正当以参救肺，何忌之有？

（清・吴楚《宝命真诠・三卷本草・草部》）

人参，上虚火旺宜生，凉薄以取其气；脾虚肺怯宜熟，甘温以资其味。面赤黑实热者无借，色黄白青悴者最宜。痰壅感寒之喘嗽不必用，气短喜按之痛热所当入。气虚补卫，固所必选；血虚养荣，断不可遗。热隔纸焙，并忌铁器。

（清・景东旸《嵩厓尊生全书・卷之三・药性部・药性赋》）

喻嘉言曰：伤寒有宜用人参入药者，发汗时元气大旺，外邪乘势而出。若元气素弱之人，药虽外行，气从中馁，轻者半出不出，流连致困，重者随元气缩入，发热无休，所以虚弱之人必用。人参入表药中，使药得力一涌而出，全非补养之意。即和解药中有人参之大力居间，外邪遇正，自不争而退舍，亦非偏补一边之意。而不知者，谓伤寒无补，邪得补弥炽，断不敢用。而市井愚夫乃交口劝病人不宜服参，医者又避嫌远谤，一切可生之机悉置之不理，殊失本经除邪气之旨矣。古今诸方表汗用参苏饮、败毒散，和解用小柴胡，解热用白虎加人参汤、竹叶石膏汤，攻下用黄龙汤，领人参深入驱邪，即热退神清。从仲景至今，明贤方书无不用人参，何为今日医家摒绝不用，以阿谀求容，全失一脉相传宗旨。殊不知误用人参杀人者，皆是与黄芪、白术、干姜、当归、肉桂、附子同行温补之误所致，不与羌、独、柴、前、芎、半、枳、桔等同行汗和之法所致也。安得视人参为砒鸩刀刃，固执不用耶！又痘疹不宜轻用人参者，青干紫黑陷，血热毒盛也；若气虚顶陷，色白皮薄，泄泻浆清，必用也。故《博爱心鉴》治痘以保元汤为要药。

（清·张璐《本经逢源·卷一·山草部》）

人参，气味甘、微寒、无毒，浮而升，阳也。入手太阴经而能补阴火。用本脏药相佐使，随所引而相补一脏，入脾亦归其所喜。若里虚吐利及久病胃弱虚痛喜按者，非人参为之君，何以升中气之阳，降中气之阴？故古人治肺寒以温肺汤，治肺热以清肺汤，治中满以分消汤，合血虚以养荣汤，皆有人参在焉。所谓邪之所凑，其气必虚，养正则邪自除，阳旺则阴血生，至理所在，贵于配合得宜。

（清·蒋介繁《本草择要纲目·平性药品》）

人参气微寒，禀天秋令少阴之气，入手少阴肺经；味甘无毒，禀地中正之土味，入足太阴脾经，气厚于味，阳也。肺为五脏之长，百脉之宗，司清浊之运化，为一身之橐籥，主生气；人参气寒清肺，肺清则气旺，而五脏俱补矣。精者，阴气之英华；神者，阳气之精灵也。微寒清肺，肺旺则气足而神安。脾属血，人身阴气之原；味甘益脾，脾血充则阴足而静安。随神往来者谓之魂，并精出入谓之魄，精神安，魂魄自定矣。气虚则易惊，血虚则易悸；人参微寒益气，味甘益血，气血平和，惊悸自止。邪之所凑，其气必虚；人参益气，正气充足，其邪自不能留，故能除邪气。五脏藏阴者也，五脏得甘寒之助，则精气上注于目而目明矣。心者神之处也，神安所以心开，开者朗也。肾者精之舍也，精充则伎巧出而智益。久服则气足，故身轻；气足则长生，故延年也。

（清·叶天士《本草经解·卷一·草部上》）

人参，丹溪云：虚火可补，参、术之类是也。丹溪治虚火仍用参、芪、术补之，未见其用寒凉也。景岳刻刻言其专用寒凉清火而深罪之，何今述其用参、术治虚火？可见未尝偏执寒凉也。予请剖之曰：如龙雷之火，原属虚火因水衰而起，得水则燔，得日则散，是即假热之火原属寒症，故云假热，故补阳则消矣。今医每每言龙雷之火，得太阳一照，火自消靡，此言甚是悖理。龙雷之起，正当天令炎热、赤日酷烈之时，未见天寒地冻、阴晦凛冽而龙雷作者，则知仍因阳亢而非热药所能治者。若用热药，乃戴阳格阳、阴极似阳之症，此处尚要讲究明白。

（清·叶天士《景岳全书发挥·卷四·本草正·山草部》）

主补五脏、安精神、定魂魄、止惊悸，有形、无形，无一之不补也。除邪气，正气充则邪气自除。明目，五脏六腑之精皆上注于目，此所云明乃补其精之效，非若他药专有明目之功也。开心益智，人参气盛而不滞，补而兼通，故能入心孔而益神明也。久服轻身延年，补气之功。

人参得天地精英纯粹之气以生，与人之气体相似。故于人身无所不补，非若他药有偏长而治病各有其能也。凡补气之药皆属阳，惟人参能补气而体质属阴，故无刚燥之病而又能入于阴分，最为可贵。然力大而峻，用之失宜，其害亦甚于他药也。今医家之用参，救人者少，杀人者多。盖人之死于虚者，十之一二；死于病者，十之八九。人参长于补虚而短于攻疾，医家不论病之已去未去，于病久或体弱或富贵之人，皆必用参，一则过为谨慎，一则借以塞责，而病家亦以用参为尽慈孝之道。不知病未去而用参，则非独元气不充，而病根遂固，诸药罔效，终无愈期，故曰杀人者多也。或曰仲景《伤寒》方中，病未去而用参者不少，如小柴胡、新加汤之类，何也？曰：此则以补为泻之法也。古人曲审病情，至精至密，知病有分有合。合者，邪正并居，当专于攻散；分者，邪正相离，有虚有实，实处宜泻，虚处宜补。一方之中，兼用无碍，且能相济，则用人参以建中生津，拓出邪气，更为有力。若邪气尚盛而未分，必从专治，无用参之法也。况用之亦皆入疏散药中，从无与熟地、萸肉等药同入感证方中者。明乎此，而后能不以生人者杀人矣。人参亦草根耳，与人殊体，何以能骤益人之精血？盖人参乃升提元气之药，元气下陷，不能与精血流贯，人参能提之使起。如火药藏于炮内不能升发，则以火发之。若炮中本无火药，虽以炮投火中不能发也。此补之义也。

（清·徐大椿《神农本草经百种录·上品》）

人参味甘、微苦。入足阳明胃、足太阴脾经。入戊土而益胃气，走己土而助脾阳。理中第一，止渴非常，通少阴之脉微欲绝，除太阴之腹满而痛。久利亡血之要药，盛暑伤气之神丹。人参气质淳厚，直走黄庭而补中气，中气健运则升降复其原职，清浊归其本位，上下之呕泄皆止，心腹之痞胀俱消。仲景理中汤、丸用之以消痞痛而止呕泄，握其中枢，以运四旁也。大建中汤、大半夏汤、黄连汤诸方皆用之治痞痛呕利之证，全是建立中气以转升降之机。由中气以及四维，左而入肝，右而入肺，上而入心，下而入肾，无往不宜。但入心则宜凉，入肾则宜热，入肺胃则宜清降，入肝脾则宜温升，五脏自然之气化，不可违也。中气者，经络之根本；经络者，中气之枝叶，根本既茂，枝叶自荣；枝叶若萎，根本必枯。肝脾主营，肺胃主卫，皆中气所变化也。凡沉、迟、微、细、弱、涩、结、代之诊，虽是经气之虚，而实缘中气之败，仲景四逆、新加、炙甘草，皆用人参，补中气以充经络也。白术止湿家之渴，人参止燥证之渴。白术渗土金之湿，散浊气而还清，清气飘洒，真液自滴；人参润金土之燥，蒸清气而为雾，雾气氤氲，甘露自零。至于盛暑伤气之热渴、大汗亡津之烦躁，加人参于白虎，清金之内，化气生津，止渴涤烦，清补之妙，未可言喻。麦冬汤、竹叶石膏汤，二方之用人参，清金补水之玉津也。熟用温润，生用清润。

（清·黄元御《长沙药解·卷一》）

人参大补元气，生阴血，亦泻虚火甘，温，微苦。大补肺中元气，泻火，醒酒明目，开心益智，安精神，定惊悸，除烦渴，泻火故除烦，通血脉，破坚积，消痰水，气壮而胃自开，气和而食自化。治虚劳内伤，发热自汗，多梦纷纭，虚咳喘促，心腹寒痛，伤寒庸浅之辈不察虚实，但见发热，动手便攻，且曰伤寒无补法。不观仲景立三百九十七法，而治虚寒者一百有奇，垂一百一十三方，而用人参、桂、附者，八十有奇乎，瘟疫瘟疫病，阳脉濡弱，正虚也；阴脉弦紧，邪实也。正虚邪实，则一团毒邪内炽，莫能解散，病固缠身为累。而冬不藏精之人，触其气者染之尤易，所以发表药中宜少用人参三、五、七分以领出其邪，《寓意草》中论之最详，疟痢滑泄，呕哕反胃皆健脾之力，淋沥肺气化则溺行，胀满《发明》云：胸胁逆满由中气不足，宜补之而胀自除，经所谓寒因寒用也。俗医泥于作饱不敢用，不知少服反滋壅，多服则宣通，补之正所以导之也，非风卒倒若无痰气阻滞者，为阳气暴脱之候，须以大剂参、附峻补元气以先其急，随用地黄、当归、甘杞之类填补真阴以培其本，一切血证，古人治大吐血脉芤洪者并用人参。脱血者须益其气。盖血不自生，须得生阳气之药乃生，阳生阴长之义也。

（清·吴仪洛《本草从新·卷一上·草部·山草类》）

人参，味甘苦，性温，气味俱厚，浮而升阳也。入手太阴补肺气，入足太阴补脾气，入足少阴补肾气。

乃补气生血、助津养神之药也。是故肺气衰弱，短气虚喘，用此以补之；如荣卫空虚，精神散乱，魂魄飞扬，用此以敛之；阳亡阴脱，惊悸怔忡，健忘恍惚，用此以宁之；心志懒怯，元阳不足，虚羸乏力，用此以实之。如中气衰陷，汗下过多，津液失守，用之可以生津而止渴；脾胃衰弱，饮食减常，久吐久利，用之可以和中而健胃；小儿痘疮，倒陷灰白用之，可以起痘而行浆；妇人产里失顺，用力过度，用之可以益气而达产；若夫久病元虚，而六脉空大，失血过多，面色萎白，皆可加也。大抵人参大补气之药，入太阴肺经，肺火动而痰嗽中满者忌之，又不可徒谓肺热有痰而禁用也。其法参、芪并用，以之而固实元气；参、术并用，以之而和中健脾；参、苓并用，以之而安魂安魄；参、麦并用，以之而止渴生津。合二陈，可以补气而消痰；和四物，可以助气而生血。量其病而佐之，是有明验者也。

按：人参能益气补元，而黄芪实卫以助表者也。如内伤脾胃虚弱、饮食少进、怠惰嗜卧、发热恶寒、呕吐泄泻、气虚胀满、力乏形瘦、脉微神短等症，宜用补中益气，人参为君，黄芪为臣。若表虚腠理不密，自汗盗汗，渐至亡阳，并诸溃疮疡，多耗脓血，小儿痘症未灌全浆，一切阴毒不起，其肿而不溃，溃而不敛之症，须以实卫固表，以黄芪为君，人参少入为辅可也。

（清・佚名《灵兰社稿・锦囊药性赋卷一・补气之剂》）

甄权曰：参补虚。误矣。此言一出，流毒千载。昔者张仲景之用参也，防已汤莫多焉，其证曰支饮喘满、心下痞坚、面色黧黑，未尝见言补虚者也。又曰：虚者即愈，实者三日复发，复与而不愈者，去石膏加茯苓芒硝汤主之。此其所由误者乎？则有大不然。盖汉以降，字诂不古者多矣，则难其解。古语曰：有为实也，无为虚也。故用防已汤，而心下痞坚已，虚而无者则即愈也。虽则即愈也，心下痞坚，犹实而有者，三日复发，复与防已汤而不愈者，非特痞硬，即是坚也，非参之所主，而芒硝主之，故参如故，而加芒硝、茯苓。由是观之，不可谓参补虚也。孙思邈曰：无参，则以茯苓代之。此说虽误，然参不补虚而治心下疾也，亦足以征耳。盖参补虚之说，昉于甄权，滔滔者天下皆是。本草终引《广雅・五行记》，是参之名义，而岂参之实乎？学者详诸。

东垣李氏曰：张仲景云病人汗后身热、亡血、脉沉迟者，下利、身凉、脉微血虚者，并加人参也。古人之治血脱者，益气也。血不自生，须生阳气。盖阳气生，则阴长而血乃旺也。

今历考《伤寒论》中曰：利止，亡血也，四逆加人参汤主之。李氏其据此言乎？然而加人参仅仅一两也。四逆加人参汤，更加茯苓，此为茯苓四逆汤，而不举血证，则人参之非为亡血也，可以见已。且也仲景治吐血、衄血、产后亡血，方中无有人参，则益足证也，李氏之说妄哉！自后苟有血脱者，则不审其证，概用人参，亦益妄哉！

或问曰：吾子言仲景明人参治心下痞硬，而大黄黄连泻心汤之属无有人参，岂亦有说乎？曰：有之。何子读书之粗也？大黄黄连泻心汤曰：心下痞，按之濡。其于人参，则诸方皆曰“心下痞硬”，“硬”“濡”二字，斯可以见其异矣。

（日·吉益东洞《药征·人参》）

如人参一味，竟为富贵人常馔。夫人参亦草根耳，天之生此，原以疗人之病，非以养人之生。因无病之人竞相购服，而视为养生之物，无怪乎其价之日昂也。其价既昂，伪物日多，而病之果当用此者遂不能用矣。岂非以有用之才销磨于无用之地，而需才之时，反无才用乎？其实古之人参微凉微苦，与近时西洋参性味略同，深明医理者似可通融代用，不必刻舟求剑，而默赞参价之昂，擅破贫人之产也。如证属大虚，西洋参嫌其力薄，不妨以黄芪、甘草、枸杞子、龙眼肉之类随宜匡佐，亦在善用驱策得其道尔。此外更有习俗相沿而不知其误者，略论如上。

（清·王学权《重庆堂随笔·卷下·论药性》）

人参三桠五叶，乃禀三才五行之精气，寄形于草质，为百草之王。其根干之色黄，得坤土正色；其子秋时红如血，是土之余生火也。故能峻补元气，返人魂魄，其功尤能健脾。盖脾主中宫，为万物之母，人无土不生，参得土德之精以生人，非若芪术之腻滞，世所以重之。然百草本性，大率补者多在根，叶则枝节之余气，不可以言补也。参叶虽禀参之余气，究其力止能行皮毛四肢，性带表散，与参力远甚，惟可施于生津润燥、益肺和肝之用，今一概用作培补元气，起废救危，何不察之甚耶！

（清·赵学敏《本草纲目拾遗·卷三·草部上》）

人参专入肺，兼入脾。性禀中和，不寒不燥，形状似人，气冠群草，能回肺中元气于垂绝之乡，功与天地并行不悖。是犹圣帝御世，抚育万民，参赞化育，功与天地并立为参。此参之义所由起，而参之名所由立也。第世畏乎其参者，每以参为助火助气。凡遇伤寒发热及劳役内伤发热等症，畏之不啻鸩毒，以为内既发热，复以助火助热之药入而投之，不更使热益甚乎？讵知参以补虚，非以填实。其在外感，正气坚强，参与芪、术、附、桂同投，诚为助火弥炽。若使元气素虚，邪匿不出，正宜用参领佐。如古参苏饮、败毒散、小柴胡汤、白虎加人参汤、石膏竹叶汤、黄龙汤，皆用人参内入，领邪外出。

（清·黄宫绣《本草求真·卷一·补剂·温中》）

五参皆微寒，又谓生用微寒，熟用甘温，盖煎汤则谓之生用，炙过而后煎则谓之熟，古方有炙者，正恐其寒也。入脾而兼和五脏之气，调燮阴阳，益气生血，退邪热，治虚劳。甘而有苦，和缓而不至生湿，脾厚胃和，则气血自生。又其生背阳向阴，是火土之交，阴阳之和，补益阳气，自有生血之理也。脾主忧思，益脾则和缓而七情之伤可除，且可消痰破积；以入肺则除喘促，治虚热，止干咳，降逆气；以入心则除烦热，调血脉，降虚火，益精神；以入肝则缓肝急，定惊悸，舒筋急，理寒热往来；以入胃则治胃气不和、呕哕反胃；以入肾则益精；以入肠则治下痢滑泻。盖正气既调，则一切外淫可杜。但外邪方盛，有宜攻散者，则非所用。若邪盛而正虚，又当补正乃可攻邪，仲景伤寒书，自入少阳而后用人参者甚多，今每为伤寒家所畏忌，或又执甘温能除大热之说，皆失之也，顾所以用之者何如耳。人于烦渴时含之，则口津自生而清凉，非温热明矣。以热治热，古有从治之法，而亦非人参之谓也。

（清·汪绂《医学纂要探源·卷二·草部上》）

人参味甘温微苦，入脾、肺二经。茯苓为使，畏五灵脂，反藜芦。其色黄，大而润者，佳。大补虚劳气弱。止自汗阳虚，喘咳属肺虚者可用，泻火，退热虚劳者，内虚寒而外假热，合黄芪、甘草之甘温而退大热，故亦谓之泻，健脾保肺，添精神，除烦渴泻火，故除烦，生津，故止渴，定眩远元气足也，通血脉气行则血行，破积，消痰以气旺也，疟痢，滑泻初痢宜下，久痢宜补，治疟亦然，血脱凡大吐大衄，须重补气而血自止，气旺则能生血也，胀满正气不足，中暑，中风，痘疮下陷皆元气虚也。按：人参补气性阳，若真阴亏竭，邪火炽于表里，内外枯燥，以及肺脉洪实，血热妄行，痧疹初发，而斑点未形，伤寒始作而邪热方盛，不得误投。

（清·罗国纲《罗氏会约医镜·卷十六·草部上卷》）

人参味甘，微苦。生，微凉。熟，微温。入手太阴经气分。能通行十二经，大补肺中元气，肺气旺则四脏之气皆旺。补阳以生阴，崇土以制火。阳气暴脱，能回之于无何有之乡。阴血崩溃，能障之于已决裂之后。阳气虚者，固所必需。阴血虚者，亦不可缺。得茯苓，泻肾热。得当归，活血。配广皮，理气。配磁石，治喘咳。配苏木，治血瘀发喘。配藜芦，涌吐痰在胸膈。佐石菖蒲、莲肉，治产后不语。佐羊肉，补形。使龙骨，摄精。入峻补药，崇土以制相火。入消导药，运行益健。入大寒药，扶胃使不减食。入发散药，驱邪有力。去芦，隔纸焙熟用。土虚火旺宜生用，脾虚肺怯宜熟用。补元恐其助火，加天冬制之。恐气滞，加川贝理之。加枇杷叶，并治反胃。久虚目疾者，煎汁频洗自愈。肺热精涸火炎、血热妄行者，皆禁用。

用参之误，一由于症，一由于脉。阴虚火从内炎，濡润之剂填补其内，或半载，或一年，奏功不速，辄疑养阴之药其力缓，非补气不足以生阴，必用参，其功始速。投人参于滋水之剂，胃气暂壮，饮食加增，恰有似乎神旺者，因即逐日用之，以祈速效。岂知阴虚火炎者，更非肺热之谓。肺热者，元阴亏而邪火烁金，用参恐补气以助火，肺热还伤其肺。若精液枯涸，譬如天干地燥，溪水断流，惟有滋水以润其燥烈而已。进人参则升气助火，未有不燥烈而死者，此由外症不愈之误也。时行外感邪气，流于隧道，脉络为邪所窒塞而不通，按之非空虚则细弱，甚至微小如发，漂疾皮毛，略按全无，几于脱而未脱。医者认作脱症，急用人参以回元气，反使邪气内着，火毒郁于里，寒厥见于外。更用姜、附以助参力，意以元阳复，寒气自除。竟视人参为救人圣药，自恃为按脉无差，致令胃阴涸竭，五内枯槁，速之死而莫可救药者，此由脉息虚微之误也。参之误伤者甚众，兹特著其两端，以为司命者之戒。

上党参甘、平，入手足太阴经气分。补养中气，调和脾胃。得黄芪，实卫。配石莲，止痢。君当归，活血。佐枣仁，补心。补肺，蜜拌蒸熟。补脾恐其气滞，加桑皮数分，或加广皮亦可。气滞，怒火盛者禁用。上党参膏，清肺金，补元气，开声音，助筋力。制膏法，用党参软甜者一斤，切片，沙参半斤，切片，桂圆肉四两，水煎浓汁，滴水成珠，用磁器盛贮。每用一酒杯，空心，滚水冲服，冲入煎药亦可。

（清·严洁、施雯、洪炜《得配本草·卷二·草部山草类五十种》）

味甘，微苦，性微凉，熟用温，无毒。得土中清阳之气，禀少阳之令而生。升多于降，阳中微阴也。茯苓、马蔺为使。反藜芦。入肺经。通行十二经。为大益元阳之品。补益肺中元气。

（清·沈金鳌《要药分剂·卷四·补剂上》）

今考古人论用人参，以脉证为据者而详列之。仲景云：病人汗后、身热、亡血、脉沉迟者，下痢、身凉、脉微、血虚者，并加人参。诚有见于无阳则阴无以生，气旺则阴血自长也。东垣云：人参甘温，能补肺中元气，肺旺则四脏之气皆旺。又以升麻引，则泻肺、脾中火邪，补上升之气；以茯苓为引，则泻肾中火邪，补下焦元气；同黄芪，则助其补表；同白术，则助其补中；同地黄，则补肾。盖人参大气周流，无处不到，在用者斡旋之妙而已。

（清·闵钺《本草详节·卷之一·草部》）

人参反藜芦，味甘微苦，阳中微阴，入手太阴肺，升也。阳气虚竭者，回之于暂败之初；阴血崩溃者，障之于决裂之后独参汤主之。惟其气轻而不辛，所以能固气；惟其味甘而纯正，所以能补血。故凡虚而发热、虚而自汗、虚而眩晕、虚而困倦、虚而短气、虚而惊惧、虚而遗泄、虚而泻痢、虚而头疼、虚而腹痛、虚而饮食不运、虚而痰涎壅滞、虚而吐血衄血、虚而淋沥便闭、虚而呕逆烦躁、虚而下血失气等证，是皆不可不用者。第以气血相较，则人参气味颇轻，而属阳者多，所以得气分者十之八，得血分者十之二。总之为气分之物，而血分亦必不可少，未有气不生而血能自生者也。故扁鹊曰：损其肺者，益其气。须用人参以益之。肺气既旺，他脏之气皆旺矣。凡脏腑之有气者，皆能补之。然其性温，积温亦能成热，虽东垣云参、芪为退火之圣药，丹溪云虚火可补，参、术之类是也，此皆言虚火也。而“虚火”二字，最有关系，最有分解。若内真寒而外现假热之象，是为真正虚火，非放胆用之不可也。然有一等元阴亏乏，而邪火燔烁于表里，神魂躁动，内外干枯，真正阴虚一证，谁为其非虚火？如过用人参，实能助热，若节庵云阳旺则阴愈消，《节要》云阴虚火动者不用。又云肺热还伤肺等说固有此理，不可谓其尽非。而李月池辈皆极不然之，恐亦未必然也。夫“虚火”二字，当分实中有虚，虚中有实，阳中有阴，阴中有阳，就证论证，勿以成心而执偏见斯可矣。若龙雷之火，原属虚火，如巴蜀有火井，投以水则燔，投以火则灭，是即假热之火，故补阳即消矣。至于亢旱尘飞，赤地千里，得非阳旺阴虚而可以补阳生阴乎？或曰此正实火也，得寒则已。余曰不然。夫炎暑酷烈，热令大行，此为实火，非寒莫解；而干枯燥旱，泉源断流，是为阴虚，非水莫济。此实火与阴虚，亦自判然可别。是以阴虚而火不盛者，自可用参为君；若阴虚而火稍盛者，但可用参为佐；若阴虚而火太盛者，则诚有暂避人参，而惟甘寒壮水之剂庶可收功。盖天下之理，原有至是。谓之曰阴虚，必当忌参固不可，谓之曰阴虚，必当用参亦不可，要在斟酌病原，适其可，求其当而已。

（清·杨栗山《伤寒瘟疫条辨·卷六本草类辨·补剂类》）

人参，茯苓为使。得升麻，补上焦，泻肺火；得茯苓，补下焦，泻肾火；得麦冬，泻火而生脉；得黄芪、甘草，除大热，补元气。

（清·林玉友《本草辑要·卷之二·山草部》）

人参，味甘，气温、微寒，气味俱轻，可升可降，阳中有阴，无毒。乃补气之圣药，活人之灵苗也。能入五脏六腑，无经不到，非仅入脾、肺、心而不入肝、肾也。五脏之中，尤专入肺、入脾。其入心者十之八，入肝者十之五，入肾者十之三耳。世人止知人参为脾、肺、心经之药，而不知其能入肝、入肾。但肝、肾乃至阴之经，人参气味阳多于阴，少用则泛上，多用则沉下。故遇肝肾之病，必须多用之于补血补精之中，助山茱、熟地纯阴之药，使阴中有阳，反能生血生精之易也。盖天地之道，阳根于阴，阴亦根于阳。无阴则阳不生，而无阳则阴不长，实有至理，非好奇也。有如气喘之症，乃肾气之欲绝也，宜补肾以转逆，故必用人参始能回元阳于顷刻，非人参入肾，何能神效如此？又如伤寒厥症，手足逆冷，此肝气之逆也，乃用四逆等汤，亦必多加人参而始能定厥，非人参入肝，又何能至此？是人参入肝、肾二经，可共信而无疑也。惟是不善用人参者，往往取败。盖人参乃君药，宜同诸药共用，始易成功。如提气也，必加升麻、柴胡；如和中也，必加陈皮、甘草；如健脾也，必加茯苓、白术；如定怔忡也，必加远志、枣仁；如止咳嗽也，必加薄荷、苏叶；如消痰也，必加半夏、白芥子；如降胃火也，必加石膏、知母；如清阴寒也，必加附子、干姜；如败毒也，必加芩、连、栀子；如下食也，必加大黄、枳实。用之补则补，用之攻则攻，视乎配合得宜，轻重得法耳。然而人参亦有单用一味而成功者，如独参汤，乃一时权宜，非可恃为常服也。盖人气脱于一时，血失于顷刻，精走于须臾，阳绝于旦夕，他药缓不济事，必须用人参一二两或四五两作一剂，煎服以救之。否则，阳气遽散而死矣。此时未尝不可杂之他药共相挽回，诚恐牵制其手，反致功效之缓，不能返之于无何有之乡。一至阳回气转，急以他药佐之，才得保其不再绝耳。否则阴寒逼人，又恐变生不测。可见人参必须有辅佐之品相济成功，未可专恃一味期于必胜也。

或问人参乃纯正之品，何故攻邪反用之耶？不知人参乃攻邪之胜药也。凡人邪气入身，皆因气虚不能外卫于皮毛，而后风寒暑湿热燥之六气始能中之。是邪由虚入，而攻邪可不用参以补气乎？然而用参以攻邪，亦未可冒昧也。当邪之初入也，宜少用参以为佐；及邪之深入也，宜多用参以为君；及邪之将去也，宜专用参以为主。斟酌于多寡之间，审量于先后之际，又何参之不可用，而邪之不可攻哉。故邪逼其气，陷之至阴之中，非人参何能升之于至阳之上？邪逼其气，拒于表里之间，非人参何能散于腠理之外邪逼其气？逆于胸膈之上，非人参何能泻之于膀胱之下？近人一见用人参，病家先自吃惊，而病知之有死之心、无生之气，又胡能取效哉。谁知邪之所凑，其气必虚，用人参于攻邪之中始能万无一失。余不得不畅言之，以活人于万世也。

或问人参阳药，自宜补阳，今曰兼阴，又宜补阴，是人参阴阳兼补之药，何以阳病用参而即宜，阴病用参反未安也？不知人参阳多阴少，阳虚者阴必虚，阳旺者阴必旺。阳虚补阳，无碍于阴，故补阳而阳受其益，补阳而阴亦受其益也。阳旺补阳，更助其阳，必有火盛之虞，阳火盛则阴水必衰，阴水衰而阳火更盛，阳且无补益之宜，又安望其补阴乎？故谓人参不能补阴非也。人参但能补阳虚之阴，不能补阳旺之阴耳。又何疑于人参之是阳而非阴哉。

或问人参乃升提气分之药，今用之以定喘，是又至阴之药也。吾子言人参入肾，信矣，然何以舍喘之外，别不能用参以补肾，此予所未解也。曰：人参入肾，乃一时权宜，非中和之道也。大凡气绝者，必皆宜用人参以救之。盖气绝非缓药可救，而肾水非补阴之药可以速生。人参是气分之药，而又兼阴分，所以阳生而阴亦生，救元阳正所以救真阴也。君以为舍喘之外，别不能用参以补肾，吾以为凡用参救绝者，无非补肾也，肾气不生，绝必难复。然则救绝者，正救肾也。故肾不至绝，不必用参；肾既至绝，不得不用参矣。人参救气绝，即救肾气之绝也，论特精妙。

或问人参生气者也，有时不能生气而反破气，其故何也？夫人参生气而不破气者也，不破气而有时如破气者，盖肺气之太旺也。肺气旺则脾气亦旺，肺气之旺，因脾气之旺而旺也。用人参以助气，则脾愈旺矣，脾旺而肺有不益旺乎！于是咳嗽胀满之病增，人以为人参之破肺气也，谁知是人参之生脾气乎！夫脾本生肺，助气以生肺之不足，则肺受益；助气以生肺之有余，则肺受损。惟是肺气天下未有有余者也，何以补其不足而反现有余之象？因肺中有邪火而不得散，不制其克肺金之邪而反补其益肺金之气，此肺金之全不受生而转且受克也。然则治之法，制其邪火而兼益其肺气，则自得人参之生、不得人参之破矣，又乌可舍人参而徒泻肺气哉！

或问人参健脾土之旺，以克水者也，何以水湿之症用人参而愈加肿胀乎？曰：此非人参之不健脾土，乃脾土之不能制肾水耳。肾水必得脾土之旺，而水乃不敢泛滥于中州。惟其土之不坚，而后水之大旺，欲制水，必健土矣。健土之药，舍人参何求？然而土之所不坚者，又因于火之太微也。火在水之中，不在水之外，补土必须补火，则补火必在水之中补之。用人参以健土，是克水也，克水则火愈微矣，火愈微则水愈旺，水愈旺而土自崩，又何能克水哉。故水胀之病，愈服人参而愈胀也。然则治之法奈何？先补水以生火，后补火以生土，用人参于补肾之中，亟生火于水之内，徐用人参于补肾之内，再生土于火之中，自然肾生水而水不泛，肾生火而土不崩，又何必去人参以防其增胀哉。补肾中之火，乃是真火，不可误认作心中之阳火。

或又问补火以生土，则土自不崩，补水以生火，欲水之不泛难矣，岂人参同补肾药用之，即可制水以生火乎？曰：水宜补以消之，不宜制以激之，水火之不相离也，补火不补水，则火不能生；补水更补火，则水不能泛。补水以生火者，即于水中补火也。益之以人参者，以人参同补肾之药兼施，则人参亦能入肾，使阳气通于肾内而火尤易生。盖阴无阳不长，肾水得阳气而变化，肾火即随阳气而升腾。然而人参终是健脾之物，自然引火而出于肾内、入于脾矣。火既入脾，土自得养。是人参乃助水以生火，非克水以生土也，又何疑于补水而水泛哉！

或问人参阳药，何以阴分之病用之往往成功？先生谓阴非阳不生是矣，然而世人执此以治阴虚之病，有时而火愈旺，岂非阴虚不宜用参之明徵乎？古人云：肺热还伤肺，似乎言参之能助肺火也。夫人参何能助火哉，人参但能助阳气耳。阴阳虽分气血，其实气中亦分阴阳也。阴气必得阳气而始生，阳气必得阴气而始化，阴阳之相根，原在气之中也。人参助阳气者十之七，助阴气者十之三。于补阴药中少用人参以生阳气，则阳生而阴愈旺；倘补阴药中多用人参以生阳气，则阳生而阴愈亏。故用参补阴，断宜少用，而非绝不可用也。

或问伤寒烦燥，亦可用人参乎？夫烦躁不同，有下后而烦躁者，有不下而烦躁者。不下而烦躁者，乃邪感而作祟，断不可用人参；若下后而烦躁，乃阴阳虚极，不能养心与膻中也，必须用人参矣。但其中阴虚、阳虚之不同，必须分别。阴虚者，宜于补阴之中少用人参以补阴；阳虚者，宜于补阳之中多用人参以补阳。而阴虚、阳虚何以辨之？阴虚者，夜重而日轻；阳虚者，日重而夜轻也。

（清·陈士铎《本草新编·卷之一》）

《神农本草经》云：人参气味甘、微寒，无毒。主补五脏，安精神，定魂魄，止惊悸，除邪气，明目，开心，益智，久服轻身延年。经文只此三十七字，其提纲云主补五脏，以五脏属阴也。精神不安、惊悸不止、目不明、心智不足，皆阴虚为亢阳所扰也。今五脏得甘寒之助，则安之定之、止之明之、开之益之之效矣。曰邪气者，非指外邪而言，乃阴虚而壮火食气，火即邪气也。今五脏得甘寒之助，则邪气除矣。细味经文无一字言及温补回阳，何后人信从宋元无稽之说，而反疑开天明道之圣经耶？此症用至二两，以失血之后，脏阴太虚，阴虚则不能维阳，阳亦随脱，故用二两，任专力大，可以顷刻奏功，但人参虽有补虚之功，而咳嗽者忌之。乘此大血甫止之际，咳嗽未作，急急饮之。若得熟睡一夜，则血从心脏而生，沛然莫之能御，即所失成升、成斗，周时补之而有余矣；若睡未足而惊醒之，则血亦停而不生矣；若血止一二三日而始服之，不徒无益而有害。周氏旧注亦超，但以人参为补气之品，未免囿于俗见。然人参补阴，与地黄、龟板之一于补阴者不同。按其字义，参者，叁也，其功与天、地、人并立为三，且能入肺，肺为一身之橐龠，谓之益气，却亦近道。程山龄谓贫血者以归脾汤代之，然不如取当归补血汤二剂，入童便二茶碗，隔汤炖二炷香，取汁顿服之。

（清·陈修园《十药神书注解·全卷·丙字独参汤》）

功建三才得令名，参者，叁也、其功与天、地、人并立为三，故名参。脉微血脱可回生，人参煎取稠黏汁，专任方知气力宏。阴虚不能维阳，致阳气欲脱者，用此方救阴以留其阳。若阳气暴脱、四肢厥冷，宜用四逆汤辈；若用此汤，反速其危。故古人多用于大汗、大下之后，及吐血、血崩、产后血晕诸症。今人以人参大补阳气，皆惑于元人邪说及李时珍《纲目》等书。不知人参生于上党山谷、辽东、幽冀诸州，背阳向阴，其味甘中带苦，其质柔润多液，置于日中，一晒便变色而易蛀，其为阴药无疑，读《神农本草经》者自知。

（清·陈修园《时方歌括·时方歌括卷上·补可扶弱》）

陈修园曰：本经止此三十七字，余细味经文，无一字言及温补回阳，故仲景于汗、吐、下阴伤之症用之以救津液，而一切回阳方中绝不加此阴柔之品，反缓姜、附之功，故四逆汤、通脉四逆汤为回阳第一方，皆不用人参，而四逆加人参汤，以其利止亡血而加之也，茯苓四逆汤用之者，以其在汗、下之后也。今人辄云以人参回阳，此说倡自宋、元以后而大盛于薛立斋、张景岳、李士材辈，而李时珍《本草纲目》尤为杂沓，学者必于此等书焚去，方可与言医道。仲景一百一十三方中，用人参者只有一十七方：新加汤、小柴胡汤、柴胡桂枝汤、半夏泻心汤、黄连汤、生姜泻心汤、旋覆代赭石汤、干姜黄芩黄连人参汤、厚朴生姜半夏人参汤、桂枝人参汤、四逆加人参汤、茯苓四逆汤、吴茱萸汤、理中汤、白虎加人参汤、竹叶石膏汤、炙甘草汤，皆是因汗、吐、下之后，亡其阴津，取其救阴。如理中、吴茱萸汤，以刚燥剂中阳药太过，去人参甘寒之性，养阴配阳，以臻于中和之妙也。

又曰：自时珍之《纲目》盛行，而神农之本草经遂废。即如人参，本经明说微寒，时珍说生则寒、熟则温，附会之甚。盖药有一定之性，除是生捣取汁冷服，与蒸晒八九次、色味俱变者颇有生熟之辨，若入煎剂，则生则亦熟矣，况寒热本属冰炭，岂一物蒸熟不蒸熟间遂如许分别乎？尝考古圣用参之旨，原为扶生气、安五脏起见而为五脏之长、百脉之宗，司清浊之运化，为一身之橐龠者，肺也，人参惟微寒清肺，肺清则气旺，气旺则阴长而五脏安，古人所谓补阳者，即指其甘寒之用不助壮火以食气而言，非谓其性温补火也。

陶弘景谓功用同甘草，凡一切寒温补泻之剂皆可共济成功。然甘草功兼阴阳，故本经云主五脏六腑。人参功专补阴，故本经云主五脏。仲景于咳嗽病去之者，亦以形寒饮冷之伤，非此阴寒之品所宜也。

（清·陈念祖《神农本草经读·卷一上品》）

人参得土中清阳之气，禀春升少阳之令而生。气味均齐，不厚不薄，升多于降，阳中之阳也。又曰：阳中微阴，盖指其生长真元之气而言。言乎天，得其生生升发之气；言乎地，得清阳至和之精。状类人形，上应瑶光，故能回阳气于垂绝，却虚邪于俄顷。功魁群草，力等丸丹。为补五脏阳气之君药，开胃气之神品。

（清·吴世铠《本草经疏辑要·卷三草部上》）

人参功魁群草，善疗百病，为气虚之圣药。最不可缺者，痘疮气虚难起，临盆补气易产，跌仆血出发晕，一切气脱危症。所禁用者，肺邪未清，斑疹初起，产后瘀血为患。此药在国初时，出多用少，大参不过黄金对换。予少时，五分枝白金五十换；近年产稀用繁，价十倍于前。其力亦大，最虚之症，服参三四钱，已可挽回，续用西党参代之，往往奏功。每见有人倾资服参反致遍身浮肿，仍归无济，可见用之的当，少亦有功，若浪服之，虽多奚为？

（清·黄凯钧《友渔斋医话·药笼小品一卷》）

人参虽力厚气醇，终不能越后天直入先天，且其色黄味甘，气凉质润，正合中土脾脏之德，故首入脾而仓廪崇矣，次入肺而治节行矣，次入肾而作强遂矣，次入肝而谋虑定、惊悸除、目明矣，次入心而神明固、心开智益矣。愈传效愈著者，则以先得者尚粗，弥久而益精也。

人参之治，《别录》以本经除邪气一语宣译之。在仲景书，则如茯苓四逆汤、吴茱萸汤、附子汤、乌梅丸之主肠胃中冷也；黄连汤、大建中汤、柴胡桂枝汤、九痛丸之主心腹鼓痛也；厚朴生姜甘草半夏人参汤、人参汤之主胸胁逆满也；四逆加人参汤、理中丸之主霍乱也；干姜黄连黄芩人参汤、竹叶石膏汤、大半夏汤、橘皮竹茹汤、麦门冬汤、干姜半夏人参丸、竹叶汤之主吐逆也；半夏生姜二泻心汤、薯蓣丸之主调中也；白虎加人参汤、小柴胡加人参汤之主消渴也；炙甘草汤、通脉四逆汤、温经汤之主通血脉也；旋覆花代赭石汤、鳖甲煎丸之主破坚积也。似尽之矣而未也，如桂枝新加汤、小柴胡汤、小柴胡诸加减汤、侯氏黑散、泽漆汤终不可不谓之除邪气耳。然有邪气而用人参者，其旨甚微，故小柴胡汤证，若外有微热则去人参；又桂枝汤加人参、生姜，不曰桂枝汤加人参而曰新加，则其故有在矣。徐洄溪曰：古人曲体病情，至精至密，知病有分有合。合者，邪正并居，当专于攻散；分者，邪正相离，有虚有实。实处宜泻，虚处宜补，一方之中兼用无碍，且能相济。观论中发汗后，身疼痛，脉沉迟及外有微热二语，则执其两端，病情已无可逃矣。夫始本不用人参，以下后虚甚邪微，邪因虚陷而用之，是始合而终分也；本应用人参，因外有微热而不用，是尚合而未分也。虽然，小柴胡汤证何以知为邪与正分？盖亦以外有微热知之。夫寒时但寒不热，热时但热不寒，寒热分明，谓之往来寒热。若外有微热，则寒时仍有微热，热时仍有微寒，此所谓表证未罢，邪气尚混合不分，邪气混合不分，而可用人参哉！此表证用参之微旨，所当深察明辨者。

表里相混难分，莫过于桂枝人参汤证；里证寒热难分，莫过于黄连汤证。而皆用人参，则以中气不能自立故也。夫中气者，脾气也，五味入胃，俱赖脾气为之宣布。温凉寒热，各驯其性；酸苦辛咸，各得其归。今者寒自为朋，热自结队，如桂枝人参汤证之外热内寒、黄连汤证之上热下寒，各据一所而不相合，若非干姜、甘草之振作中阳，即继人参之冲和煦育，何以使之合耶？！夫始不相合，则终必相离，虽有桂枝之驱寒、黄连之泄热，不得其枢以应环中，仍必寒与热相攻，正与邪俱尽，溃败决裂，不死不已矣。理中丸下加减法云：腹痛者加人参。今黄连汤证有腹痛，而桂枝人参汤证反无，则以再三下后，寒气内陷，正如霍乱之寒多，而无事别腹之痛与不痛矣。《别录》曰：疗肠胃中冷、心腹鼓痛。可见肠胃中不冷，虽心腹鼓痛，亦非人参所宜也。

用人参之道，非特表邪不分者不可取，凡表证已罢，内外皆热，虚实难明者，尤不可用。在《伤寒论》中，三阳合病用白虎汤证及小柴胡汤胸中烦而不呕两条，可按也。夫人参于热盛而虚者可用，实者不可用，腹满、身重、难以转侧、口不仁而面垢则非虚矣，故但用白虎不用人参。烦者，邪聚于上；呕者，邪得泄越。邪聚于上而得泄越，不可谓实；邪聚于上不得泄越，乌可谓虚？故用小柴胡汤必去半夏、人参加栝蒌实矣。要之，凡用人参必究病之自表自里，病自表者，避忌之旨如上。其不由表者，若霍乱之寒多，用理中丸，腹痛更加之，虽头身疼痛、发热，无所顾忌。如胸痹之心中痞气，气结在胸，胸满，胁下逆抢心，亦绝不惧补益。此仲景深明本经除邪之妙奥，学者可不深体之乎！

新加汤、白虎加人参汤、小柴胡汤、桂枝人参汤、半夏泻心汤、生姜泻心汤、吴茱萸汤、干姜黄芩黄连人参汤、理中丸、竹叶石膏汤证，因有表证而用人参三两，甚者加至四两半；旋覆花代赭石汤、黄连汤、炙甘草汤、附子汤，用人参二两；柴胡加龙骨牡蛎汤、柴胡桂枝汤，一两半；厚朴生姜甘草半夏人参汤、茯苓四逆汤、四逆加人参汤，一两；柴胡加龙骨牡蛎汤及柴胡桂枝汤，以小柴胡之半者不论，其余皆虚多于邪，用之反少者。少用壅滞，多用宣通之说，岂诚有所本耶！是殆不然。邪盛则开解药亦多，人参若少则不足以驾驭，此所以多也。在补剂中，止欲其与他物相称，偏重则必有所壅遏，谓之宣通可乎！藉人参之宣通，在《伤寒论》中莫过于通脉。试观炙甘草汤治脉结代，通脉四逆汤治利止脉不出，四逆加人参汤治脉微，皆不尚多，概可知矣。虽然白通汤、白通加猪胆汁汤不用人参，则以下利故。下利何以不用人参？则以通脉四逆汤、白通汤、白通加猪胆汁汤证，皆阴气内盛为下利，格阳于外为面赤，是因阴逆而阳衰，较之中阳自衰者有间，故利止旋即加参，若早用人参，正恐其入阴，化阴中之阳为津，如止小柴胡证之渴者，岂不正相反耶？

（清・邹澍《本经疏证・卷一》）

人参甘、温、微苦，大补肺中元气，其性主气。凡脏腑之有气者，皆能补之。生阴血，亦泻虚火。凡服参不投者，服山楂可解。一补气，一破气也。按：老山真参近时绝少，惟行条参，其性味与人参虽同，而力极薄。出关东，不论大小，但须全糙白皮为上，半糙者次之。若皮色微黄，虽糙难辨，红熟者多，伪不可用。修条力甚薄，而其性横行手臂，臂无力者服之有效。参须与修条相同，其力尤薄。参芦能涌吐痰涎，虚者用之以代瓜蒂，然亦能补气，未见其尽吐也。

（清・姚澜《本草分经・通行经络・补》）

生，甘、苦、微凉；熟，甘、温。大补肺中元气，泻火，益脾土生金，补肺明目，开心益智，添精神，定惊悸，邪火退，正气旺，则心肝宁而惊悸定矣，除烦热，泻火故除烦，生津故止渴矣。通血脉，气行则血行，生脉散用之者，以其通经活血则脉自生矣。古方解散药、行表药多用之，皆以其通经而走表也。破坚积，气运则积化，消痰水，气旺则痰行水消，治虚劳内伤发热、自汗、多梦纷纭、呕哕反胃、虚咳喘促、疟痢滑泻、淋沥、胀满、中暑、中风及一切血症。

（清・太医院《药性通考・卷四》）

人参味甘，大补元气。止渴生津，调荣养卫。肺下实热并阴虚火动、劳嗽吐血，勿用。肺虚气短少气、虚喘烦热，去芦用之。反藜芦。

（清・刘泽芳《名医类编・药性部・医学药性歌》）

人参甘味温无毒，善解虚烦补脏阳。明目开心通血脉，安魂定魄睡安康。最能利血除邪气，霍乱调中止渴良。肠冷气虚胸膈逆，惊痫坚积是仙方。

按：东垣云：人参、黄芪、甘草三味，退虚火圣药也。丹溪治外感挟内伤症，但气虚热甚者，必与黄芪同用，以托正气。又恐性缓不能速达，少加附子，资其健悍之性，以助成功。盖火与元气势不两立，一胜一负，一盛一衰，经所谓邪之所凑，其气必虚是也。王节斋云：肺受寒邪，短气、少气、虚喘俱宜用；肺受火邪，喘嗽及阴虚火动、劳嗽吐血勿用。盖人参，入手太阴而能补火，故肺受火邪者忌之。此乃述海藏肺寒用人参、肺热用沙参，及后人肺寒则可服、肺热则还伤肺之谕耳。安知寒热之中，犹有虚热之别。肺中实热，忌之固宜；肺中虚热，用之何害？况丹溪云虚火宜补，参、芪之类是也。又曰龙火反治。夫龙雷之火，即虚火也。在人身虽指下焦相火而言，然而上下同法，肺中虚火亦相侔焉。此火非水可扑，每当浓阴骤雨之时，火焰愈炽，太阳一照，火自消弭。可见人身虚火，必非寒凉助水之药可制，务须补足元阳，其火自退。补中有泻，泻中有补，正所谓甘温能除火热也。彼不知能泻火邪，而反畏补火，惟引寒热，不辨虚实，真可哂也。大抵人参补虚，虚寒可补，虚热亦可补；气虚宜用，血虚亦宜用。惟阴虚火动，劳嗽吐血，病久元气虚甚者，但恐不能受补，非谓不可补也。张仲景治亡血脉虚，用此以补，非不知其能动火也。盖谓补气则血自生，阴生于阳，甘能生血故耳。葛可久治痨瘵大吐血后，用此一味，名独参汤，亦非不知其火载血上也，盖以血脱须先益其气耳。丹溪治劳嗽火盛，制琼玉膏以之为君，亦用单煮，名人参膏，服后肺火反除，嗽病渐愈者，又非虚火可补、龙火反治之验欤？抑又古方书云诸痛不宜服参、芪，此亦指暴病、气实者而言，若久病气虚而痛，何当拘此？东垣治中汤与干姜同用，治腹痛吐逆者，亦谓里虚则痛，补不足也。医家临病用药，贵在察病虚实，自合矩度矣。

（清·佚名《本草明览·卷一·草部》）

害：助气，闭气，属阳，阳旺则阴愈消，凡酒色过度，损伤肺胃真阴，阴虚火动，肺有火热，咳嗽吐痰，吐血衄血，齿龈内热，骨蒸劳瘵，均在禁例。实表，表有邪者伤寒始作，形症未定，而邪热方炽，痧痘斑毒初发欲出，但闷热而不见点者，若误投之，以截阻其路，皆实实之害，非药可解。经云：实实虚虚，损不足，补有余。如是者医杀之耳，可不慎哉。

利：甘温微苦，大补肺中元气，其性主气，凡脏腑之气虚者皆能补之，生津除烦，聪明耳目，安精神，定魂魄，止惊悸，通血脉，气壮而胃自开，气和而食自化。

（清·凌奂《本草害利·肺部药队·补肺猛药》）

独参汤一方，乃补阴之第一方也。今人用为补阳回阳，大悖经旨，由其不知水火立极之妙，药性功用之专。余为活人计，不得不直切言之。夫人身所恃以立命者，惟此水火而已，水火即气血，即阴阳。然阳之根在乎坎，天一生水，一点元阳含于二阴之中是也；阴之根在乎离，地二生火，一点元阴藏于二阳之内是也。水火互为其根，乾坤颠倒，各有妙用，故经云：善补阳者，于阴中求阳；善补阴者，于阳中求阴。今人罕明此理，一见阳虚症，用药即着重心，而不知着重肾；一见阴虚症，用药即着重肾，而不知着重心。究其所用药品，阳虚重在人参，阴虚重在熟地。查熟地甘寒补阴，尚不为错；而人参甘寒，近来所出洋参味苦，苦寒之品皆补阴之品，非补阳之品。故仲景不用参于回阳，而用参于大热亡阴之症以存阴，如人参白虎汤、小柴胡汤之类是也。大凡药品，性具苦、寒、酸、涩、咸味者，功专在阴；具甘、温、辛、淡、辣味者，攻专在阳。今人着重在后天坎离之阴阳，而不知着重坎离中立极之阴阳，故用药多错误也。

仲景一生学问，即在这先天立极之元阴元阳上探求盈虚消长，揭六经之提纲，判阴阳之界限。三阳本乾元一气所分，三阴本坤元一气所化，五脏六腑，皆是虚位，二气流行，方是真机。阴阳盈缩，审于何部，何气所干，何邪所犯？外感由三阳而入内，六客须知；内伤由三阴而发外，七情贵识。用药各用实据，如六经主方是也。然补坎阳之药，以附子为主；补离阴之药，以人参为先；调和上下，权司中土，用药又以甘草为归。此皆立极药品，奈人之不察何！

余细维世之用人参以补心即为补阳也，不知心虽属阳，外阳而内阴，功用在阴，周身阴血俱从火化得来，故色赤。经云心生血，又曰火味苦，以苦补心，即是补离中之阴也，而非补真阳也。千古以来，用参机关，惟仲景一人知之，而时珍本草云能回元气于无何有之乡，推斯意也，以为水火互为其根。经云“阳欲脱者，补阴以留之”，独参汤是也；“阴欲脱者，补阳以挽之”，回阳饮是也。至于阴盛逼阳于外者，用参实以速其阳亡也；阳盛灼阴将尽者，回阳实以速其阴亡也。凡用参以冀回阳，总非至当不易之理，学者宜知。若此症所现，乃阳旺阴虚之甚，正当用参以扶立极之元阴，元阴盛而周身之阴血自盛，血盛而虚者不虚，病者不病矣。

（清·郑钦安《医理真传·卷三·阴虚症门问答》）

问曰：物各有性，而其所以成此性者，何也？答曰：原其所由生而成此性也。秉阳之气而生者，其性阳；秉阴之气而生者，其性阴；或秉阴中之阳，或秉阳中之阴，总视其生成以为区别。盖必原一物之终始，与乎形色、气味之差分而后能定其性矣。有如人参，或谓其补气属阳，或谓其生津属阴，只因但论气味而不究人参所由生之理，故不能定其性也。余曾问过关东人，并友人姚次梧，游辽东归，言之甚详，与《纲目》所载无异。《本草纲目》载人参歌曰：三椏五叶，背阳向阴，欲来求我，椵树相寻。我所闻者，亦云人参生于辽东树林阴湿之地。又有人种者，亦须在阴林内植之。夫生于阴湿，秉水阴润泽之气也，故味苦甘而有汁液发之，为三椏五叶，阳数也。此苗从阴湿中发出，是由阴生阳，故于甘苦阴味之中饶有一番生阳之气，此气可尝而得之也。人身之元气由肾水之中以上达于肺，生于阴而出于阳，与人参由阴生阳同一理也。所以人参大能化气，气化而上出于口鼻，即是津液。人参生津之理如此，非徒以其味而已。然即以气味论，甘苦中含有生发之气，亦只成为由阴出阳之气味耳。

问曰：人参不生于东南而生于北方，古生上党，今生辽东、高丽，皆北方也，此何以故？答曰：此正人参所由生之理，不究及此，尚难得人参之真性也。盖北方属水，于卦为坎，坎卦外阴而内阳，人参生于北方，正是阴中之阳也。坎卦为水，天阳之气皆发于水中，观西人以火煎水，则气出，而气着于物，又复化而为水，知水为气之母，气从水而出矣。人身肾与膀胱属水，水中含阳，化气上行出于口鼻则为呼吸，充于皮毛则为卫气，只此肾与膀胱水中之阳化气而充周者也。故《内经》曰：膀胱者，州都之官，气化则能出矣。此与天地水中含阳，化而为气，以周万物本属一理，水在五行属北方，人参生于北方，秉水中阳气，故与人之气化相合，所以大能补气。

（清·唐宗海《本草问答·卷上》）

人参，性禀甘平，功资脾肺；气纯味厚，补真元而益血生津；助卫充营，安五脏而宁神益智。须则横行支络，补而下行；芦堪呕吐虚痰，苦能上达。党参则出于西潞，甘平赖以培中；别直乃产自高丽，温热宜分种野；如补虚而清肺，西洋参甘苦性寒；欲益气以培脾，东洋参甘温力厚。

人参，产辽东、吉林、高丽等处。其草生山之北，背阳向阴，故收藏亦不喜见风日。地为阴，此物得土之旺气而生，故能大补中州元气。以真元之气，起于阴中，上及于肺。人参能从阴中补阳，使脾、肺元气皆旺，则脏腑气血均受其荫庇，自然阳生阴长。为补药中纯厚之品，同干姜、附子则补而兼温，同石膏、知母则补而兼清。古人发表攻里诸方，每每加用，均有深意。至于得陈皮则益气，得当归则益血，何脏之虚，则用何脏之药以引之，即可取效。由是观之，可见人参之性，亦如土之性。土无定位，德备四隅之象矣。参须，性味相同，善行脉络，但补力不及耳。下行者亦如人参之从阴中补阳，自下而上也。又，根须皆有向下之意。参芦，即参之生苗处。性升，味苦，性寒。主涌吐风痰在胸膈间而又兼虚者。党参，出山西潞安者为上，其余所出者皆次之。甘、平之性，用以培补脾、肺元气颇佳。若虚盛而危急者，亦非所宜，非人参之大力不能也。别直，为高丽国所产。所出之参，其功用、性味与人参相同，但补力稍不及，皆以野生者为佳。有一种种出者，土人以子播种，用硫黄等物沃土，则土肥易茂，服之每每腹胀，其性热。西洋参，出西洋，味苦而甘，性寒色白，其清养之力有余，补助之功不足，大抵肺部虚热者宜之。东洋参，出东洋，色淡黄，味甘性温，补脾胃中气，其补力固不及人参、别直，而较党参为优，与西洋参有寒温之各异耳。

（清·张秉成《本草便读·草部·山草类》）

人参性效，近陈修园砭《新方八阵》，辨之而未尽也。泉谓仲景于亡脉亡血并用人参者，非以人参为能生血脉也，特培其血脉所由生者耳！脾主为胃行其津液，液血同类。津液不行，则血亦减少。而津血又皆元气所生，元气实藏于脾，人参专能补脾，脾旺而气液充，则亡血亡脉皆愈。故人参之补脾，实人参之培元气也。惟人参培元气，故阳虚者得之能益气，如四君子汤是也；阴虚者得之能蓄津，如人参白虎汤是也。且人参反大黄，大黄功专泻胃，而胃为万物所归，能泻胃者必能泻胃之所及；人参功专补脾，而脾为诸经之母，故补脾者必能补脾之所统。推而暨之，大黄无所不泻，人参无所不补，凡通治之药准此。

（清·莫枚士《研经言·卷三》）

少阳为三阳之枢，少阴为三阴之枢。凡言枢者，皆一经中有阴有阳，入则为阴，出则为阳，犹枢机之转移。少阴水脏而寓君火，固阴阳兼具矣。少阳似有阳无阴，然藏于肝叶，是一阳初生而尚不离乎阴，故二经相感极易，肝病有热即挟胆火，胆病有寒即挟肝风。肝气之上逆即胆，胆气之下降即肝。往来寒热虽少阳病，却非全不涉肝，以阳之稚，不能竟远乎阴，而有出入相争之象也。争则宜解宜和，人知小柴胡汤为少阳和解之剂，不知柴、芩专解邪，参乃所以和之。病兼阴阳，何以解之第有寒药？盖此固少阳势重，退少阳则厥阴自靖，且有人参调停其间，何患寒热之不止。参为少阳药有凿凿可据者，泻心汤心烦无参，而胁下有水气则用之；胸痹诸方无参，而胁下逆抢心则用之；即小柴胡汤有加减法，而独于呕、于渴、于胁下痞硬不去参，此可知人参为和少阳之专药矣。

少阴之贵于和者，躁是也。烦出于心，躁出于肾，故栀子豉汤、黄连阿胶汤治烦无参。烦不必兼躁，躁则必兼有烦。烦与躁兼则有阳证有阴证，阳证乃太阳表实、阳明腑实之下侵及肾，非肾自病，故大青龙汤、大承气汤治烦躁无参；阴证则为肾病上干及心，肾阳几亡，肾阴岂能独善，故吴茱萸汤、茯苓四逆汤治烦躁有参。又可知人参为和少阴之专药矣。

用参于和，有和其本腑本脏之阴阳者，少阳少阴是也。若干姜黄连黄芩人参汤，则以证有寒热而和之；木防己汤，则以药兼寒热而和之；桂枝人参汤，所以联表里之不和；生姜泻心汤，所以联上下之不和；大建中汤，又以椒、姜之温燥而化之使和。和之道不一，而不善用之，则有不如甘草驱使之易者也。

胸胁满硬呕吐，各有正治之药，用参特以和阴阳耳。然生津止渴，则参有专长，不必定用于少阳。故津为热劫之阳明证，白虎加人参汤亦用之；土虚而津不生之太阴证，理中丸亦用之。若渴饮而有水蓄于中，小便不利者，参则不过问也。

止渴有不需参之证，生脉则唯参独擅。盖脉生于营，营属心，心体阴而用阳，唯冲和煦育之参能补之。故白虎加人参汤之暑病脉虚、四逆加人参汤之脉微、通脉四逆汤之脉不出、炙甘草汤之脉结代，皆必得有参。参之力，入肾者轻，入心者重。故足少阴得其和，手少阴得其补，亦可为阴中之阳之一证矣。

参之功在补虚，虽止渴亦补，然止渴与生脉，第证状之显著者耳，参之补岂止是哉。其色黄，其味甘，其全神自注于脾，而扩之，又能无处不到，故建中汤之名，在饴不在参，以参之不可以一得名也。今试约举仲圣方之用为补者而言之：补脾如理中丸、黄连汤参治腹中痛，补胃如大半夏汤、甘草泻心汤许氏《内台》方有人参，补肺胃如竹叶石膏汤，补肝如乌梅丸、吴茱萸汤，补心已列如上，他如薯蓣丸、温经汤之补，殆不胜其指数，参之补可不谓广也乎！心痞最不宜参，然以参佐旋覆、姜、夏，则参可用于散痞矣；腹胀最不宜参，然以参佐厚朴、姜、夏，则参可用于除胀矣。参能实表止汗，故有表证者忌之；若汗出后烦渴不解，于寒剂中用之何妨？参能羁邪留饮，故咳证忌之；若肺虚而津已伤，于散邪蠲饮中用之何妨？参治往来寒热，似疟皆可用参矣，然外有微热即去参。《外台》于但寒但热、寒多热少之疟亦俱无参，唯疟病发渴者用之。盖补虚则助邪，寒热不均，则不可以遽和；人参止渴，辅苓、栝之不逮也，参唯益阴，故能生津。利不止，虽脉微欲绝亦不加参，以利则阴盛而参复益之也。然下与吐兼，或吐下之后，其中必虚，津必伤，参又在所必需。盖中土有权，则上下悉受其范，而不敢违戾也。

（清·周岩《本草思辨录·卷一》）

人参之种类不一，古所用之人参，方书皆谓出于上党，即今之党参是也。考《神农本草经》载，人参味甘，未尝言苦，今党参味甘，辽人参则甘而微苦，古之人参其为今之党参无疑也。特是，党参之性虽不如辽人参之热，而其性实温而不凉，乃因《神农本草经》谓其微寒，后世之笃信《神农本草经》者，亦多以人参之性果然微寒，即释古方之用人参者，亦本微寒之意以为诠解，其用意可谓尊经矣。然古之笃信《神农本草经》而尊奉之者莫如陶弘景，观其所著《名医别录》，以补《神农本草经》所未备，谓人参能疗肠胃中冷，已不遵《神农本草经》以人参为微寒可知。因此，疑年湮代远，古经字句或有差讹，吾人生今之世，当实事求是，与古为新。今试即党参实验之，若与玄参等分并用，可使药性无凉热，即此可以测其热力矣。然辽东亦有此参，与辽人参之种类迥别，为其形状性味与党参无异，故药行名之为东党参，其功效亦与党参同。至于辽人参，其补力、热力皆倍于党参，而其性大约与党参相似，东人谓过服之可使脑有充血之病，其性补而上升可知。方书谓人参，不但补气，若以补血药辅之亦善补血。愚则谓若辅以凉润之药即能气血双补，盖平其热性不使耗阴，气盛自能生血也。

（张锡纯《医学衷中参西录·药物》）

黄　芪

【本草原旨】

黄芪，味甘微温。主痈疽久败疮，排脓止痛，大风癞疾，五痔鼠瘘，补虚，小儿百病。一名戴糁。生山谷。

（西汉《神农本草经·上经》）

【各家集注】

黄芪气温，味甘、平，治虚劳自汗，补肺气，实皮毛，泻肺中火，脉弦，自汗。善治脾胃虚弱，疮疡血脉不行，内托阴证，疮疡必用之药也。《主治秘要》云：气温味甘，气薄味厚，可升可降，阴中阳也。其用有五：补诸虚不足一也，益元气二也，去肌热三也，疮疡排脓止痛四也，壮脾胃五也。又云：甘，纯阳，益胃气，去诸经之痛。去芦并皱，锉用。

（金·张元素《医学启源·卷之下·用药备旨》）

黄芪气薄味甘性温，无毒，升也，阳也。其用有四：温分肉而实腠理，益元气而补三焦，内托阴症之疮痍，外固表虚之盗汗。如痈疽已溃者多用，从里托毒而出。又能生肌收口，补表故也。大都表邪旺者不可用，用之反助邪气。就阴气弱者论之，亦宜少用，若用之以升元气于表，则内反虚耗矣。又表虚有邪，发汗不出者，服之自汗。此药大益胃气，能解肌热，故人参、黄芪、甘草三味，退虚热之圣药也。入手少阳、足太阴、少阴肾命门之剂。蜜炙用之，大能止汗，生用又能发汗。人参非此则不能补，故为补中益气之要药也。用之于痘家，与前参同，但实热之症，比参尤加谨焉。恶鳖甲。

（明·杜文燮《药鉴·卷二》）

黄芪味甘，气微温，无毒。入手少阳经、手足太阴经，补三焦之药也。善能充实腠理，排托诸疮。是以自汗、盗汗，腠理虚也，虚则非芪不能实；溃脓溃血，腠理弱也，弱则非芪不能托。痼冷沉寒，乃元虚之不足，虽用姜桂之属而无参芪之剂，则不能温经以回阳；阴虚不足，阳邪下陷于阴经，虽用升提之类而无实腠之药，则自上而复下也。是故补中益气汤用参、芪为君，升麻、柴胡为使；诸疮托里散以黄芪独用，使腠理固密而余毒不能妄攻于内。故治者果察其气有不足而与之，使正气复而邪气散矣，他症何由而生焉？苟不揣其气或有余而概与补气之药，则不助其正而反助其邪，必变证为喘咳气急之患也，岂可乎？吾尝秘用之法：平补而用参、芪，必兼苦寒，使气不能以自盛，致生胸闷之症也；大补而用参、芪，必兼消导，使补不能以太速，致生气急之患也。如邪盛而用参、芪，必先治其邪而少加补剂，使邪不能以胜正；气虚而用参、芪，必当调其气而大加补剂，使气得以受补也。如是推之，他症治例亦可详矣。

（明·方谷《本草纂要·卷之一·草部上》）

黄芪上品之下，君。气温，味甘、平。无毒。入手少阳、足少阴、太阴，命门之剂。可升可降，阴中之阳也。

发明曰：黄芪虽属内外三焦通用之药，其实托里固表为专，而补中益气兼之。故本草云补肺气，温分肉，实皮毛，阳虚自汗、盗汗，此能敛之。痈疽肺痈、痔瘘已溃、久败疮疡用此，从里托毒而出，能生肌收口，皆护表以补里也。若表邪旺、腠理实，用之反助邪气。所谓泻阴火，非阴经相火也。以内伤者，上焦阳气下陷于阴分，为虚热耳。故三焦火动者不可用。云补三焦、实卫气、敛汗，与桂枝同。但桂枝能通血、破血而实卫乃荣中药，黄芪只实卫益气为异耳。若表虚有邪，发汗不出，服之自汗也。如伤寒尿虚涩，血少不能作汗，春、夏、秋三时用黄芪建中汤和荣卫，自然汗出邪退之类。本草又谓：疗虚损、五劳羸瘦，补肾脏元气，柔脾胃，利阴气，止消渴、腹痛、泄痢、妇人子脏风邪，逐脏间恶血，月候不匀、崩、带下、伤寒尺脉不至、小儿百病等，皆里气虚也，此为托里。要之，固表亦所以固里也。东垣云：人参、黄芪、甘草三味，甘温退热之圣药也。故补中益气以人参为君，黄芪为臣；若系表汗多亡阳，并诸溃疮疡，及痘疹未贯全浆，并一切阴毒不起，而实卫护荣，又让黄芪为主，人参辅之。若补中补脾胃，此能佐茯苓、白术。

黄芪畏防风，得防风其功愈大，盖相畏而相使也。盖风药行表，故能助之，二味相须为用。若治疮疡生用，补虚蜜炒用。

（明·皇甫嵩《本草发明·卷之二·草部上》）

黄芪，属阳有土，体柔软，色皮微黄肉带白，气和，味甘而淡，性温，能升，能降，力益气固表，性气微厚而味薄，入脾、肺、三焦三经。

黄芪皮黄入脾，肉白走肺，性温能升阳，味甘淡，用蜜炒又能温中，主健脾，故内伤气虚，少用以佐人参，使补中益气，治脾虚泄泻、疟痢日久、吐衄肠红、诸久失血后及痘疮惨白；主补肺，故表疏卫虚；多用以君人参，使敛汗固表，治自汗、盗汗、诸毒溃后收口生肌及诸痘疮贯脓、痈疽久不愈者。从骨托毒而出，必须盐炒；痘科虚不发者，在表助气为先，又宜生用。若气有余，表邪旺，腠理实，三焦火动，断宜戒之。至于中风手足不遂，痰壅气闭，始终俱不可加。

（明·贾所学撰，李延昰补订《药品化义·卷五·脾药》）

黄耆用根。耆，长也。色黄，为补药之长。其皮折之如绵，谓绵黄耆。蜜水涂，炙熟用。防风能制黄耆，黄耆得防风，其功甚大，乃相畏而相使也。味甘，气微温。益元气，补诸虚不足，固卫气敛汗，壮脾胃，去肌热阳气下陷，入阴中则发热，甘温能除大热，排脓止痛气充化腐为脓，气通则不痛，活血生肌气充则血活，气旺则肉长，内托阴疽，为疮家圣药。王好古曰：治气虚盗汗，并自汗及肤痛，是皮表之药。治咯血，益脾胃，是中州之药。治伤寒尺脉不至，补肾脏元气，是里药。乃上、中、下、内、外、三焦之药。大抵黄耆专于托里固表，而兼补益中气也。《灵枢》曰：卫气者，所以温分肉而充皮肤，肥腠理而司开阖。黄耆既补三焦、实卫气，与桂同功，然比桂甘平而不辛热，故桂通血脉，耆则益气也。又黄耆与人参、甘草为除躁热、肌热之要药。若表虚有邪发汗不出者，加入发表药中又能助汗。但表邪实者不可用，胸满气滞者不可用。黄耆、防风世多相须而用。人参补中，黄耆实表。凡内伤脾胃，发热恶寒，吐泻怠卧，胀满痞塞，神短脉微者，当以人参为君，黄耆为臣，不可执一也。

（清·王逊《药性纂要·卷二·草部·山草类》）

黄芪气微温，禀天春升少阳之气，入足少阳胆经、手少阳三焦经；味甘无毒，禀地和平之土味，入足太阴脾经。气味俱升，阳也。脾主肌肉，甘能解毒，温能生肌，所以主痈疽久败疮，排脓止痛也。风湿热壅于肌肉筋脉中，则筋坏肉败而成大麻风癞疾矣。脾主湿，胆主风，三焦主热，邪之所凑，其气必虚；黄芪甘温，补益气血，故治癞疾也。肠澼为痔，肠者手阳明经也，太阴脾为阳明行津液者也；甘温益脾，脾健运，则肠澼行而痔愈也。鼠瘘者瘰疬也，乃少阳经风热郁毒；黄芪入胆与三焦，甘能解毒，温能散郁，所以主之。人身之虚，万有不齐，不外乎气血两端。黄芪气味甘温，温之以气，所以补形不足也；补之以味，所以益精不足也。

小儿稚阳也，稚阳为少阳，少阳生气条达，小儿何病之有？黄芪入少阳补生生之元气，所以概主小儿百病也。

（清·叶天士《本草经解·卷一·草部上》）

主痈疽、久败疮、排脓止痛，除肌肉中之热毒。大风癞疾，去肌肉中之风毒。五痔鼠瘘。去肌肉中之湿毒。补虚，补脾胃之虚。小儿百病，小儿当补后天。后天者，肌肉之本也。黄芪甘淡而温，得土之正味、正性，故其功专补脾胃。味又微辛，故能驱脾胃中诸邪。其皮最厚，故亦能补皮肉，为外科生肌长肉之圣药也。

（清·徐大椿《神农本草经百种录·上品》）

黄芪味甘微温，入脾、肺二经，茯苓为使，恶龟甲、皂荚，反防风，须知黄芪得防风，其功益大，蜜炙用。补元阳，实腠理，治劳伤以阳气虚也，长肌肉气生血，故肉长，无汗能发表表虚邪闭，生用发汗，自汗能止补气固表，排脓内托脓成，则毒化，气虚痘陷宜黄芪、人参、甘草、糯米，止血崩血淋气固而自止，除泻痢带浊气升而陷自除，解渴泻阴火也，定喘补气虚也。按：性味俱浮，彼气滞中满、表邪未散、怒气伤肝者，俱禁用。

（清·罗国纲《罗氏会约医镜·卷十六·草部上卷》）

黄芪味甘，微温，入手太阴经，兼入足太阴气分。助气补血，固腠理，益脾胃，托疮疡，止盗汗。得枣仁，止自汗。配干姜，暖三焦。配川连，治肠风下血。配茯苓，治气虚白浊。配川芎、糯米，治胎动腹痛、下黄汁。佐当归，补血。使升、柴，发汗。黄芪补气，而气有内外之分。气之卫于脉外者，在内之卫气也。气之行于肌表者，在外之卫气也。肌表之气，补宜黄芪。五内之气，补宜人参。若内气虚乏，用黄芪升提于表，外气日见有余，而内气愈使不足，久之血无所摄，营气亦觉消散，虚损之所以由补而成也。故内外虚气之治，各有其道。不谙其道而混治，是犹盲人之不见黑白也。

（清·严洁、施雯、洪炜《得配本草·卷二·草部山草类五十种》）

黄芪，甘温，纯阳，乃上中下、内外补虚之圣药。其补三焦，实卫气，与桂同功。特桂则通血脉，能破血而实卫气，芪则专于益也。同人参、甘草，能除燥热、肌热。盖脾胃一虚，肺气先绝，必用芪温肉分，益皮毛，实腠理，不令汗出，以益元气而补三焦也。生者亦能泻火。惟表邪旺者忌用，恐反助邪气；阴虚者少用，恐太升气于表，则内愈虚耗。

（清·闵钺《本草详节·卷之一·草部》）

或问黄芪性畏防风，而古人云黄芪得防风，其功愈大，谓是相畏而相使也，其说然乎？此说亦可信不可信之辞也。黄芪无毒，何畏防风？无畏而言畏者，以黄芪性补而防风性散也，合而用之，则补者不至大补，而散者不至大散，故功用反大耳。黄芪欲防风者，以防风能通达上下周身之气，得黄芪而生，黄芪达表，防风御风，外来之风得黄芪而拒绝也。

或问黄芪补气，反增胀满，似乎黄芪不可补气也，岂有药以解其胀，抑可不用黄芪耶？夫黄芪乃补气药，气虚不用黄芪，又用何药？然服之而增胀满者，非黄芪之助气，乃黄芪之不助气也。阴阳有根，而后气血可补。阴阳之根将绝，服补药而反不受补。药见病不能受，亦不去补病矣。此黄芪补气而反增胀满，乃不生气之故。然亦因其不可生而不生也，又岂有别药以解其胀哉。

或问黄芪气分之药，吾子以为补血之品，是凡有血虚之症，俱宜用黄芪矣，何以古人用补血之药多，用四物汤、佛手散绝不见用黄芪之补血者，岂古人非欤？古人未尝非也，第以血症不同，有顺有逆。顺则宜用血药以补血，逆则宜用气药以补血也。盖血症之逆者，非血逆而气逆也，气逆而后血逆耳。血逆而仍用血分之药，则气不顺而血愈逆矣，故必须补气以安血也。气逆则血逆，气安则血安，此不易之理也。凡血不宜上行，呕、咯、吐、衄之血，皆逆也。血犹洪水，水逆则泛滥于天下，血逆则腾沸于上焦，徒治其血，又何易奏平成哉！故必用补气之药于补血之中，虽气生夫血，亦气行夫血也。此黄芪补血汤所以独胜于千古也。

或问黄芪以治气逆之血，发明独绝，然而亦有用四物汤、佛手散以止血而效者，又是何故？洵乎吾子之善问也。夫血逆亦有不同，有大逆，有小逆。大逆者，必须补气以止血；小逆者，亦可调血以归经。用四物汤、佛手散治血而血止者，血得补而归经也。盖血最难归经，何以四物、佛手偏能取效，正因其血逆之轻耳。逆轻者，气逆之小也；逆重者，气逆之大也。以四物汤、佛手散治血而血安，虽亦取效，终必得效之迟，不若补血汤治气而血止得效之捷也。

或问黄芪何故必须蜜炙，岂生用非耶？然疮疡之门，偏用生黄芪，亦有说乎？曰：黄芪原不必蜜炙也，世人谓黄芪炙则补而生则泻，其实生用未尝不补也。

（清·陈士铎《本草新编·卷之一》）

黄芪去头、去粗皮，切片，蜜水拌炒。欲达肌肤，连皮生用。黄芪补气，亚于人参，然当归补血汤中用黄芪倍于当归者，盖谓“有形之血，不能速生；无形之气，须当急固”，故重用之也。然则黄芪兼能补血明矣。治阳虚自汗，人尽知之；阴虚盗汗，人皆不察，只须兼凉血之品，六黄汤用此一味是也。惟肺家有火，表邪未清，胃气壅实者，咸宜忌之。

（清·黄凯钧《友渔斋医话·药笼小品一卷》）

黄芪味甘，气微温。气薄味厚，可升可降，阴中阳也。无毒。性畏防风，而防风能制黄芪，故得防风而其功愈大，盖相畏而相使者也。生用治痈疽，蜜炙补虚损。入手少阳三焦、手足肺脾太阴经。主丈夫小儿五劳七伤，骨蒸体瘦，消渴腹痛，泻痢肠风。治女子妇人月候不匀，血崩带下，胎前产后气耗血虚。益元阳，泻阴火。扶危济弱，稍亚人参。温分肉而充皮肤，肥腠理以司开阖。固盗汗、自汗，无汗则发，有汗则止。托阴疮、癞疮，排脓止痛，长肉生肌。外行皮毛，中补脾胃，下治伤寒尺脉不至，是上中下、内外、三焦药也。脾胃一虚，肺气先绝，必用黄芪益卫气而补三焦。原其功能，惟主益气，甄权谓其补肾者，气为水母也；《日华》谓其止崩带者，气旺则无下陷之忧也。

黄芪甘味温调血，主疗筋挛及癞风，止渴补虚收盗汗，痈疽止痛又排脓。

按：参、芪甘温，俱能补益，症属虚损，并建其功。但人参惟补元气而调中，黄芪兼补卫气而实表。功既互施，用难一定。如患内伤，脾胃衰弱，脉息细微，发热恶寒，精神短少者，治之悉宜补中益气，须以人参加重为君，黄芪轻减为臣；若系表虚腠理不固，汗出亡阳，疮疡已溃，痘浆未足者，治之又宜实卫护荣，须让黄芪倍用为主，人参少入为辅焉。治病在药，用药在人，弗索骥而按图也。又云补气药多，则补血药亦从而补气；补血药多，则补气药亦从而补血。佐之以热则热，佐之以寒则寒。如当归补血汤，纵倍黄芪，以其性缓，随当归所引，故以补血立号；如补中益气汤，虽加当归，以其势寡，为参芪所据，故以益气专名；佐肉桂、附子少热，八味丸云；然加黄柏、知母，微寒补阴是尔。欲使轻重缓急之适中，惟在君臣佐使之勿失耳。

（清·佚名《本草明览·卷一·草部》）

黄芪，生，炙。甘，温。入肺、脾。钱半、三钱。欲其稍降盐水炒。大补元气，固表，泻火，生血。生用固表，无汗能发，有汗能止，泻阴火，解肌热。炙用补中，益元气，生血，定诸痛，排脓内托，疮痈圣药，痘症不起。黄芪大补，阳虚自汗，若表虚有邪，发汗不出者，服之自汗。人参惟补元气调中，黄芪兼补卫气实表。参、芪同用须分主辅，凡内伤脾胃，发热恶寒，胀满痞塞，参为君，芪为臣；若表虚而自汗、盗汗渐至亡阳及一切阴毒不起之病，须实卫护营者，芪为君，参为臣。其治盗汗、自汗，是皮表之药；治咯血，益脾胃，是中州之药；治伤寒尺脉不至，补肾脏元气，是里药。乃上中下、内外、三焦之药也。

按：黄芪极滞胃口，胸胃不宽者勿用。实表，有表邪及表实者勿用。助气，气实者禁。多怒则肝气不和，亦禁。阴虚者宜少用，恐升气于表而里愈虚尔。

（清·陆懋修《本草二十四品·气血并补卷二十一》）

黄芪固卫气而实皮毛，敛汗托疮，宜生乃效；补中州以资脾肺，阳虚血脱，当炙为良。味甘性温，色黄气厚。黄芪，一作“耆”。耆者，老也，为补药之长，故名。生者虽补中而善行卫分，能益气固表。得防风则补而不滞，行而不泄，其功愈大。同当归则和营达卫，炙用则大补中气，有阳生阴长之理。黄芪之补，善达表益卫，温分肉，肥腠理，使阳气和利，充满流行，自然生津生血，故为外科家圣药。以营卫气血太和，自无瘀滞耳。

（清·张秉成《本草便读·草部·山草类》）

耆，致也。此药性善推致，故能达表，使汗出。补虚谓托里，以补表之虚也。东垣有当归黄耆汤方，乃托里以去卫分之风，行表以去营分之寒者，以其挟虚，故补从麻、桂正治。于脉浮大，知其表有邪；以按无，知其里自虚也。近徐灵胎谓为补表血之方，全误。大风与癞疾，为微甚之分，非泛言风邪也。痔与瘘，为初终之分，皆承“久败疮”言，以四症皆有脓及痛。疑古本“止痛”下即接“补虚”，后来名医足此八字耳。凡经文句调不一者，仿此。

（清·莫枚士《神农本草经校注·卷上》）

白术（苍术）

【本草原旨】

术，味苦温。主风寒湿痹、死肌、痉、疸，止汗除热，消食，作煎饵，久服轻身延年，不饥。一名山蓟。生山谷。

（西汉《神农本草经·上经》）

【各家集注】

白术气温味甘，能除湿益燥，和中益气，利腰脐间血，除胃中热。《主治秘要》云：性温味微苦，气味俱薄，浮而升阳也。其用有九：温中一也；去脾胃中湿二也；除脾胃热三也；强脾胃，进饮食四也；和脾胃，生津液五也；主肌热六也；治四肢困倦，目不欲开，怠惰嗜卧，不思饮食七也；止渴八也；安胎九也。

苍术气温味甘，主治与白术同。若除上湿、发汗，功最大。若补中焦、除湿，力少。《主治秘要》云：其用与白术同，但比之白术气重而体沉。治胫足湿肿，加白术。泔浸，刮去皮用。

（金·张元素《医学启源·卷之下·用药备旨》）

二术，本草不分苍、白，议论甚多，四家本草言之误矣。如古方平胃散，苍术为最要之药。《衍义》为气味辛烈，发汗尤速。其白术味亦微辛，苦而不烈，除湿之功为胜。又有汗则止，无汗则发，与黄芪同功，味亦有辛，能消虚痰。

（元·朱丹溪《本草衍义补遗·凡一百五十三种》）

白术气温，味甘苦而甘温，味厚气薄，无毒，可升可降，阴中阳也。入手太阳、少阴兼足阳明、太阳、少阴、厥阴。除湿益燥，和中益气，利腰脐间瘀血，除胃中邪热。利水道，有除湿之功；强脾胃，有进食之效。佐黄芩，有安胎之能；君枳实，有消痞之妙。与二陈同用，则化痰除湿，消食健胃；与白芍、当归、枳实、生地之类同用，则补脾而清脾家湿热；与干姜同用，去脾家寒湿；与黄连同用，去脾家热湿。大哉白术之功乎！其去诸经之湿药乎！痘家毒盛尿多，切宜禁忌。若见水疱之症，须用麻黄根汁浸透炒之，取其达表以利水道也。

苍术气温，味甘辛，气薄味厚，无毒，可升可降，阳也。入足阳明、太阴经药也。消痰结窠囊，去胸中窄狭。治身面游风、风眩头痛甚捷，辟山岚瘴气、时气瘟疫尤灵。暖胃安胎，宽中进食，驱痰癖气块，止心腹胀痛，与白术同功。但补中除湿，力不及白，若宽中发汗，功过于白。以黄柏、牛膝、石膏下行之药引之，则除下部湿痰。以甘草、陈皮、厚朴之药引之，则除中焦湿证而平胃中有余之气。以葱白、麻黄、杏仁之类引之，则除肉分至皮表之邪。大都有邪者宜用，无邪者禁忌。庸医不分虚实及七情气闷概用白术，误矣。古人载腹中窄狭须用苍术，医者徒诵言而不察其所以言也。盖苍术乃辛散之剂，必有湿症实邪者方才可用，岂谓不分虚实而概用之乎？抑且虚闷者用之，则耗其气血，燥其津液，其虚火益动而愈闷矣。

（明·杜文燮《药鉴·卷二》）

白术之为性也，惟其纳食，所以止吐，胃脾之功臣；惟其行痰，所以敛汗，湿热之苕帚谓扫除也。利小便而肿退，实大腑而泻停。安妊佐以黄芩，消痞君之枳实。气实喘促，脾虚而无湿邪者，宜勿用也；血滞津枯，风寒兼湿而成痹者，可任投之。

（明·蒋仪《药镜·卷一·温部》）

术君味苦、甘、辛，气温，味厚气薄，阴中阳也，无毒。入足阳明经、足太阴经。白者除湿益燥，缓脾生津，补脾胃，进饮食，除胃中热，消虚痰，止下泄，利小便，消肿满及霍乱呕逆，利腰脐间血，上而皮毛，中而心胃，下而腰脐。在气主气，在血主血，无汗则发，有汗则止，与黄芪同功。苍者气味辛烈，主大风在身面，风眩头痛。除恶气，辟山岚瘴气。心腹胀痛，健胃安脾，宽中进食。发汗，除上焦湿功最大，若补中焦除湿力小。按：二术功用颇同，俱能补脾燥湿，但白者补性多，苍者治性多。

（明·张懋辰《本草便·卷一·草部》）

白术味苦、甘、辛，气温，味厚气薄，阴中阳也，无毒。脾经之要药也。盖脾虚不健，术能补之；胃虚不纳，术能助之。又有呕吐泄泻，霍乱转筋，此脾胃乘寒之症也，非术不能疗；涎痰壅盛，咳嗽喘急，此脾气不和之症也，非术不能平；腹满肢肿，饮食不纳，四肢困倦，此脾虚不足之症也，非术不能补。按：此剂兼黄连而泻胃火，与山药而实脾经，并苍术可以燥湿和脾，同猪苓亦能利水下行。黄芩佐之，固能安胎益气；枳实君之，犹能消痞除膨。温中之剂，无白术痛而复发；疮肿之症，用白术可以托脓。概尝论之：白术味之甘也，甘所以和脾；气之辛也，辛可以健胃。其性本清而质复浊尔，若用陈土炒之，制妙如神。

苍术味甘、辛，气温性燥，气味辛烈，阳也，无毒。入太阴脾经，燥脾湿；复入阳明胃经，和胃气。主治霍乱、呕吐、泄泻、疟痢、腹痛胀满、阴疝、痿厥及寒湿等症。何则脾胃之药喜燥而恶湿，苍术乃大辛温之剂，能行气而燥湿者也。是以吾尝治症，欲令宽中顺气，开郁散结，必兼苍、朴而用之；欲使健脾和胃，温中进食，必兼苍、白而用之；欲其健行下焦，立清湿热，必兼苍、柏而用之；欲止心腹攻痛，温中利湿，必兼苍、萸而用之，此盖脾家治湿之妙药也。又曰：如欲补脾，必用白术；如欲清湿，必用苍术。若本经不分苍、白，以其土厚而人淳也；后人分而用之，以其多卑湿之居处也。世尝谓其有驱邪辟恶之说，每焚术以为美，然岂止于此乎？苟于山岚瘴气、烟雾杀厉所生之地得闻术味，非惟去湿除恶，抑且开脾健胃，安神助气，长生不老，此无方之神妙也。经曰：必欲长生，当服山精。是之谓欤！

（明·方谷《本草纂要·卷之一·草部上》）

白术上品之上，君。气温，味甘，又微苦辛。可升可降，阳中阴也。无毒。入足阳明、太阴、足少阴、厥阴，又手少阳、少阴。

发明曰：白术健脾除湿，此其大略也。本草谓主风寒湿痹、死肌痉疸，止汗，除热，消痰水、心下急满、呕逆、霍乱吐下，逐皮间风水、结肿等，皆湿热伤脾所致，盖脾恶湿，除湿所以健脾也，脾气健运则饮食消导、痰涎除而气自利，心下何急满之有？脾土实能食火，而胃热自清矣。湿除痰消热清，则风湿痹痛、风眩、目泪、风水、肿满等候悉去，而霍乱吐下之因于湿热者亦止矣。白术本燥，本草又谓利腰脐间血、益津液者何？盖脾胃运能滋生血气，腰脐间血自利，津液从此益矣。盖膀胱为津液之府，气化出焉。因脾土有湿，不得施化，而津道阻。白术燥其湿，则气化得施，津液随气化而生矣。《日华子》谓：白术利小水，正以此也。若气滞、气闭、胀痛等候宜禁用之。佐以黄芩能安胎；佐以枳实能消痞；配二陈汤能健脾消食，化痰除湿；与归、芎、生地之类同用，能补脾家之血；再加枳实、姜炒黄连，除脾中湿热；加干姜逐脾家寒湿；与黄芪、芍药等同用，有汗即止；少入辛散之味，无汗则发也。若夫除湿邪、逐寒气、止霍乱吐泻、平胃发汗，又不如苍术之燥烈也。

苍术上品之上，君。气温，味苦、辛。无毒。入足阳明、太阴经药。

发明曰：苍术辛温散邪，苦以燥湿，尽之矣。故本草主大风湿在身面及风寒湿痹、死肌，逐皮肤间风水、结肿，发汗者，能发散之；山岚瘴气、湿邪之外致，能辟除之。皆其辛烈散邪之力也。本草又谓消痃癖气块痰饮、除心腹胀痛窄狭、健胃安脾、宽中进食者，由其苦温以燥湿之功也，故逐邪除湿，其功最大。若补中、除湿健脾，不如白术之能。入平胃散去中焦湿，平胃中有余之气，心腹胀痛必是有湿邪者，用之则宽。若虚闷痛无实邪者，用之反耗气血，燥津液，虚火益动而愈闷矣。

以盐炒黄檗、牛膝、石膏等下行之药，引用治下部湿疾；入葱白、麻黄之类，能散分肉至皮表之邪。防风、地榆为之使。忌食桃、李、雀、蛤。凡用择肥实褐色、气味辛烈者，用米泔浸洗再换泔浸，凡三日，去粗皮，用盐少许略炒。

（明·皇甫嵩《本草发明·卷之二·草部上》）

白术，属阴中有阳，体微润而重，色苍白，气微香，味微苦略辛云甘，非，性微温，能升，能降，力健脾，性气与味俱厚，入脾、胃、三焦三经。

白术味微苦略辛，取其辛燥湿，苦润脾，燥之润之，脾斯健旺。盖脾属湿土，土无水泽则不滋润，非专宜燥。经曰脾苦湿，为太湿则困滞，然过燥则干裂，此以辛燥脾，实以苦润脾，主治风寒湿痹、胸膈痰痞、嗳气吞酸、恶心嘈杂、霍乱呕吐、水肿脾虚、寒湿腹痛、疟疾胎产。能使脾气健运，正气胜而邪气自却也，且润脾益胃，为滋生血气、痘疮贯脓时助浆满圣药。凡郁结气滞、胀闷积聚、吼喘壅塞、胃痛由火、痈疽多脓、黑瘦人气实作胀，皆宜忌用。

（明·贾所学撰，李延昰补订《药品化义·卷五·脾药》）

苍术，属阳中有微阴，体干，色苍，气香而雄，味辛微苦，性温而燥烈，能升，能降，力燥湿散邪，性气与味俱厚，入脾、胃二经。

苍术味辛主散，性温而燥，燥可去湿，专入脾胃，主治风寒湿痹、山岚瘴气、皮肤水肿，皆辛烈逐邪之功也。统治三部之湿，若湿在上焦，易生湿痰，以此燥湿行痰；湿在中焦，滞气作泻，以此宽中健脾；湿在下部，足膝痿软，以此同黄柏治痿，能令足膝有力。取其辛散气雄，用之散邪发汗，极其畅快。合六神散，通解春夏湿热病；佐柴葛解肌汤，表散疟疾初起。若热病汗下后虚热不解，以此加入白虎汤再解之，一服如神，汗止身凉。缪仲淳用此一味为末治脾虚蛊胀，妙绝，称为仙术。

（明·贾所学撰，李延昰补订《药品化义·卷十二·湿药》）

白术味甘性温，得中宫冲和之气，故补脾胃之药更无出其右者。土旺则能健运，故四肢困倦、嗜卧不开目、不思饮食者，食停滞者，有痞积者，皆用之也。土旺则能胜湿，故患痰饮者、肿满者、湿痹者皆赖之也。土旺则清气善升而精微上奉，浊气善降而糟粕下输，故吐泻者不可阙也。《别录》以为利腰脐间血者，因脾胃统摄一身之血，而腰脐乃其分野，藉其养正之力而瘀血不敢稽留矣。张元素谓其生津止渴者，湿去而气得周流，而津液生矣。谓其消痰者，脾无湿则痰自不生也。安胎者，除胃中热也。又，上、中、下，在气主气，在血主血，无汗则发，有汗则止，与黄芪同功。

苍术，宽中发汗，功胜白术；补中除湿，力则不及。大抵卑监之土，宜白术以培之；敦阜之土，宜苍术以平之耳。其解痰、火、湿、食、气、血六郁者，皆因传化失常，不得升降。病在中焦，将欲升之，必先降之；将欲降之，必先升之。故苍术为胃脾要药，能上行发谷气，径入诸经，疏泄胃湿，通行敛涩。佐以香附，能快阴中之气，而下气又速，一升一降，自郁散而平矣。若脾精不禁，小便浊淋不止，腰背酸疼，宜用以敛脾精，精生于谷故也。然入平胃散，去中焦湿而平胃中有余之气；入葱白、麻黄之类，则散肉分至皮表之邪；以黄柏、牛膝、石膏引之下行，则祛下焦之湿。惟血虚怯弱及七情气闷者慎用，恐耗气血，燥津液，虚火动，而痞闷愈甚也。

（清·闵钺《本草详节·卷之一·草部》）

白术，古方总名为术，后人始分苍、白。味甘微苦，气温。强脾胃，消痰进饮食，去湿退肌热，生津止渴，安胎。在气主气，在血主血。无汗则发，有汗则止，与黄耆同功。凡四肢困倦嗜卧、目不能开、不思饮食者，宜用此以助脾胃元气。白术能消痰者，健脾而去湿也，气行则水道自利矣。能进食者，乃强脾以磨之，非损谷以和之也。能生津止渴，使脾气行则水精四布矣。脾胃为人一身之根本、气血之大源，缪仲醇以资生丸安胎，正是此义。凡中焦不受湿不能下利，必须白术以逐水益脾。非白术不能去湿，非枳实不能消痞，故枳术丸以之为君。脾恶湿，湿胜则气不得施化，津何由生？故曰：膀胱者津液之府，气化则能出焉。用白术以除其湿，则气化得周流而津液生焉。

苍术，用米泔浸，切片焙用。亦有用脂麻同炒以制其燥者。味苦，气温。辛烈而有雄壮上行之气。除湿发汗功力最大，上、中、下三焦皆可用之。又能总解诸郁，痰、火、湿、食、气、血六郁，皆因传化失常不得升降，病在中焦，故药必兼升降。将欲升之，必先降之；将欲降之，必先升之。苍术为足阳明经药，气味辛烈，强胃健脾，宣发水谷之气，能径入诸经，疏泄阳明之湿，而通行其敛涩。香附乃阴中快气之药，下气最速。一升一降，故郁散而得平。脾精不禁，小便漏浊淋不止，腰背酸疼，宜用苍术以敛脾精，精生于谷故也。能除恶气，今病疫及岁旦，人家往往烧之以辟邪气。天地生机，变化不息，人藉饮食以变化气血，亦贵运行不息也。脾胃时受水谷，气滞则易停湿而生痰矣。惟苍术健运，燥脾去湿，取油麻之润以济其燥。脾土恶湿，而水则流湿，莫若燥脾以去湿，崇土以填科臼。

（清·王逊《药性纂要·卷二·草部·山草类》）

术性温，禀天阳明之燥气，入足阳明胃经；味甘无毒，禀地中之土味，入足太阴脾经。气味俱升，阳也。风寒湿三者合成痹，痹者拘挛而麻木也。盖地之湿气，感则害人皮肉筋骨也。死肌者，湿邪侵肌肉也；痉者，湿流关节而筋劲急也；疸者，湿乘脾土，肌肉发黄也，皆脾胃湿证。术性甘燥，所以主之。胃土湿，则湿热交蒸而自汗发热；术性燥湿，故止汗除热也。

脾者为胃行其津液者也，脾湿则失其健运之性而食不消矣；术性温益阳，则脾健而食消也。煎饵久服，则胃气充足，气盛则身轻，气充则不饥，气纳则延年，所以轻身延年不饥也。

（清·叶天士《本草经解·卷一·草部上》）

主风寒湿痹、死肌，气厚而兼辛散，故能除邪而利筋脉肌肤也。痉，平肝风。疸，去湿。止汗，固肌肤。除热，益脾阴。消食，健脾气。作煎饵，久服轻身延年不饥，脾胃充则体强健而不易饥也。术者，土之精也。色黄气香，味苦而带甘，性温，皆属于土，故能补益脾土。又其气甚烈而芳香四达，故又能达于筋脉肌肤，而不专于建中宫也。

（清·徐大椿《神农本草经百种录·上品》）

白术味甘、微苦，入足阳明胃、足太阴脾经。补中燥湿，止渴生津，最益脾精，大养胃气。降浊阴而进饮食，善止呕吐；升清阳而消水谷，能医泄利。白术性颇壅滞，宜辅之疏利之品。肺胃不开，加生姜、半夏以驱浊；肝脾不达，加砂仁、桂枝以宣郁。令其旋补而旋行，则美善而无弊矣。

产于潜者佳。选坚白肥鲜者，泔浸，切片，盘盛，隔布上下铺湿米，蒸至米烂，晒干用。

（清·黄元御《长沙药解·卷一》）

苍术味甘、微辛，入足太阴脾、足阳明胃经。燥土利水，泻饮消痰，开郁去满，化癖除癥，理吞吐酸腐，辟山川瘴疠，起筋骨之痿软，回溲溺之混浊。白术守而不走，苍术走而不守，故白术善补，苍术善行。其消食纳谷、止呕住泄，亦同白术，而泻水开郁，则苍术独长。盖木为青龙，因己土而变色；金为白虎，缘戊土而化形。白术入胃，其性静专，故长于守；苍术入脾，其性动荡，故长于行。入胃则兼达辛金而降浊，入脾则并走乙木而达郁。白术之止渴生津者，土燥而金清也；苍术之除酸而去腐者，土燥而木荣也。白术偏入戊土，则纳粟之功多；苍术偏入己土，则消谷之力旺。己土健则清升而浊降，戊土健则浊降而清亦升。然自此而达彼者，兼及之力也；后彼而先此者，专效之能也。若是脾胃双医，则宜苍术、白术并用。

（清·黄元御《玉楸药解·卷一·草部》）

白术味甘、苦，温，入脾、胃二经。糯米泔浸一日，饭上蒸熟，切片土炒，蜜水拌匀，防其燥也。荷叶包蒸，借其阳也。补脾甘也，燥湿苦也，和中温也。消痰水、肿胀、黄疸、湿痹、泄泻土能胜湿。进饮食脾健，祛劳倦脾主四肢，虚则倦怠，已呕吐暖胃，止汗湿从汗出，湿去汗止，且性涩也，安胎胎气系于脾，脾健则蒂固不脱，且能化湿热也，消痞脾运则积化。按：白术燥湿，脾虚而寒湿者可用，湿而兼热者勿用。古方君枳实以消痞，佐黄芩以安胎。枳实破气，黄芩寒胃，亦宜辨其可否，不得概用。至于痈疽得之，必多生脓。奔豚遇之，恐反增气。其阴虚燥渴、便闭气滞、肝肾有动气者，俱当禁用。

苍术味苦、辛、温，入脾、胃二经，畏恶同白术。生茅山，坚白有朱砂点者良。糯米泔浸，同芝麻炒，以制其燥。燥湿消痰苦也，发汗解郁辛也，调胃进食。止呕吐、泻痢湿去则脾健，除水肿土能胜湿，散风寒湿痹，为治痿要药合黄柏、川牛膝逐下焦湿热痿躄。辟一切山岚瘴疫、邪恶鬼气得天地之正气也。按：苍术燥烈，凡阴虚燥热、大便闭结、表疏自汗者，俱忌用。

（清·罗国纲《罗氏会约医镜·卷十六·草部上卷》）

冬白术甘、苦，性温，入足太阴、阳明经气分。补脾温胃，和中燥湿，益气生血，进饮食，治劳倦，化癥癖，除呕吐，消痰饮，疗黄疸，逐水肿，止泻痢，收自汗，长肌肉，理心下急满，利腰间血滞，去风寒湿痹，定痛安胎。得当归、白芍，补血。得半夏，止呕吐。配姜、桂，治五饮。一留饮，水停心下；二癖饮，水在两胁；三痰饮，水在胃中；四溢饮，水在五脏；五流饮，水在肠间。配莲肉，止泻痢。配茯苓，利水道。君枳实，化癥瘕。佐人参、黄芪，补气止汗。佐川连，去湿火。佐黄芩，安胎清热。合车前，除肿胀。入广皮，生津液。入风痹药中宜生用。一云补中气生用。燥脾胃，陈壁土拌炒。和胃，米泔浸炒。补气，蜜水拌炒。理气，枳壳汁炒。恐其性燥，乳拌蒸熟。去滞，姜汁炒。除胀，麸皮拌炒。去水，苍术拌炒。

苍术甘、苦、辛，温，入足太阴、阳明经。燥胃强脾，发汗除湿，治风寒湿瘫、山岚瘴气、霍乱吐泻、心腹急痛、水肿胀满、筋骨痿瘫，疗湿痰留饮，或挟瘀血成窠囊，及脾湿下流、肠风带浊。得熟地、干姜，治面黄食少。得栀子，解术性之燥。得川椒，醋丸，治飧泻久痢。得川柏，治痿痹瘫。

（清·严洁、施雯、洪炜《得配本草·卷二·草部山草类五十种》）

白术天生野产，不论何处，皆能扶土生津，挽回造化。近时不可得矣，即有亦只如钮大，欲求津如玉液、味似琼浆，难矣哉！或饭饧久蒸，调理常病，亦可用。更有小者，味薄炒用，惟能燥湿；更有小而甜者，为甜冬术，宜入淡补剂中。予治肺虚咳嗽每用白术，因其补土生金，前人用异功散治肺疾，亦由此也。玉屏风用之，亦取其补土生金，以固皮毛。胃气壅实，邪在阳明，在所禁用。

苍术苦温辛烈。燥湿强脾，发汗逐痰，饮辟恶气，总解痰、气、血、湿、食五郁燥结。多汗，忌用。出茅山，朱砂点者良，米泔浸、切。

（清·黄凯钧《友渔斋医话·药笼小品一卷》）

白术味甘辛气温，气味俱厚。可升可降，阳中有阴。同血药则补血，同气药则补气。其性温燥，故能益气和中，补阳生血，暖胃消谷，益津液，长肌肉，助精神，实脾胃，止呕逆，补劳倦，进饮食，利小水，除湿消痰。治心腹冷痛，胃虚下痢，痃癖癥瘕。制以人乳，润其燥也；炒以壁土，助其固也；佐以黄芩，清热安胎。以其性涩壮气，故能止汗实表，而痈疽得之必反多脓，奔豚遇之恐反增气，及上焦燥热而气壅滞者，皆宜酌用之。然冬术甘而柔润，夏术苦而燥烈，功用不同，用宜辨也。

（清·王世钟《家藏蒙筌·卷十五·本草上卷》）

白术味苦、甘、辛，气温。味厚气薄，可升可降，阳中阴也。无毒。入脾、心、胃、三焦四经。乳汁润之，制其燥也。脾虚方宜土炒，须陈壁土为妙，窃彼气焉。惧其滞者，以姜汁炒之。除湿益燥，缓脾生津。驱胃脘食积痰涎，消脐腹水肿胀满。止呃逆霍乱，补劳倦内伤。间发痎殊功两日一发者，卒暴注泄立效水泻不止者。或四制分作四份炮制，一份用黄芪同炒，一份用石斛同炒，一份用牡蛎同炒，一份用麸皮同炒以敛汗，或单味以调脾。治皮毛间风，利腰脐间血。故上而皮毛，中而心胸，下而腰脐，在气主气，在血主血，无汗则发，有汗则止，与黄芪同功。同枳实则为消痞，助黄芩乃可安胎。痈疽恐多生脓，奔豚虑其闭气。哮喘误服，壅塞难当。白术得中宫冲和之气，故补脾胃之药，无出其右。土旺则能健运，故不能食者、食停滞者、有痞疾者皆用之也。土旺则能胜湿，故患痰饮、肿胀、湿痹者，皆赖之。土旺则清气上升而精微上奉，浊气善降而糟粕下输，故吐泻者不可缺也。

苍术入脾、胃二经。消痰结窠囊，去胸中窄狭，治身面大风、风眩头痛甚捷。辟山岚瘴气，瘟疫时气尤灵。暖胃安胎，宽中进食。驱痃癖气块，止心腹胀痛。雄上行之气，发汗而除上焦湿也，力更为优。辛烈善窜之性，除湿而补中焦气也，功犹未竭。又与黄柏同煎即二妙丸，健行下焦湿热。开郁有神功，肿胀为要药。

按：术虽二种，补脾燥湿，功用俱全。但白术补性多，且有敛汗之效；苍者治性多，惟专发汗之功。夫白术既燥而本经又谓生津，何也？盖脾恶湿，脾湿既胜则气不得施行，津何由生？故曰：膀胱津液之府，气化出焉。今用白术以燥其湿，则气得周流，津液亦随气化而生矣。他如茯苓，亦系渗泄之药，谓之生津，义亦同此。大抵卑监之土，宜白以培之；敦阜之土，宜苍以平之。

（清·佚名《本草明览·卷一·草部》）

苍术辛苦气温，燥湿强脾能发汗；芳香质壮，宣中解郁并驱邪；破水结之澼囊，浊痰尽化；平胃中之敦阜，瘴疠全消。其形较白术为小，切之内有朱砂点。其味辛、苦，其气香烈，燥散之性则有余，补助之功则不足也。专入脾、胃，阴虚、血燥者忌之。

白术补脾燥湿，法乾健之功能；冬采野生，随坤土而运用。化水痰于胃脘，腰脐血结并能搜；进饮食于太仓，妊妇胎元均赖固。脾虚久泻，温燥多灵；痹着诸邪，苦甘有力。土人皆用种法种之，冬采者为冬术，以冬令则精华汇聚于根也。为补脾之正药，脾喜温燥，白术之性气温而燥，能补脾而资其健运。脾健则运化有权，诸病皆愈耳。白术虽燥，中有膏汁，虽日晒后即复还软，刚中有柔，故脾阴不足者，亦可蜜炙用之。白术之补脾燥湿，当与陈皮、茯苓同用，否则恐有滞性。以其中含津液，是以能闭气，故又宜土炒用之。

（清·张秉成《本草便读·草部·山草类》）

白术味甘多脂，有似湿土，非脾之正药而何？其肉白，老则微红，味复带辛，故能由脾及胃而达肌表。《别录》云暖胃，洁古云除胃热，皆是除湿土之或功效所及，非正治其胃也。白术除脾湿，固中气，为中流之砥柱。其散表邪，非辅以麻黄、桂枝、附子之属不能由肌肉而透皮毛。盖其味厚而甘，擅长于守也。麻黄、桂枝、附子为走散风寒之剂，加以白术除湿，则为治风湿、治寒湿。无湿不加，故麻黄、桂枝、附子多用于伤寒太阳病，而术唯有水气始用之。

白术《大明》主反胃、利小便，洁古主生津、止渴，殆不善会仲圣方而致误耳。五苓散药止五味，而交相为用，中多奥旨。夫所谓脉浮发热者，表证也；烦渴小便不利者，里证也。太阳表邪化热传本，因而渴饮，因而水蓄不化，因而小便不利。解表止桂枝一味，治里亦第利水而不涤热，且利水用至四味，不更助燥增热乎？要知表未全解，尚属阳中有阴，不似阳明病可任寒药。水为阴邪，非辛甘温不化，桂枝虽不以利水，而化气必藉桂枝。猪苓、茯苓亦太阳药，协桂枝则利水而亦解表。五味分两皆甚少，且以散服，多饮暖水，为出汗计者至矣。而治里之法即具于其中。桂枝最少，欲其达表；泽泻最多，取其咸降；更以白术一味益中气，收水湿，安靖上下，而后表无不解，水无不行。表解水行，则热自撤，渴自止。若谓术能止渴、利小便，则实非其所长。茯苓泽泻汤治胃反吐，而渴欲饮水。胃反，是脾伤不磨，并挟饮邪，故以白术健脾胜水，非以止胃反。生姜、半夏为治呕吐之专药，方有生姜无半夏者，以渴忌半夏也。白术味甘多脂，原能生津，观桂枝附子去桂加白术汤之治大便硬可见。然其性燥，用于有水湿之证，诚能使脾运而津生。若阴虚津枯，责效于白术，则白术谢不敏矣。

（清·周岩《本草思辨录·卷一》）

甘 草

【本草原旨】

甘草，味甘，平。主五脏六腑寒热邪气，坚筋骨，长肌肉，倍力，金疮尰，解毒。久服轻身延年。生山谷。

（西汉《神农本草经·上经》）

【各家集注】

甘草气味甘，生大凉，火炙之则温，能补三焦元气，调和诸药相协，共为力而不争，性缓，善解诸急，故有国老之称。《主治秘要》云：性寒味甘，气薄味厚，可升可降，阴中阳也。其用有五：和中一也，补阳气二也，调诸药三也，能解其太过四也，去寒邪五也。腹胀则忌之。又云：甘苦，阳中阴也，纯阳，养血、补胃；梢子，去肾茎之痛、胸中积热，非梢子不能除，去皮，碎用。

（金·张元素《医学启源·卷之下·用药备旨》）

甘草味甘，大缓诸火。黄中通理，厚德载物之君子也。下焦药少用，恐太缓，不能直达。此草能为众药之王，经方少不用者，故号国老之名。国老即帝师之称也，为君所宗。是以能安和草石，解百药毒。

（元·朱丹溪《本草衍义补遗·凡一百五十三种》）

甘草气平味甘，阳也。入足厥阴、太阴二经。生用则寒，炙之则温。生用泻火，炙则温中。能补上、中、下三焦元气，和诸药，解诸急。热药用之缓其热，寒药用之缓其寒。补阳不足，中满禁用。梢子生用，去茎中之痛、胸中积热，非梢子不能除。节治肿毒，大有奇功。养血补胃，身实良方。除邪热，利咽痛。理中气。坚筋骨，长肌肉。通经脉，利血气。止咳嗽，润肺道。又炙之能散表寒，故附子理中用之，恐其僭上也。调胃承气用之，恐其速下也。二药用之，非和也，皆缓也。小柴胡有柴、芩之寒，有参、夏之温，其中用甘草者，则有调和之意。中不满而用甘为之补，中满而用甘为之泻，此升降浮沉之妙也。经云：以甘补之，以甘泻之，以甘缓之。此之谓也。痘家用之解毒，以和中健脾，若头面毒盛者，于解毒汤中多用之，取其缓诸药，使之上攻头面故也。反甘遂、大戟、芫花、海藻。

（明·杜文燮《药鉴·卷二》）

甘草君味甘，气平，生寒，炒熟温，阳也，无毒。入足厥阴经、太阴经、少阴经。主五脏六腑寒热邪气，坚筋骨，长肌肉，温中下气，烦满短气，伤脏咳嗽，止渴，通经脉，利血气，解百药毒。补三焦元气，健胃和中，养血补血，治腹中急缩痛。善和诸药，使相协而不争，故名国老，与黄芪同功。梢子生用，除胸中积热，去茎中痛。节生用，消肿导毒。

（明·张懋辰《本草便·卷一·草部》）

甘草君。生则分身梢而泻火，炙则健脾胃而和中。解百毒而有效，协诸药而无争。以其甘能缓急，诸药之寒热而使之不烈，故有国老之名。主五脏六腑寒热，坚筋骨，长肌肉，倍力，温中。疗短气咳嗽，止渴，治金疮。

《象》先云：生用大能泻热，炙之则温，能补上、中、下三焦元气。《内经》云甘者令人中满，则非治中满之药也，腹胀中满者禁服。甘草炙之，散表寒，除邪热，去咽痛，寒热皆用之。

或问：附子理中、调胃承气皆用，恐其调和之意。答曰：附子理中用甘草，恐其僭上也；调胃承气用甘草，恐其速下也。非和也，皆缓也。小柴胡有柴胡、黄芩之寒，人参、半夏之温，用甘草则有调和之意。

夫酸、苦、辛、咸、甘五味之用，苦直行而泻，辛横行而散，酸束而收敛，咸止而软坚，甘上行而发。如何本草言下气？盖甘有升降浮沉，兼上下内外和缓补泻，居中之道尽矣。

（明·郑宁《新刊药性要略大全·卷之二·草木花卉部》）

甘草味甘，气平，生寒熟温，阳也，无毒。入太阴脾经、少阴心经，能实心脾；复入厥阴肝经、太阳小肠，能调下焦之气。生则泻火，熟则和中，是以气盛之人，用甘草以缓其气；气虚之人，用甘草以实其气。故本草云甘以缓之、甘以实之是也。如中满之症，气之聚也，郁结之症，气之闭也。若用甘草则非惟缓气而反助邪，此又所当慎者也。予又闻之，甘草乃缓中不行之剂。且如中满之症，脾之邪也，脾喜甘，用甘味以治脾，则非惟不能治症而反助邪矣；郁结之症，气之缓也，甘能缓结，苟用甘味以治结，则非惟不能开结而反气缓矣。如斯二者奚可乎？是以吾家秘用之法：气之虚者宜以补之，故和中之剂用甘草以为君；气之盛者宜以缓之，故因心苦急急食甘以缓之；气之实者宜以泻之，故用甘草梢降火而利小便也。由是观之，则凡症之类于此者，亦可放此而例推乎。

（明·方谷《本草纂要·卷之一·草部上》）

甘草上品之上，君。气平，味甘。阳也。入足厥阴、足太阴经。可升可降，阴中阳也。无毒。

发明曰：甘草味甘，缓而补，有调和相协之义。缓、和、补三字，尽其用矣。热药须之缓其热；寒药须之缓其寒；补药不欲急，用此甘缓补之；利药恐其迅，用此甘缓稍和之。甘能缓中，泻火解毒，故本草所谓诸痈肿疮疡、金疮及诸药之毒，非此不解；甘能缓急，故本草谓诸经急缩痛，非此不治。本草又云主温中下气、脏腑寒热、咳嗽短气、烦满惊悸、健忘、劳伤虚损、止渴、通经、利血气等候，亦以甘能除热而补也。故《汤液》用之以建中。诸解利药宜少用，恐缓而少效；下焦药宜少用，恐缓不能达。故附子理中用之，恐其僭上也；调胃承气用之，恐其速下也。皆缓之之意。又云：令人阴痿，此缓急之过也。如小柴胡有柴胡、黄芩之寒，人参、半夏之温，故用甘草调和之意也。妇人血沥腰痛，虚而多热，宜加用之，亦缓急补虚之意。补药中不宜多用，恐泥膈不思食。中满者忌用。脾虚者用此补之。若脾胃气有余，及肿胀与痢疾初起，皆不可用。

消痈疽与黄芪同功，治肺痈吐脓血。痈毒红肿者宜生用；已溃不红肿者宜炙用。盖生用微寒而泻火解毒，炙则补中补虚。梢子：生用，除胸中积热，去茎中痛；或加苦楝酒煮玄胡索为主尤妙。其节生用，消肿导毒。

（明·皇甫嵩《本草发明·卷之二·草部上》）

甘草，属阳有土，体实，色黄，气和炙香，味甘甜，性生凉，炙温，能升，能降，力生泻火，炙补脾，性气薄而味厚，入脾、胃、肝甘能缓急三经。

甘草色黄，味甘属土，土居中央，兼乎五行，专入脾经，取性气缓，缓可去急，同热药用之缓其热，寒药用之缓其寒，使补不至于骤，而泻不至于迅，有调和相协之意，故称曰国老。生用凉而泻火，主散表邪，消痈肿，利咽痛，解百药毒，除胃积热，去尿管痛，此甘凉除热之力也；炙用温而补中，主脾虚滑泻、胃虚口渴、寒热咳嗽、气短困倦、劳役虚损，此甘温助脾之功也。但味厚而太甜，补药中不宜多用，恐恋膈不思食也。如心肺火盛，痢疾初起，中满肿胀，气郁呕吐，并嗜酒者均宜远此。

（明·贾所学撰，李延昰补订《药品化义·卷五·脾药》）

甘草健胃调中，助气补血。和腹中之急痛，缓诸药之燥寒。火毒之泻攸资，痈肿疮疡取其节；渴嗽之医是赖，胸热茎痛取其梢。附子理中汤用防僭上，调胃承气汤用虞速下。膈上痰癖，何以泄之？十枣饮中，大黄同使。项下结核，何以消之？溃坚汤内，海藻并加。虽云中满忌咀，下焦勿叹。然不满而炙用大甘，为之补也，兼散表寒；中满而生用细甘，为之泻也，且除大热。经云：以甘补之，以甘泻之，以甘缓之。盖甘位乎中，可上可下，可内可外，权变合宜，方能尽其升降浮沉之妙耳。

（明·蒋仪《药镜·卷三·平部》）

甘草甘平之品，合土之德，故独入脾胃。盖土位居中，而能兼乎五行，是以可上可下，可内可外，有和有缓，有补有泄，而李时珍以为通入十二经者，非也。稼穑作甘，土之正味，故甘草为中宫补剂。《别录》云：下气治满。甄权云：除腹胀满。盖脾得补，则善于健运也。若脾土太过者，误服即转加胀满，故曰脾病。入毋多食甘，甘能满中，此为土实者言也。世俗不辨虚实，每见胀满，便禁甘草，何不思之甚耶！甘草为九土之精，故能化百毒、和诸药。热药用之缓其热，寒药用之缓其寒。理中汤用之，恐其僭上；承气汤用之，恐其速下耳。凡下焦药中勿用，呕吐家及酒家勿用。生用有清火之功，炙熟有健脾之力。节能理肿毒诸疮，梢可止茎中作痛。

甘草与甘遂、芫花、大戟、海藻四味相反。而胡洽治痰癖，十枣汤加甘草，乃痰在膈上，欲令攻击以拔病根也。东垣治结核，甘草与海藻同用。丹溪治痨瘵，芫花与甘草同行。故陶弘景谓古方多有相恶相反，并不为害，非妙达精微者不能也。

（明·李中梓《本草通玄·卷上·草部》）

甘草气平，禀天秋凉之金气，入手太阴肺经；甘味无毒，禀地和平之土味，入足太阴脾经。气降味升，阳也。

肺主气，脾统血，肺为五脏之长，脾为万物之母；味甘可以解寒，气平可以清热；甘草甘平，入肺入脾，所以主五脏六腑寒热邪气也。肝主筋，肾主骨，肝肾热而筋骨软；气平入肺，平肝生肾，筋骨自坚矣。脾主肌肉，味甘益脾，肌肉自长；肺主周身之气，气平益肺，肺益则气力自倍也。金疮热则尰，气平则清，所以治尰；味甘缓急，气平清热，故又解毒。久服肺气清，所以轻身；脾气和，所以延年也。

（清·叶天士《本草经解·卷一·草部上》）

甘草味甘气平，生凉炙温，可升可降。甘草之性，中和入脾，甘以缓之，不能下达，故肾药用之不能下降，可降之说，未必然也。

（清·叶天士《景岳全书发挥·卷四·本草正·山草部》）

主五脏六腑、寒热邪气、甘能补中气，中气旺则脏腑之精皆能四布，而驱其不正之气也。坚筋骨、长肌肉、倍力，形不足者，补之以味。甘草之甘，为土之正味而又最厚，故其功如此。金疮尰，脾主肌肉，补脾则能填满肌肉也。解毒，甘为味中之至正，味正则气性亦正，故能除毒。久服轻身延年，补后天之功。

此以味为治也。味之甘，至甘草而极。甘属土，故其效皆在于脾。脾为后天之主，五脏六腑皆受气焉。脾气盛则五脏皆循环受益也。

（清·徐大椿《神农本草经百种录·上品》）

甘草味甘，气平，性缓。入足太阴脾、足阳明胃经。备冲和之正味，秉淳厚之良资，入金木两家之界，归水火二气之间，培植中州，养育四旁，交媾精神之妙药，调剂气血之灵丹。甘草体具五德，辅以血药，则左行己土而入肝木；佐以气药，则右行戊土而入肺金。凡调剂气血，交媾精神，非脾胃不能，非甘草不可也。肝脾之病，善于下陷，入肝脾者，宜佐以升达之味；肺胃之病，善于上逆，入肺胃者，宜辅以降敛之品。呕吐者，肺胃之上逆者，滞气不能上宣，则痞闷于心胸；泄利者，肝脾之下陷也，滞气不得下达，则胀满于腹胁。悉缘于中气之虚也。上逆者，养中补土，益以达郁而升陷，则呕吐与胀满之家，未始不宜甘草。前人中满与呕家之忌甘草者，非通论也。

上行用头，下行用梢，熟用甘温培土而补虚，生用甘凉泻火而消滞。凡咽喉疼痛及一切疮疡热肿，并宜生甘草泻其郁火。熟用，去皮，蜜炙。

（清·黄元御《长沙药解·卷一》）

甘草味甘气平，入脾经。白术为使，反甘遂、海藻、大戟、芫花，恶远志，忌猪肉，犯者阳痿。生用凉，炙用温。补脾胃，泻心火火急甚者，以此缓之，益三焦，散表寒，解诸毒解毒药须冷饮，热则不效，和百药姜附加之，恐其僭上，硝黄加之，恐其大下，止泻痢补土，生肌止痛土主肌肉，甘能缓痛，除咳嗽、咽痛、肺痿益阴退热。梢，止茎中作痛。节，消肿毒诸疮。助参、芪补气虚，助熟地疗阴亏。随气药补气，随血药补血，无往不利，故称国老。须宜重用，而今人只用二三分，何也？但其性和缓，若病势急，欲见速效，可不必用。按：甘草味甘，凡中满者，呕逆者，俱忌用。

（清·罗国纲《罗氏会约医镜·卷十六·草部上卷》）

甘草味甘，入手少阴、足阳明、太阴、厥阴经气分。益精养气，泻火和中，健脾胃，解百毒，和络血，缓肝急，祛邪热，坚筋骨，长肌肉，疗疮毒。得猪胆汁炙为末，米泔调，灌婴儿月内目闭不开，或肿羞明，或出血者，名慢肝风。得桔梗，清咽喉。配大豆汁，解百药毒奇验。佐陈皮，和气。佐茯苓，泄胀。入汗剂，解肌。入凉剂，泻热。入峻剂，缓正气。入辛热药，温散血中之结。入润剂，养阴血。入辛凉药，行肝胃污浊之血。大而结紧断文者为佳，谓之粉草。泻心火，败火毒，缓肾急，和络血，宜生用。梢止茎中痛，去胸中热。节能消肿毒。和中补脾胃，粳米拌炒，或蜜炙用。酒家、呕家，行下焦，酒痢初起，中满者禁用。

（清·严洁、施雯、洪炜《得配本草·卷二·草部山草类五十种》）

甘草，味甘，气平，性温，可升可降，阳中阳也。他书说阴中阳者，误。无毒。反甘遂，不可同用，同用必至杀人。入太阴、少阴、厥阴之经。能调和攻补之药，消痈疽疖毒，实有神功。尤善止诸痛，除阴虚火热，止渴生津。但其性又缓，凡急病最宜用之。故寒病用热药，必加甘草，以制桂、附之热；热病用寒药，必加甘草，以制石膏之寒。下病不宜速攻，必加甘草以制大黄之峻；上病不宜遽升，必加甘草以制栀子之动，缓之中具和之义耳。独其味甚甘，甘则善动，吐呕家不宜多服，要亦不可拘也。甘药可升可降，用之吐则吐，用之下则下，顾善用之何如耳。

或问中满症忌甘，恐甘草助人之胀乎？不知中满忌甘，非忌甘草也。中满乃气虚中满。气虚者，脾胃之气虚也。脾胃喜甘，安在反忌甘草？因甘草性缓，缓则入于胃而不即入于脾。胃气即虚，得甘草之补，不能遽然承受，转若添其胀满者，亦一时之胀，而非经久之胀也。故中满之症，反宜用甘草引人参、茯苓、白术之药入于中满之中，使脾胃之虚者不虚，而后胀者不胀，但不可多用与专用耳。盖多用则增满，而少用则消满也。专用则添胀，而同用则除胀也，谁谓中满忌甘草哉？中满忌甘草，反用之以成功，可见药宜善用，何独甘草哉？

或问甘草乃和中之药，攻补俱用，不识亦有不宜否？夫甘草，国老也，其味甘，甘宜于脾胃。然脾胃过受其甘，则宽缓之性生，水谷入之，必不迅于传导，而或至于停积瘀滞。夫水谷宜速化者也，宜速化而不速化，则传于各脏腑，未免少失其精华，而各脏腑因之而不受其益者有之。世人皆谓甘草有益而无损，谁知其益多而损亦有之乎；知其益而防其损，斯可矣。或疑甘草在药中不过调和，无大关系，此论轻视甘草矣。甘草实可重用以收功，而又能调剂以取效，盖药中不可缺之药，非可有可无之品也。

（清·陈士铎《本草新编·卷之一》）

甘草生用清火，炙用补中。物之味甘者，至甘草为极。甘主脾，脾为后天之本，五脏六腑皆受气焉。脏腑之本气则为正气，外来寒热之气则为邪气，正气旺则邪气自退也。筋者，肝所主也；骨者，肾所主也；肌肉者，脾所主也；气者，肺所主也；力者，心所主也。但使脾气一盛，则五脏皆循环受益，而得其坚之、长之、倍之之效矣。金疮者，为刀斧所伤而成疮，疮甚而尰，脾得补而肉自满也。能解毒者，如毒物入土，则毒化也。土为万物之母，土健则轻身延年也。

（清·陈念祖《神农本草经读·卷一上品》）

甘草生用泻火，炙用补中。凡入表和补泻温凉剂中，皆能相助为功，协和诸药，使之不争。炙黑能治吐血，生肌止痛，通行十二经，解百药毒，惟中满者忌之。节治疮核，梢治淋、浊。

（清·黄凯钧《友渔斋医话·药笼小品一卷》）

甘草味甘，性平。质中，外赤内黄，生寒熟热。昔人言春有火能泻，是因火性急迫，用此甘味以缓火势，且取生用性寒，以泻禁烁之害。至于书云炙用补脾，是能缓其中气不足，调和诸药不争。故入和剂则补益，入凉剂则泻热，入汗剂则解肌，入峻剂则缓正气，入润剂则养血，并能解诸药毒。然使脾胃虚寒，及或挟有水气胀满等证，服此最属不宜。若使满属虚致，则甘又能泻满，不可不知。头，生用，行足厥阴、阳明二经污浊之血，消肿导毒。节，行浊血，消痈疽焮肿。梢，止茎中涩痛，淋浊证用之。

（清·翁藻《医钞类编·卷二十三·本草草部》）

甘草味甘，气平，可升可降，阴中阳也。无毒。入脾、胃、肝经。生用泻火，炙用温中。悬痈可散，咽痛能除。同桔梗以治肺痿，合生姜以止下痢。却脐腹急痛，驱脏腑邪热。坚筋骨，长肌肉，健脾胃，补三焦。止渴除烦，养血下气。和诸药之性，解百药之毒。又因性缓，能解诸急，故热药用之缓其热，寒药用之缓其寒。如用于附子理中者，恐其僭上；用于调胃承气者，恐其速下。是皆缓之，非谓和也。小柴胡汤，有柴胡、黄芩之寒，人参、半夏之温，合而为剂，此却调和相协，非谓缓焉。凤髓丹中又为补剂，虽缓肾湿，实益元阳。经云以甘补之、以甘缓之、以甘泻之，足可征矣。中满者，甘能作胀，切禁莫加。下焦性缓难达，务宜少用。凡诸呕吐，亦宜忌之。梢去小便涩疼，节消痈疽焮肿，子除烦热，三者并宜生用。甘草润金宫而滋脾土。甘能满中者，为土实者而言也。

按：五味之用，苦者直行而泻，辛者横行而散，甘者上行而发，酸者束而收敛，咸者止而软坚。甘草味之极甘，当云上发可也。本草反言下气，何也？盖甘味有升降沉浮，可上可下，可内可外，有和有缓，有补有泻，居中之道，具尽故耳。

（清·佚名《本草明览·卷一·草部》）

甘草生、炙。甘，平，通行十二经。三、五分。生用气平，补脾胃，解毒，泻心火；炙用温补三焦元气而散表寒。入和剂则补益，入汗剂则解肌，入凉剂则泻邪热，入峻剂则缓正气，入润剂则养阴血，协和诸药使之不争。除邪热，去咽痛及诸火热，止痛除满。生用为泻，能行诸药至于满所，又能下气。甘草甘温能除大热，凡阳虚之热宜甘温，阴虚之火宜甘寒。又善解诸急，能舒阳以裕阴，斯由治诸经急痛。凡心火乘脾，腹中急痛，腹皮急缩者宜倍用之。甘草有补有泻，能表能里，能升能降，可上可下，故有国老之称。实满者忌之。

（清·陆懋修《本草二十四品·气血并补卷二十一》）

甘草中黄皮赤，确是心、脾二经之药，然五脏六腑皆受气于脾，心为一身之宰，甘草味至甘，性至平，故能由心、脾以及于他脏他腑，无处不到，无邪不祛。其功能全在于甘，甘则补，甘则缓。凡仲圣方补虚缓急，必以炙用，泻火则生用，虽泻亦兼有缓意，如治咽痛、肺痿火在上焦者为多。以其为心药也，甘草泻心汤是泻心痞非泻心火，泻痞有黄连、芩、夏，甘草特以补胃，故炙用。炙用而以甘草泻心名汤者，甘草之奏绩可思也。

李东垣谓甘草生用泻心火，熟用散表寒。散表寒之方，无如桂枝、麻黄二汤。自汗者表虚，故桂枝汤以桂、芍散邪风，姜、枣和营卫。无汗者表实，故麻黄汤以麻、桂散寒，更加杏仁。然解表而不安中，则中气一匮，他患随生，故二汤皆有炙甘草以安中。表实与表虚不同，故二汤甘草亦分多寡。可见用炙甘草者，所以资镇抚，非以资摧陷也。东垣不加分辨，非示学者以准的之道。

甘草与人参，皆能补中气调诸药，而仲圣用于方剂，则确有分别，不稍通融。姑举二方以明之，厥阴病有呕吐则兼少阳，仲圣法转少阳之枢，多以干姜、黄连并用，余已著其说于干姜。干姜黄连人参汤，是以小柴胡汤加减，乃舍甘草而用人参，几不可晓。夫不曰食入口即吐乎？少阳上升之气，得食即拒，难缓须臾。甘草甘壅，讵能任受。人参甘与苦均，为和少阳之专药，枢机利则食自下，甘草所以非其匹也。其舍人参而用甘草者，栀子豉汤治虚烦不得眠，若少气则栀子甘草豉汤主之，此在粗工必以人参益气矣。庸讵知人参益气而亦升气，栀豉汤之吐，由二物一升一降之相激，得人参则升不成升，降不成降，挟其补性，反足窒邪。夫懊侬者反复之甚，少气者懊侬之甚，非元气之有亏，乃郁热之伤气。栀、豉能吐去其邪，不能安定其气，此仲圣所以有取于甘平清心火之甘草，而人参亦不得跻其列也。

（清·周岩《本草思辨录·卷一》）

大 枣

【本草原旨】

大枣，味甘平。主心腹邪气，安中养脾，助十二经，平胃气，通九窍，补少气少津，身中不足，大惊，四肢重，和百药。久服轻身长年。叶覆麻黄，能出汗。生平泽。

（西汉《神农本草经·上经》）

【各家集注】

大枣上品。气温，味甘平。气厚，属土有火，阳也。无毒。即干枣。

发明曰：大枣甘温能补，故主安中养脾，平胃益气，助十二经，治心腹邪，和百药，通九窍，少气少津液，身中不足，大惊，四肢重，强力，除烦闷，疗心下悬、肠澼。又云：干枣润心肺，止嗽，除肠胃癖气，补五脏，治虚劳，缓阴血。但中满及热疾、齿痛者俱忌食，以能滋湿助火耳。

（明·皇甫嵩《本草发明·卷之四·果部》）

大黑枣，属阳中有阴，体黏润，色肉紫皮黑，气微香，味甘甜，性温，能沉，力养肝补血，性气与味俱厚，入肝、肾、脾三经。

大黑枣，味甘甜，体黏润，故助阴补血；气味厚，色紫黑，故入肝走肾。主治虚劳，善滋二便，凡补肝肾药中如滋阴降火汤、茯苓补心汤、产后芎归调血饮、保胎丸、养荣丸、四神丸，俱宜为佐使，因性味甘温，尤能扶脾养胃耳。且大枣之甘与生姜之辛二味配合，经云辛甘发散为阳也，故发表疏散剂中必用之。若中满、气喘、呕吐、牙疼、痞积、虫病，皆忌用。取肉厚而长大者佳。去核入药。小枣味酸不可用。

（明·贾所学撰，李延昰补订《药品化义·卷三·肝药》）

枣色黄、味甘，脾家果也。夫木末之实，而为心家果者，生化之道也；木末之实，而为脾家果者，制化之道也。盖天地所生之万物，咸感五运六气之生化，明乎阴阳生克之理，则凡物之性，可用之而生化于五脏六腑矣。元如曰：桃为肺之果，核主利肝血；杏为心之果，核主利肺气。亦制化之理然与。

（清·张志聪《侣山堂类辩·卷下》）

大枣气平，禀天秋收之金气，入手太阴肺经；味甘无毒，得地中正之土味，入足太阴脾经。气味升多于降，阳也。心腹者，太阴经行之地也，邪之所凑，其气必虚；阴阳形气不足者，宜调以甘药，大枣味甘，可以调不足，故主心腹邪气。外为阳，内为阴，阴和则中安；甘平益阴，所以安中。脾者阴气之原也，胃者阳气之原也。甘平益阴，故养脾气；阴和则阳平，故平胃气。中气不足，则九窍不通；甘能满中，中气足，九窍通也。十二经者，三阴三阳也；脾胃者，阴阳之原也。大枣养脾气、平胃气，则十二经无不助矣。肺主气而生津液，气平益肺，所以主少气少津液也。肺主一身之气，脾统一身之血；甘平益脾肺，身中气血和，自无不足之证矣。血气足则神安，所以定大惊。脾主四肢，味甘益脾，脾气充，四肢自轻。甘平解毒，故和百药。肺气充，脾血足，所以轻身延年也。

（清·叶天士《本草经解·卷三·果部》）

主心腹邪气。安中养脾，建立中气则邪气自除。助十二经，平胃气，十二经皆受津液于脾胃，脾胃盛则十二经皆充也。通九窍，补而不滞。补少气、少津液，身中不足。周身气血无不补也。大惊，甘能缓急。四肢重，脾虚则重，旺则轻也。和百药。百药气味不齐，而甘能调之。久服，轻身长年。皆补益后天之功。

枣味甘而肉厚色赤，得火之色、土之味，故能建立中焦、温养脾胃，为后天之本。万物生于土，土气充盈，诸经自皆受益矣。

（清·徐大椿《神农本草经百种录·上品》）

大枣味甘、微苦、微辛、微酸、微咸，气香。入足太阴脾、足阳明胃经。补太阴己土之精，化阳明戊土之气。生津润肺而除燥，养血滋肝而息风，疗脾胃衰损，调经脉虚芤。四象之病而生四味者，土气之弱也。大枣纯和凝重，具土德之全，气味甘香，直走中宫而入脾胃。其甘宜胃，其香宜脾，而香甘之外则四象之味俱备，其辛宜肝，其酸宜肺，其苦宜肾，其咸宜心。补中宫而养诸子，既左右之咸宜，亦四达而不悖，真天下之佳果，人间之良药。其味浓而质厚，则长于补血而短于补气。人参之补土，补气以生血也；大枣之补土，补血以化气也。是以偏入己土，补脾精而养肝血，凡内伤肝脾之病，土虚木燥、风动血耗者，非此不可，而尤宜于外感发表之际。太阳中风，卫气外敛，营郁而生内热，桂枝汤开经络而泻营郁，不以大枣补其营阴，则汗出血亡，外感去而内伤来矣，故仲景于中风桂枝诸方皆用之，补泻并行之法也。十枣汤、葶苈大枣数方，悉是此意。惟伤寒营闭卫郁，义在泻卫，不在泻营，故麻黄汤不用也。其甘多而香少，则动少而静多，与姜、桂同用，调其凝重之气，使之游溢于脏腑，洒陈于经络，以精专之体，改而为流利之性，此先圣之化裁也。

桂枝为内外感伤之原，遇沉、迟、结、代之脉，一变而为新加，再变而为炙甘草，总不离桂枝之法。而当归四逆治厥阴脉微欲绝，则倍用大枣以滋肝血，扩桂枝之义以宏大枣之功，而大枣之能事始尽。其伟绩殊效，备见于仲景诸方矣。

（清・黄元御《长沙药解・卷一》）

大枣甘、温，入足太阴经血分。补中益气，生津液，和百药，益五脏，润心肺，调营卫。杀乌头、附子、天雄毒。得生姜，和营卫。佐小麦、炙甘草，治脏躁。

入药须用青州及晋地晒干大枣为良。亦有用胶枣之肥大者，蒸熟者，为胶枣。去核煮熟，治脾虚作胀。多服生虫损齿，壅脾作胀。生者更不宜食。齿病、疳病、虫病、风疾、痰热、中满，皆禁用。

（清・严洁、施雯、洪炜《得配本草・卷六・果部五果类十六种》）

大枣，味甘，气温，无毒，阳也，降也。入五脏，通九窍，和百药，养肺，益胃气，润心肺，生津，助诸经，补五脏。惟中满及热疾忌食，齿疼并风疾禁尝。乃调和之品，非补益之味。本经曰其补者，亦因其调和之故也。

按：大枣，仙人遗种，故其味独异于凡枣，善能调和五脏之气也。虽非补益，要亦无损。吾浙诸暨，往往枣实有大如鸡蛋者，真仙种也。得其解者食之，实能益暮，惜不可多得耳。

（清・陈士铎《本草新编・卷之五》）

大枣色赤味甘，为火土合德，甘中带辛，其木多刺，则微兼乎金，故能安中润液而通九窍。通九窍之效，非如细辛、木通速而易见，以火金之用为土德所掩也。生姜味辛色黄，由阳明入卫。大枣味甘色赤，由太阴入营。其能入营，由于甘中有辛，唯甘守之用多，得生姜乃不至过守。生姜辛通之用多，得大枣乃不至过通。二物并用，所以为和营卫之主剂。

太阴湿土贵乎湿润，湿润太过则宜白术，湿润不及则宜大枣。大枣肉厚含津，不能挤泌而分，正有似乎湿土，故本经主安中养脾、少津液。然其甘壅之弊亦伏于是，故腹满最忌，胸满、心满不忌。胁下者，少阳、厥阴往来之路，而肝血脾实统之。枣补脾而性腻，亦能滞肝，故胁下至于痞硬亦忌之，但满不忌。

试更举有枣无姜之方，疏之以毕其义。一为当归四逆汤。厥阴血虚中寒，用桂枝汤内四物加当归、细辛、通草，所以温血散寒而通脉。散不宜过，故生姜去之。枣加多者，以能补中而随当归辈生血液也。一为黄芩汤。太阳少阳合病下利与太阳阳明合病下利，何以治法迥异？盖太阳去阳明最近，虽下利而太阳之邪在表者曾不少衰，故以葛根从阳明达太阳之药，协麻、桂解之于表。加芍药者，约三物峻发之性而使之回旋两经也。太阳去少阳较远，既下利则热气内淫，不能挽少阳之邪转从太阳而出。故以黄芩清少阳之药，专治其利。加芍药者，恐病邪犹恋太阳而不使之合也。或曰："葛根汤发汗必虚其表，不可无姜、枣和营卫。黄芩汤之不用姜，固其宜矣，独枣何以不去耶？"曰："此正治少阳下利法也。利在太阴、少阴，宜燥宜温；此为少阳热耗其液，非清不治，何敢再犯温燥。唯利则脾虚，补脾而复能润液者，舍大枣莫属。况变柴胡汤而仍用和法，枣与甘草皆不得无之。若阳明下利之宜大小承气者，枣、草又大忌矣。"一为黄连汤。凡病但有热无寒，据脉证一二，可断为少阳者，如"呕而发热者，小柴胡汤主之"；"伤寒脉弦细，头痛发热者，属少阳"。所谓有柴胡证，但见一证便是，不必悉具也。如寒热兼有之少阳病，在表者为往来寒热，在里者为喜呕、为腹中痛，其有表无寒热而但里有寒热者，如黄连汤。腹中痛者寒也，欲呕吐者热也。寒在脾，热在胃，乃不曰脾胃病，而以为少阳病者何也？盖少阳居半表半里，出表挟阳而犯胃，则欲呕吐；入里化阴而侮脾，则腹中痛。胃即热则胸不能独寒。“胸中有热，胃中有邪气”二句，谓胸中有热，由胃中有邪气也。胃中之邪，即少阳之邪也。病属少阳，自当以小柴胡汤增减治之。表无寒热，故去柴胡；腹中痛，故去黄芩；治欲呕之胃热，故以黄连佐半夏；治腹痛之脾寒，故以干姜佐人参。胃治则降，脾治则升。脾升胃降，少阳可不治而自治矣。而犹有虑焉者，药兼寒热，不和其在里之阴阳，则少阳之气，未必肯抑然而自下，故又加桂枝协甘草以化气而和之。有桂枝若不去生姜，则桂枝趋重于表，用之何益？！且表无寒热，营卫无待于和。枣则补中而能滋热耗之液，故生姜不可有，而大枣不可无也。一为甘麦大枣汤。脏燥或主五脏，或主心脏，或主肺脏，或主子脏。窃于数说中衡之，似以子脏为当。子脏即子宫。悲伤欲哭诸端，虽见于心、肺、肾三经，而总由于子宫燥气乘之而致。子宫之燥，则由胃家阴液不足以滋之也。甘、麦甘凉，所以益阴清热。大枣甘而微温，复响其中宫之气。脏阴之受荫者大矣。治在滋燥而屏血药不用，岂血虚劳损者比乎？一为十枣汤。芫花、甘遂、大戟皆毒药，而并用之以逐饮，且不下不止。饮随下去，则脾伤而液亏矣。药之足以补脾润液而御毒者，无过大枣。若云培土以制水，则峻逐之际，何藉于制？！夫三物走驶而大枣迟重，相反而适相济。盖与和营卫之偶生姜，泻肺满之偶葶苈，又初无二致也。一为茯苓桂枝甘草大枣汤。发汗后，仲圣每以姜、枣和营卫，此发汗后而脐下悸欲作奔豚，则肾气正思上乘，不得兼顾其表矣。茯苓桂枝，所以泄肾水驱肾寒。不用姜者，虑其与桂枝升表也。甘草大枣，则补中宫以御之。一为附子粳米汤。说具饴糖。

（清·周岩《本草思辨录·卷三》）

当 归

【本草原旨】

当归，味甘温。主咳逆上气，温疟寒热洗洗在皮肤中，妇人漏下绝子。诸恶疮疡金疮，煮饮之。

（西汉《神农本草经·中经》）

【各家集注】

当归气温味甘，能和血补血，尾破血，身和血。《主治秘要》云：性温味辛，气厚味薄，可升可降，阳也。其用有三：心经药一也，和血二也，治诸病夜甚三也。又云：甘辛，阳中微阴，身和血，梢破血，治上治外，酒浸洗糖黄色，嚼之大辛，可能溃坚，与菖蒲、海藻相反。又云：用温水洗去土，酒制过，或焙或晒干，血病须去芦头用。

（金·张元素《医学启源·卷之下·用药备旨》）

当归气温，味辛、甘，气味俱轻，可升可降，阳也。多用，大益于血家，诸血证皆用之。但流通而无定，由其味带辛甘而气畅也，随所引导而各至焉。入手少阴，以其心主血也。入足太阴，以其脾裹血也。入足厥阴，以其肝藏血也。与白术、白芍、生地同用，则能滋阴补肾。与川芎同用，则能上头角，治血虚头疼。再入白芍、木香少许，则生肝血以养心血。

同诸血药入以薏苡仁、牛膝，则下行足膝而治血不荣筋，同诸血药入以人参、川乌、乌药、薏苡仁之类，则能荣一身之表，以治一身筋寒湿毒。

（明·杜文燮《药鉴·卷二》）

当归味甘、辛，气温，阳中微阴，无毒。入手太阴经，足太阴、厥阴经。乃生血、养血、止血、活血之剂也。盖吐血、衄血、溺血、便血或痔漏失血，或产崩损血，皆血亏也，必用归头以补之；如阴虚不足、精神困倦，或惊悸怔忡、健忘恍惚，皆血少也，必以归身以养之；如疮疡目痛、痈疽肿毒，或跌仆伤损、经闭、淋沥，皆血聚也，必用归须以破之。本草云：根升梢降，此之谓与。若夫风寒之症有不可用，恐滞寒邪也；气郁之症有不可用，恐滞气不行也。予又闻之，归、芍同用，可以养血而敛血；归、芎同用，可以养血而行血；归、芪同用，可以养血而补血；归、术同用，可以养血而生血。或者用之凉血，非配生地、芩、连不能凉；或者用之破血，非配棱、术、姜、桂不能破；或者用之止血，非配地榆、乌梅不能止；或者用之清血，非配蒲黄、山栀不能清。此不易之良法也，诚可秘之。

（明·方谷《本草纂要·卷之一·草部上》）

当归中品之上，臣。气温，味甘、辛。可升可降，阳中微阴。无毒。入手少阴、足太阴、足厥阴经。

发明曰：当归随经主诸血通用，入手少阴，以心主血也；入足太阴，以脾裹血也；入足厥阴，以肝藏血也。故本草主漏下、绝子、咳逆上气，温中，补五脏，生肌肉，及一切虚劳。由其身能养血也。云止冷痢腹痛、女人沥血、腰痛，除血刺痛及齿痛，以其甘能和血也。又云诸恶疮疡、金疮、皮肤涩痒、湿痹，一切风与客血内塞、宿血、恶血及瘕癖等候，以其辛能活血行血也；又温疟寒热、中风痓、汗不出、中恶、客气虚冷、呕逆等候，由其辛温以润内寒，苦以助心散寒，亦血中气药也。故补女人诸血不足、胎产备急，男子血虚及气血昏乱，服之即定，有各归气血之功，足以尽当归之用矣。

兼参、芪能补血虚；与白术、芍药、地黄同用，能滋阴补肾；酒浸与川芎同用，治血虚头痛血晕，疗胎产尤良；入芍药、木香少许，生肝血而养心血；入牛膝、薏苡仁，平行足膝，治血不荣筋；同诸药入人参、川乌、乌药、薏苡仁之类，能荣一身之表，治一身筋寒湿毒；合鳖甲、柴胡，定寒热而除温疟；合陈皮、半夏，能止呕；合远志、枣仁，能养心定悸；与大黄、桃仁、牵牛同用，皆能破血。从附、桂则热，从硝、黄则寒。行头目多用头，养血用身，和血活血行血全用，破血下血用梢。

（明·皇甫嵩《本草发明·卷之二·草部上》）

当归，属阳，体濡润，色黄而白，气香，味辛带甘云苦，非，性温，能升，能降，力补肝，性气与味俱厚，入肝、脾二经。

当归性温能散，带甘能缓。经曰：肝欲散，以辛散之，肝苦急，以甘缓之。缓之散之，肝性所喜，即所为补，故专入肝以助血海，使血流行。凡药体性分根升、梢降、中守，此独一物而全备。头，补血上行；身，养血中守；梢，破血下行；全，活血运行周身。治血虚不足、纵欲耗精、阴虚劳怯、去血过多、痈毒溃后，此皆血脱，用归头以补血也；治精神困倦、腰痛腿酸、女人血沥、目痛牙疼、疟久虚证、纯血痢疾，此皆血少，用归身以养血也；治诸肿毒、跌仆金疮、皮肤涩痒、湿痹瘕癖、经闭瘀蓄，此皆血聚，用归尾以破血也；若全用治血虚昏乱者，服之即安。有各归气血于经络之功，故名当归。取其气香体润，同参、术用滋脾阴，如脾虚者米拌炒用，使无便滑之虞。凡痰涎者恐其黏腻，泄泻者恐其滑肠，呕吐者恐其泥膈，气喘声哑者恐其辛温。心性喜敛，肺气欲收，切宜忌之。

（明・贾所学撰，李延昰补订《药品化义・卷三・肝药》）

当归能领昏乱之血，各归所当之经，故名当归。所入三经，以心主血、肝藏血、脾裹血也。头止血，身养血，尾破血。若全用，一破一止，亦和血也。诸病夜甚，尤为要药。成无己曰：脉者血之府，诸血皆属心。凡通脉者，必先补心益血，故仲景治手足厥寒、脉细欲绝者，用其苦温以助心血。海藏言其味辛散，乃血中气药，故能治咳逆上气，况有阴虚而阳无所附者，以血药补阴则血和而气降矣。其用甚广，大抵皆随所引药为补泄也。泄泻者，禁用。

（清・闵钺《本草详节・卷之一・草部》）

当归气温，禀天春升之木气，入足厥阴肝经；味苦无毒，得地南方之火味，入手少阴心经。气升味厚，阳也。其主咳逆上气者，心主血，肝藏血，血枯则肝木挟心火上刑肺金，而咳逆上气也；当归入肝养血，入心清火，所以主之也。肝为风，心为火，风火为阳，但热不寒者为温疟；风火乘肺，肺主皮，寒热洗洗在皮毛中，肺受风火之邪，不能固皮毛也。当归入心入肝，肝血足则风定，心血足则火息，而皮毛中寒热自愈也。妇人以血为主，漏下绝子，血枯故也；当归补血，所以主之。诸恶疮疡，皆属心火，心血足则心火息，金疮失血之症，味苦清心，气温养血，所以皆主之。用煮汁饮者，取汤液之功近而速也。

（清·叶天士《本草经解·卷一·草部上》）

主咳逆上气，润肺气。温疟寒热洗洗在皮肤中，皆风寒在血中之病。妇人漏下绝子，营血不足之病。诸恶疮疡、金疮，营血火郁及受伤之病。煮饮之，煮饮则能四达以行诸经。按：血在经络之中，流行不息，故凡用行血补血之药，入汤剂者为多，入丸散者绝少。故古人治病，不但方不可苟，即法亦不可易也。当归辛香而润，香则走脾，润则补血，故能透入中焦营气之分，而为补营之圣药。当归为血家必用之药，而本经无一字及于补血养血者，何也？盖气无形可骤生，血有形难速长。凡通闭顺气、和阴清火、降逆生津、去风利窍，一切滋润通和之品，皆能令阴气流通，不使亢阳致害，即所以生血也。当归辛芳温润，兼此数长，实为养血之要品，惟著其血充之效，则血之得所养，不待言而可知。此等当参全经而悟其理。

（清·徐大椿《神农本草经百种录·中品》）

当归味甘、辛，微温，入心、肝、脾三经。畏生姜、菖蒲、海藻。酒洗用。头止血，身养血，尾去血，全用活血。能引诸血各归其经，血滞能通，血枯能润，血乱能抚，去瘀生新其气辛温，能行气分，使气调而血和也。治虚劳、寒热、头痛、腰痛血不足也。舒筋活瘫血足养肝，润肠性滑，止痢活血，心腹诸痛散寒和血，风痉无汗辛散风，温和血，产后痉者，以血脱无以养筋也，排脓止痛血和则痛止。凡妇人崩漏调经、胎前产后，俱宜用之，诚血中之圣药也。按：当归辛、温，血虚有寒者宜多用，血虚有热者宜少用。凡阴虚火动，大便不固者忌之。入吐血、衄血剂中，须用醋炒，以其辛能动血也。

（清·罗国纲《罗氏会约医镜·卷十六·草部上卷》）

当归，味甘、辛，气温，可升可降，阳中之阴，无毒。虽有上下之分，而补血则一。东垣谓尾破血者，误。入心、脾、肝三脏。但其性甚动，入之补气药中则补气，入之补血药中则补血，入之升提药中则提气，入之降逐药中则逐血也。而且用之寒则寒，用之热则热，无定功也。功虽无定，然要不可谓非君药。如痢疾也，非君之以当归，则肠中之积秽不能去；如跌伤也，非君之以当归，则骨中之瘀血不能消；大便燥结，非君之以当归，则硬粪不能下；产后亏损，非君之以当归，则血晕不能除。肝中血燥，当归少用，难以解纷；心中血枯，当归少用，难以润泽；脾中血干，当归少用，难以滋养。是当归必宜多用，而后可以成功也。倘畏其过滑而不敢多用，则功用薄而迟矣。而或者谓当归可臣而不可君也，补血汤中让黄芪为君，反能出奇以夺命；败毒散中让金银花为君，转能角异以散邪，似乎为臣之功胜于为君。然而当归实君药，而又可以为臣为佐使者也。用之彼而彼效，用之此而此效，充之五脏七腑，皆可相资，亦在人之用之耳。用之当，而攻补并可奏功；用之不当，而气血两无有效。用之当，而上下均能疗治；用之不当，而阴阳各鲜成功。又何论于可君而不可臣，可臣而不可佐使哉。

或问当归既是君主之药，各药宜佐当归以用之矣，何以时为偏裨之将反易成功，得毋非君主之药乎？士铎曰：当归性动，性动则无不可共试以奏功也。所以入之攻则攻，入之补则补。然而当归虽为偏裨之将，其气象自有不可为臣之意，倘驾御不得其方，未必不变胜而为负，反治而为乱也。

或问当归不宜少用，亦可少用以成功乎？曰：用药止问当与不当，不必问多与不多也。大约当归宜多用者，在重病以救危，宜少用者，在轻病以杜变。不敢多用，固非疗病之奇，不肯少用，亦非养病之善也。

或问当归滑药也，有时用之而不滑者何故？凡药所以救病也。肠胃素滑者，忌用当归，此论其常也。倘变生意外，内火沸腾，外火凌逼，不用润滑之当归，又何以滋其枯槁哉！当是时，吾犹恐当归之润滑，尚不足以救其焦涸也，乌可谓平日畏滑而不敢用哉。

或问当归专补血而又能补气，则是气血双补之药矣。曰：当归是生气生血之圣药，非但补也。血非气不生，气非血不长。当归生气而又生血者，正其气血之两生，所以生血之中而又生气，生气之中而又生血也。苟单生气，则胎产之门何以用芎、归之散，生血于气之中？苟单生血，则止血之症何以用归、芪之汤，生气于血之内？惟其生气而即生血，血得气而自旺，惟其生血而即生气，气得血而更盛也。

或问当归气味辛温，虽能活血补血，然终是行走之性，每致滑肠。缪仲醇谓与胃不相宜，一切脾胃恶食与食不消并禁用之，即在产后、胎前亦不得入，是亦有见之言也。嗟嗟！此似是而非，不可不亟辨也。当归辛温，辛能开胃，温能暖胃，何所见而谓胃不相宜耶？夫胃之恶食，乃伤食而不能受也。辛以散之，则食易化。食不消者，乃脾气寒也。脾寒则食停积而不能化矣，温以暖之则食易消。至于产前产后，苟患前症，尤宜多用，则胃气开而脾气健，始可进饮进食，产前无堕产之忧，产后无退母之怯。试问不用当归以救产后之重危，又用何物以救之？岂必用人参而后可乎！夫人参止可治富贵之家而不可疗贫寒之妇，天下安得皆用人参以尽救之哉？此当归之不可不用，而不可误听仲醇之言，因循坐视，束手而不相救也，如畏其滑肠，则佐之白术、山药之味，何不可者！

或疑当归滑肠，产妇血燥，自是相宜。然产妇亦有素常肠滑者，产后亦可用当归乎？曰：产后不用当归补血，实无第二味可以相代。即平素滑肠，时当产后，肠亦不滑，正不必顾忌也。或过虑其滑，即前条所谓佐之白术、山药，则万无一失矣。

或疑当归乃补血之圣药，凡见血症自宜用之，然而用之有效有不效者，岂当归非补血之品乎？当归补血，何必再疑，用之有效有不效，非当归之故，乃用而不得其法之故也。夫血症有兼气虚者，有不兼气虚而血虚者，有气血双虚而兼火者，原不可一概用当归而单治之也。血症而兼气虚，吾治血而兼补其气，则气行而血自归经；血症而气血双虚，吾平补气血而血亦归经；血症气血双虚而兼火作祟，吾补其气血而带清其火，则气血旺而火自消，又何至血症之有效有不效哉！

或问缪仲醇谓疔肿痈疽之未溃者，忌用当归，亦何所见而云然耶？夫仲醇之谓不可用者，恐当归性动，引毒直走胃中，不由外发，致伤胃气故耳。殊不知引毒外散，不若引毒内消之为速。用当归于败毒化毒药中，正取其性动，则引药内消，直趋大便而出，奏功实神。故已溃者断宜大用，使之活血以生肌，即未溃者尤宜急用，使之去毒而逐秽也。

（清·陈士铎著《本草新编·卷一》）

当归味甘、辛，气温。气味俱轻，可升可降，阳也，阳中微阴。无毒。行表可用酒洗，行上必须酒浸。体肥痰盛，姜汁渍之。东垣云：头，止血上行；身，养血中守；尾，破血下行；全，活血不走。易老云：入手少阴，以心主血也；入足太阴，以脾统血也；入足厥阴，以肝藏血也。同人参、黄芪，皆能补血；入牵牛、大黄，皆能破血。同桂、附、茱萸则热，同芒硝、大黄则寒。女人胎产诸血，男子劳伤不足；跌仆血凝而作胀，热痢肠刮而肛疼；咳逆上气，温疟寒热，眼疾齿疾，痈疮金疮，中风挛蜷，中恶昏乱，崩淋带漏，燥涩枯焦，并宜用之。若同川芎，上治头痛，以诸头痛皆属肝木，故血药主之。甚滑大便，泻者须忌。

按：经云主咳逆上气，夫当归血药，何以治胸中气也？盖当归非独主血，味兼辛散，乃为血中气药，况咳逆上气非止一端，亦有阴虚阳无所依以致作逆者。今用血药补阴与阳齐等，则血和而气降矣。本经之所谓，义或由斯。又当归能逐瘀血，生新血，使血脉通畅，与气并行，周流不息，有各归气血之功，固以为名耳。

（清·佚名《本草明览·卷一·草部》）

芍 药

【本草原旨】

芍药，味苦平。主邪气腹痛，除血痹，破坚积、寒热疝瘕，止痛，利小便，益气。

（西汉《神农本草经·中经》）

【各家集注】

白芍药气微寒，味酸，补中焦之药，炙甘草为辅，治腹中痛；如夏月腹痛，少加黄芩；若恶寒腹痛，加肉桂一分、白芍药二分、炙甘草一分半，此仲景神品药也。如冬月大寒腹痛，加桂一钱半，水二盏，煎至一盏服。《主治秘要》云：性寒味酸，气厚味薄，升而微降，阳中阴也。其用有六：安脾经一也，治腹痛二也，收胃气三也，止泻利四也，和血脉五也，固腠理六也。又云：酸苦，阴中之阳，白补赤散，泻肝补脾胃，酒浸引经，止中部腹痛。去皮用。

（金·张元素《医学启源·卷之下·用药备旨》）

白芍药酒浸炒，与白术同用则能补脾；与川芎同用，则泻肝；与人参、白术同用则补气。治腹中痛而下痢者必炒，后重不炒。又云：白芍惟治血虚腹痛，诸腹痛皆不可治。芍药白补赤泻。又云：赤者利小便下气，白者止痛散血。又云：血虚寒人禁此一物。古人有言曰：减芍药以避中寒，诚不可忽。

（元·朱丹溪《本草衍义补遗·凡一百五十三种》）

芍药气微寒，味酸苦，气薄味厚，有小毒，可升可降，阴也。入手、足太阴二经。生用则降，酒浸可升。其用有赤白之异，赤者泻热，白者补虚。赤者能泻肝家火，故暴赤眼洗与服同。白者佐炙草，能治腹痛，但夏月少加黄芩。如恶寒者，加肉桂一钱、白芍三钱、炙草钱半，此仲景之神方也。与白术同用，则能补脾。与川芎同用，则能泻肝。与人参、白术同用，则补益元气。又下痢腹痛者宜用，盖由肠胃湿热，故用此收敛之剂，则脾胃得正而邪毒不能作祸矣。腹中有寒而疼，当煨用之。妇人产后及血虚之人，必须酒炒。古人四物汤用此剂之寒酸，以收当归之辛散耳。痘家血热，及血不归根者，用此酸寒之剂以敛血归根极妙。但血寒痘不发者勿用。反藜芦。

（明·杜文燮《药鉴·卷二》）

芍药味苦、酸，气微寒，气薄味厚，阴也，降也，阴中之阳，有小毒。入厥阴肝经，伐肝平木；入太阴脾经，健脾裹血。或曰酸者肝之味，肝得酸则邪盛而木旺，气盛而土衰，又何有健脾裹血之功、伐肝平木之理？殊不知阴中之阳，气薄而味厚，酸虽入肝，而苦寒亦能平木；酸能敛血，而气寒犹能生血。但赤者泻而白者补，赤入肝而白入脾，赤者利下焦而破结，白者补血气而和中，但用之者少分辨尔。大抵此剂，消痈肿，散疮毒，调血室，行荣卫，止崩漏，去瘀结，破坚消积，抑肝缓中，扶阳助阴，益气补血之圣药也。吾尝用治之法：与苓、术用，则能和脾而健胃；与归、芎用，则能养血而和血；与木香用，则能调胃而行肝；与青皮用，则能泻肝而平木；与萸、连用，则能治痢而止痛。若夫产后不可轻用，恐酸寒之味而伐生发之性也。血虚生寒之人禁用，恐酸苦之性而反生其寒也。至如修制之法，又所宜知。补血之剂，必宜酒炒；破血之剂，止宜生用。血虚腹痛，非火煨不能达血以止痛；温经回阳，非姜、桂、附、萸不能佐芍以阳复；凉血滋阴，非芩、连不能并之以生阴；扶元益气，非参、术不能并之以归元。虽曰血家之要药，但为臣使之职，弗能单行独立，随当归用，治无不验。

（明·方谷《本草纂要·卷之一·草部上》）

芍药中品之上，臣。气微寒，味苦、酸，平。有小毒。气薄味厚，阴也，降也，酒浸亦能升，阴中之阳。入手、足太阴经。

发明曰：芍药酸寒收敛之剂，扶阳收阴、助脾泻肝之要药也。故本草主诸腹痛，急能缓之，脾气之散能收之；肺气燥、烦热、时行寒热、肠胃湿热及肠风泻血、痔瘘，得此酸寒敛而和之。此收敛停湿之剂，故主手足太阴而润燥健脾，本收降之体又能下行血海，至厥阴而抑肝调血，故又治疝瘕，除血痹、腹中虚痛。本属脾，以其泻肝经之邪，而补中焦脾气也。云利水道，通顺血脉者，本非通行之性，以益阴滋湿而益津液，则血脉顺而小便自利。《心》云下利必用之药也。故白者补虚止痛，散血；赤者泻肝火，祛烦热，治暴赤眼，利膀胱、大小肠，消瘀，通经下行。二芍性本同，但色白属西方，则补而敛涩；赤属南方，则泻而微散耳。酒浸能行经，止中部腹痛；炙甘草为佐，治腹急缩痛。夏月热腹痛佐以黄芩，春秋减少；恶寒腹痛，加肉桂，冬月亦然，更治血虚腹痛。与白术同用能补脾，同川芎用泻肝，同参术用补气血，同生姜用温经散湿通塞。但虚寒人及初产俱禁用。故冬月减芍药，以避中寒。

（明・皇甫嵩《本草发明・卷之二・草部上》）

赤芍药，属阴，体干，色赤，气和，味苦带酸，性寒，能降，力泻肝火，性气薄而味厚，入肝与小肠二经。赤芍味苦能泻，带酸入肝，专泄肝火。盖肝藏血，用此清热凉血，入洞然汤治暴赤眼；入犀角汤清吐衄血；入神仙活命饮攻诸毒热痈，以消散毒气；入六一顺气汤泻大肠闭结，使血脉顺下。以其能主降，善行血滞，调女人之经，消瘀通乳；以其性禀寒，能解热烦，祛内停之湿，利水通便。较白芍味苦重，但能泻而无补。

（明・贾所学撰，李延昰补订《药品化义・卷二・血药》）

白芍药，属阴，体实，色白，气和，味微苦略酸，性生寒、炒凉，能升，能降，力平肝，性气薄味厚，入肝、脾、肺三经。白芍药微苦，以能补阴，略酸，亦能收敛。因酸走肝，暂用之生肝，肝性欲散恶敛，又取酸以抑肝，故谓白芍能补复能泻，专行血海。女人调经胎产、男子一切肝病，悉宜用之调和血气。其味苦酸性寒，本非脾经药，炒用制去其性。脾气散能收之，胃气热能敛之，主平热呕、止泄泻、除脾虚腹痛、肠胃湿热，以此泻肝之邪而缓中焦脾气，《难经》所谓损其肝者缓其中。同炙甘草为酸甘相合，成甲己化土之义，调补脾阴，神妙良法。取其色白，属在西方，若久嗽者藉此以收肺。又治痢疾腹痛，为肺金之气，郁在大肠，酸以收缓，苦以去垢，故丹溪治痢，每剂用至三四钱，大有功效。若纯下血痢又非其所宜也，其力不能通行渗泄，然主利水道者，取其酸敛能收诸湿而益津液，使血脉顺而小便自行，利水必用以益阴也。若痘疮血不归附者，用以敛血归根。惟疹子忌之。凡诸失血后及初产二十日内肝脏空虚，不可以酸寒泻肝伐新生之气，亦禁用。白色粗大者佳，如细小者不堪用，伐肝，生补肝，行经酒炒，入脾肺炒用。

（明·贾所学撰，李延昰补订《药品化义·卷三·肝药》）

芍药气味苦平，苦走血，故为血分之药；苦下泄，故本经主邪气腹痛，除血痹，破坚积寒热。因其破泄，故《太阴篇》云：太阴为病，脉弱，其人续自便利，设当行大黄、芍药者，宜减之，以其人胃气弱，易动故也。今人咸云：芍药主酸敛，而不知有大黄之功能。元如曰：芍药乃神农中品之药。本经曰气味苦平，后人增曰酸，而实未尝酸也。

（清·张志聪《侣山堂类辩·卷下》）

芍药气平，禀天秋收之金气，入手太阴肺经；味苦无毒，得地南方之火味，入手少阴心经。气味俱降，阴也。腹者足太阴行之地，邪气者，肝木之邪气乘脾土作痛也；芍药入肺，气平伐肝，所以主之。血痹者，血涩不行而麻木也；芍药入心，苦以散结，故主之也。坚积，坚硬之积也；疝者，小腹下痛，肝病也；瘕者，假物而成之积也。寒热疝瘕者，其原或因寒或因热也，芍药能破之者，味苦散结，气平伐肝也。诸痛皆属心火，味苦清心，所以止痛。膀胱津液之出，皆由肺气；苦平清肺，肺气下行，故利小便。肺主气，壮火则食气；芍药气平益肺，肺清故益气也。赤者入心与小肠，心主血，小肠主变化，所以行而不留，主破血也。

（清·叶天士《本草经解·卷一·草部上》）

主邪气腹痛，肝气乘脾则痛，敛肝气则痛除。除血痹，肝邪凝滞之病。破坚积、寒热疝瘕，肝邪结聚之疾。止痛，血和则痛止。利小便，肝气下达于宗筋，故小便亦利。益气，肝气敛则受益。芍药花大而荣，得春气为盛，而居百花之殿，故能收拾肝气，使归根反本，不至以有余肆暴、犯肺伤脾，乃养肝之圣药也。

（清·徐大椿《神农本草经百种录·中品》）

白芍苦、酸，微寒，入肝、脾血分，为手足太阴行经。泻肝火，敛阴血，安脾肺，固腠理，乃血虚腹痛之专药。泻火生用，敛阴炒用。酒炒和血，醋炒止血。赤芍苦辛微寒，泻肝火，散恶血。酒炒活血，醋炒亦能止血。必须炒黑，乃治血瘀经络、不能归经之血。如血虚者切忌。

按：白芍补而敛阴，赤芍散而泻血。白益肝，能于土中泻木，故泻痢虚弱宜之；赤散邪，能行血中之滞，故伤寒营实宜之。

（清·徐大椿《药性切用·卷之一中·草部》）

芍药之味，本经苦，《别录》加以“酸”字。酸苦涌泄为阴，是开泄之品耳。观仲圣云：太阴病，脉弱，其人续自便利，设当行大黄、芍药者，宜减之，以胃气弱易动故也。故滞下为病，乃欲下而窒滞不通者，以此为主药也。今人误为酸敛，用以治虚泻，殊欠考也。惟土受木乘而泻者，用之颇宜。

邹氏《疏证》云：芍药开阴结，大黄开阳结。故肠中燥结则用承气，腹中满痛多用芍药。苦心下满痛，病在上焦之阳结，则当用陷胸，而芍药在所忌矣。

（清·王学权《重庆堂随笔·卷下·论药性》）

白芍药须丸、乌药、没药为之使，畏消石、鳖甲、小蓟，恶石斛、芒硝，反藜芦。酸、苦、微甘，微寒，入手足太阴、足厥阴经血分。泻木中之火，土中之木，固腠理，和血脉，收阴气，退虚热，缓中止痛，除烦止渴，治脾热易饥，泻痢后重，血虚腹痛，胎热不安。得干姜，治年久赤白带下。得犀角，治衄血咯血。配香附、熟艾，治经水不止。配川芎，泻肝。配姜、枣，温经。配川连、黄芩，治泻痢。配甘草，止腹痛，并治消渴引饮。君炒柏叶，治崩中下血。佐人参，补气。佐白术，补脾。用桂枝煎，酒浸炒，治四肢痘疮痒痛。研末，酒服半钱，治痘胀痛，或地红血散。

伐肝生用，补肝炒用。后重生用，血溢醋炒。补脾酒炒，滋血蜜炒，除寒姜炒。多用伐肝，炒用敛阴。脾气虚寒，下痢纯血，产后，三者禁用。

赤芍药，畏恶反使，与白芍药同。酸苦，微寒，入足厥阴经血分。行血中之滞，通经闭，治血痹，利小肠，除疝瘕，泻血热，退目赤，消痈肿，疗痘毒。得槟榔，治五淋。配香附，治血崩带下。血虚疮溃，无实热者禁用。

（清·严洁、施雯、洪炜《得配本草·卷二·草部芳草类三十种》）

芍药，白者益脾，能于土中泻木；赤者散邪，能行血中之滞。盖白入脾经血分，能泻肝补脾，而赤则专入肝家血分，而一于破散者也。故中满诸症，或脾虚自病，或脾病而流入别经，白芍健补中州，收敛犯脾之肝郁，宜诸症自除。若腹痛，亦脾虚而恶邪客之，脾补则中气自和，邪不能留，然止能治血虚腹痛，余腹痛不治，以其无温散之功也。产后忌用者，产后肝血已虚，不禁再泻，且酸寒能伐生发之气，必不得已，须桂、酒炒之。大抵佐以柴胡、牡丹皮、山栀，则泻火而除热燥；佐以生姜、肉桂、干姜，则温经而散寒湿。夏月腹痛加芩，恶寒则加桂，恶热则加黄柏，同参、术则补中气，同川芎则泻肝，同地黄则补阴血。

（清·闵钺《本草详节·卷之一·草部》）

芍药，味苦、酸，气平、微寒，可升可降，阴中之阳，有小毒。入手足太阴，又入厥阴、少阳之经。能泻能散，能补能收，赤白相同，无分彼此。其功全在平肝，肝平则不克脾胃，而脏腑各安，大小便自利，火热自散，郁气自除，痈肿自消，坚积自化，泻痢自去，痢痛自安矣。盖善用之，无往不宜，不善用之，亦无大害。无如世人畏用，恐其过于酸收，引邪入内也。芍药功用，又不止二者也。与当归并用，治痢甚效；与甘草并用，止痛实神；与栀子并用，胁痛可解；与蒺藜并用，目疾可明；且也与肉桂并用，则可以祛寒；与黄芩并用，则可以解热；与参、芪并用，则可以益气。与芎、归、熟地并用，则可以补血。用之补则补，用之泻则泻，用之散则散，用之收则收，要在人善用之，乌得以“酸收”二字而轻置之哉！

或问芍药有不可用之时，先生之论，似乎无不可用，得毋产后亦可用，而伤寒传经亦可用乎？曰：产后忌芍药者，恐其引寒气入腹也，断不可轻用。即遇必用芍药之病，止可少加数分而已。若伤寒未传太阳之前，能用芍药，则邪尤易出。惟传入阳明，则断乎不可用。至于入少阳、厥阴之经，正须用芍药和解，岂特可用而已哉！

或问芍药虽是平肝，其实乃益肝也。益肝则肝木过旺，不畏肝木之克土乎？曰：肝木克土者，乃肝木之过旺也。肝木过旺则克土，肝木既平，何至克土乎？因肝木之过旺而平肝，则肝平而土已得养。土得养，则土且自旺，脾胃既有旺气，又何畏于肝木之旺哉！况肝木因平而旺，自异于不平而自旺也。不平而自旺者，土之所畏；因平而旺者，土之所喜。盖木旺而土亦旺，土木有相得之庆，又何畏于肝木之克哉！

或又问曰：肝虚益脾，敬闻命矣，何以心虚而必用芍药耶？夫肝为心之母，而心为肝之子也，子母相关，补肝正所以补心，乌可弃芍药哉？或人曰：予意不然。以心为君主之官，心虚，宜五脏兼补，何待补肝以益心哉。嗟乎！补肾可以益心，必不能舍肝木而上越；补脾可以益心，必不能外肝木而旁亲；补肺可以益心，亦不能舍肝木而下降。盖肾交心，必先补肝，而后肾之气始可交于心之中，否则，肝取肾之气而心不得肾之益矣。脾滋心，必先补肝，而后脾之气始足滋于心之内，否则，肝盗脾之气而心不得脾之益矣。肺润心，必先补肝，而后肺之气，始得润于心之宫，否则，肝耗肺之气而心不得肺之益矣。可见肾、脾、肺三经之入心，俱必得肝气而后入，正因其子母之相亲，他脏不得而间之也。三脏补心，既必由于肝，而肝经之药何能舍芍药哉？非芍药，不可补肝以补心，又何能舍芍药哉？

或问芍药，平肝之药也，乃有时用之以平肝，而肝气愈旺，何故乎？曰：此肺气之衰也。肺旺，则肝气自平，金能克木也。今肝旺之极，乃肺金之气衰极也，不助金以生肺，反助木以生肝，则肝愈旺矣，何畏弱金之制哉？此用芍药，而不能平肝之义也。

或问芍药不可助肝气之旺，敬闻命矣。然有肝弱而用之，仍不效者，又是何故？此又肺气之过旺也。肝弱补肝，自是通义。用芍药之益肝，谁曰不宜？然而肝之所畏者，肺金也，肺气大旺，则肝木凋零。用芍药以生肝气，而肺金辄来伐之，童山之萌芽，曷胜斧斤之旦旦乎？故芍药未尝不生肝经之木，无如其生之而不得也。必须制肺金之有余，而后用芍药以益肝木之不足。樵采不入于山林，枝叶自扶苏于树木，此必然之势也，又何疑于芍药之不生肝木哉？制金以生肝，实有至理。

或问芍药生心，能之乎？夫心乃肝之子也，肝生心，而芍药生肝之物，独不可生肝以生心乎？独是生肝者，则直入于肝中，而生心者，乃旁通于心外，毕竟入肝易而入心难也。虽然，心乃君主之宫，补心之药不能直入于心宫，补肝气正所以补心气也。母家不贫，而子舍有空乏者乎？即有空乏，可取之于母家而有余。然则芍药之生心，又不必直入于心中也。

或疑芍药味酸以泻肝，吾子谓是平肝之药，甚则誉之为益肝之品，此仆所未明也。嗟乎！肝气有余则泻之，肝气不足则补之。平肝者，正补泻之得宜，无使不足、无使有余之谓也。芍药最善平肝，是补泻攸宜也。余言平肝，而泻在其中矣，又何必再言泻哉？

或疑芍药赤、白有分，而先生无分赤、白，又何所据而云然哉？夫芍药之不分赤、白，非创说也，前人已先言之矣。且世人更有以酒炒之者，皆不知芍药之妙也。夫芍药正取其寒，以凉肝之热，奈何以酒制，而使之温耶。既恐白芍之凉，益宜用赤芍之温矣，何以世又尚白而尚赤也？总之，不知芍药之功用而妄为好恶，不用赤而用白，不用生而用熟也，不大可哂也哉！

（清·陈士铎《本草新编·卷之二》）

芍药气平，是夏花而禀燥金之气，味苦，是得少阴君火之味，气平下降，味苦下泄而走血，为攻下之品，非补养之物也。邪气腹痛、小便不利及一切诸痛，皆气滞之病，其主之者，以苦平而泄其气也。血痹者，血闭而不行，甚则为寒热不调；坚积者，积久而坚实，甚则为疝瘕满痛者。皆血滞之病，其主之者，以苦平而行其血也。又云益气者，谓邪气得攻而净，则元气自然受益，非谓芍药能补气也。今人妄改圣经，以“酸寒”二字易“苦平”，误以为敛阴之品，杀人无算。

（清·陈念祖《神农本草经读·卷三中品》）

白芍味酸，微寒。功专入肝经血分敛气。缘气属阳，血属阴。阳亢则阴衰，阴凝则阳伏。血盛于气则血凝而不行，气盛于血则血燥而益枯。血之盛者，必赖辛为之使，故川芎号为补肝之气；气之盛者，必赖酸为之收，故白芍号为敛肝之液、收肝之气，而令气不妄行也。是以白芍能理脾肺者，因肝气既收，则木不克土，土安则金亦得所养，故脾、肺自尔安和也。同白术则补脾，同参、芪则补气，同归、地则补血，同芎䓖则泻肝，同甘草止腹痛，同黄连止泻痢，同防风发痘疹，同姜、枣温经散湿。

赤芍药与白芍主治略同，尤能泻肝火，散恶血。白补而收，赤散而泻。白益脾，能于土中泻木；赤散邪，能行血中之滞。酒炒用制其寒，妇人血分醋炒，下痢后重不炒。

（清·翁藻《医钞类编·卷二十三·本草草部》）

芍药十月生芽，正月出土，夏初开花，花大而荣，正似少阳渐入阳明，故得木气最盛。根外黄内白，则为具木气于土中而土生其金，金主攻利，又气味苦平，故能入脾破血中之气结，又能敛外散之表气以返于里。凡仲圣方用芍药，不越此二义，以此求之方得。

芍药《别录》酸微寒，隐庵辈多议其非。今取嚼之，却带微涩，涩者酸辛之变味。况同一物而气质有厚薄，安知古之不异于今。即本经之苦平与酸微寒并体之，皆不外敛之与破。识得芍药之用，而无谓之吹求可已矣。

邹氏于仲圣方之有芍药，处处以“破阴结”解之，支离殊甚。桂枝汤因卫气外泄不与营合，故于桂、甘温经驱风之中用芍药摄卫气就营气，营气本未尝结，何待于破，此敛之义也；当归芍药散治腹中㽲痛，此破之义也；桂枝加芍药汤治腹满时痛，此敛与破兼者也满须敛，痛须破。何可执“破阴结”一说，以概诸方？

腹痛为太阴血中之气结，芍药以木疏土而破结，故为腹痛专药谓于土中泻水者，犹属膈膜之论。下利乃阴气下溜，土德有惭，岂堪更从而破之，故下利断非所宜；若滞下之利，则正宜决其壅滞，芍药又为要药。洁古芍药汤用之而以名方，可谓得仲圣心法矣。

仲圣黄芩汤治下利何以有芍药，盖太少合病，邪已近里，无用葛根汤之理，治之宜从里和。黄芩清少阳之热而其气轻，加芍药以敛之，甘、枣以固之，则里和而利止。且太少合病，则病气未肯骤下，欲其里和，焉得不敛，芍药之不可少如是。

甘遂半夏汤证，曰：脉伏，欲自利，利反快，虽利，心下续坚满。脉伏者，有留饮在内；欲自利，利反快者，利不即利，既利则快；心下续坚满者，利后满减，过时又续。显系内有停阻，与滞下无异。芍药能破坚积，正其所宜。且以甘遂逐在上之留饮，而又以芍药敛而降之，则上下之邪尽去，用芍药之妙有如此，而注家从未见及，可异也。

芍药甘草附子汤证，曰“发汗病不解，反恶寒者，虚故也”。虚者阳虚，汗后气已外散，故以附子扶阳、炙甘草补中、芍药敛其外散之气，方义易见。而邹氏以芍药、甘草为得桂枝汤之半，尽太阳未尽之风邪。此与桂枝汤何涉？且以芍药、甘草当桂枝汤之用，不可谓非妄矣。

芍药为太阴血中之气药，不能破血中之血结，且味涩则破而不泄，故凡下瘀血之方，芍药得厕其间者，皆偏裨之任也。

芍药若用为补剂，必配合得宜，如四物汤之类，方能获益。辛祐之患消渴九年，止而复作，苏朴授以芍药、甘草等分为末煎服，七日顿愈。陈日华谓古人处方，殆不可晓。实则无不可晓也，殆善师成无己酸以收之，甘以缓之，酸甘相合，用补阴血、敛逆气、除肺燥之意耳。此最得用补之妙法，单用讵能即补。洁古谓入脾经补中焦、东垣谓色在西方故补，皆足贻误后人。洄溪又但以为养肝之圣药，其亦昧之至矣。

古有减芍药以避中寒之说，寇氏然之，谓气虚禁用。此亦仲圣早有以示人者。《伤寒》太阴篇云：太阴病脉弱，其人续自便利，设当行大黄、芍药者宜减之，以其人胃气弱，易动故也。以芍药与大黄并称，即可知芍药之为芍药，胃弱宜减。更可知应用而尚不可多用，何后人直以为补剂而不加深考耶？

胃弱既宜慎矣，乃防己黄芪汤下云“胃中不和者，加芍药三分”，则何以解之？夫芍药者，能敛外散之气以返于里者也。“风湿脉浮，身重，汗出恶风”，气之外散为何如？故其证有兼喘者，有兼气上冲者。和胃非他，敛胃气使下降耳，岂芍药而有和胃之专长？又肺与肠胃皆一气直下，芍药能敛气入里，即能下归肠胃，故芍药为脾药，而兼为肺药、为胃药也。

（清·周岩《本草思辨录·卷一》）